全国高等职业院校预防医学专业规划教材

儿童保健学

（供预防医学专业用）

主　编　张学艳　吴　莉

副主编　张诗晨　王　艳　刘　念　刘鹏飞

编　者　（以姓氏笔画为序）

王　艳（江苏省疾病预防控制中心）

卢小敏（江苏医药职业学院）

刘　念（绵阳市疾病预防控制中心）

刘鹏飞（湘潭医卫职业技术学院）

杨　敏（四川中医药高等专科学校）

杨傲然（重庆三峡医药高等专科学校）

吴　莉（合肥职业技术学院）

汪贤文（安徽医学高等专科学校）

张学艳（江苏医药职业学院）

张诗晨（安徽医学高等专科学校）

陈树霞（盐城市第一人民医院）

柳芸芸（江苏护理职业学院）

霍　伦（长沙卫生职业学院）

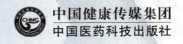

中国健康传媒集团

中国医药科技出版社

内 容 提 要

儿童保健学是"全国高等职业院校预防医学专业规划教材"之一，以专科预防医学人才培养目标为依据，以岗位需求为导向，参考公共卫生执业助理医师资格考试大纲要求编写而成。本教材共分为13个章节和4个实训项目，主要内容包括儿童生长、发育、喂养的基本知识，生长发育特点及保健要点，常见的身心健康偏离和疾病，主要预防措施。着重强调对理论基础、知识要点、实践技能的掌握。本书通过"情景导入"引发学生思考，引导学生学以致用，同时，以知识链接形式，引入学科的新知识、新技术、新进展，拓展学生的视野。本教材为书网融合教材，即纸质教材有机融合电子教材，教学配套资源（PPT、微课、视频等），题库系统、数字化教学服务（在线教学、在线作业、在线考试），使教材立体化，便教易学。

本教材主要供高等职业院校预防医学专业师生使用。

图书在版编目（CIP）数据

儿童保健学/张学艳，吴莉主编．—北京：中国医药科技出版社，2023.12

全国高等职业院校预防医学专业规划教材

ISBN 978 - 7 - 5214 - 4326 - 4

Ⅰ.①儿…　Ⅱ.①张…②吴…　Ⅲ.①儿童 - 保健 - 高等职业教育 - 教材　Ⅳ.①R174

中国国家版本馆 CIP 数据核字（2023）第 236345 号

美术编辑　陈君杞

版式设计　友全图文

出版　**中国健康传媒集团** | 中国医药科技出版社

地址　北京市海淀区文慧园北路甲 22 号

邮编　100082

电话　发行：010 - 62227427　邮购：010 - 62236938

网址　www. cmstp. com

规格　889×1194mm $\frac{1}{16}$

印张　17 $\frac{1}{4}$

字数　497 千字

版次　2024 年 2 月第 1 版

印次　2024 年 2 月第 1 次印刷

印刷　天津市银博印刷集团有限公司

经销　全国各地新华书店

书号　ISBN 978 - 7 - 5214 - 4326 - 4

定价　**60.00 元**

获取新书信息、投稿、为图书纠错，请扫码联系我们。

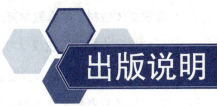

为了贯彻党的二十大精神，落实《国家职业教育改革实施方案》《关于推动现代职业教育高质量发展的意见》等文件精神，对标国家健康战略、服务健康产业转型升级，服务职业教育教学改革，对接职业岗位需求，强化职业能力培养，中国健康传媒集团中国医药科技出版社在教育部、国家药品监督管理局的领导下，组织相关院校和企业专家编写"全国高等职业院校预防医学专业规划教材"。本套教材具有以下特点。

1. 强化课程思政，体现立德树人

坚决把立德树人贯穿、落实到教材建设全过程的各方面、各环节。教材编写将价值塑造、知识传授和能力培养三者融为一体。在教材专业内容中渗透我国医疗卫生事业人才培养需要的有温度、有情怀的职业素养要求，着重体现加强救死扶伤的道术、心中有爱的仁术、知识扎实的学术、本领过硬的技术、方法科学的艺术的教育。引导学生始终把人民群众生命安全和身体健康放在首位，尊重患者，善于沟通，提升综合素养和人文修养，提升依法应对重大突发公共卫生事件的能力，做医德高尚、医术精湛的健康守护者。

2. 体现职教精神，突出必需够用

教材编写坚持"以就业为导向、以全面素质为基础、以能力为本位"的现代职业教育教学改革方向，根据《高等职业学校专业教学标准》《职业教育专业目录 (2021)》要求，教材编写落实"必需、够用"原则，以培养满足岗位需求、教学需求和社会需求的高素质技能型人才，体现高职教育特点。同时做到与技能竞赛考核、职业技能等级证书考核的有机结合。

3. 坚持工学结合，注重德技并修

围绕"教随产出，产教同行"，教材融入行业人员参与编写，强化以岗位需求为导向的理实教学，注重理论知识与岗位需求相结合，对接职业标准和岗位要求。设置"学习目标""情景导入""知识链接""重点小结""练习题"等模块，培养学生理论联系实践的综合分析能力；增强教材的可读性和实用性，培养学生学习的自觉性和主动性，强化培养学生创新思维能力和操作能力。

4.建设立体教材，丰富教学资源

依托"医药大学堂"在线学习平台搭建与教材配套的数字化资源(数字教材、教学课件、图片、视频、动画及练习题等)，丰富多样化、立体化教学资源，并提升教学手段，促进师生互动，满足教学管理需要，为提高教育教学水平和质量提供支撑。

本套教材的出版得到了全国知名专家的精心指导和各有关院校领导与编者的大力支持，在此一并表示衷心感谢。希望广大师生在教学中积极使用本套教材并提出宝贵意见，以便修订完善，共同打造精品教材。

数字化教材编委会

PREFACE
前言 ▶

　　儿童保健学是高等职业院校预防医学专业的必修课程，是以临床儿科学、预防医学为基础，研究儿童生长、发育、评价及保护的医学综合学科。通过对儿童发育特点的研究，提出各年龄段保健要点，使儿童从胎儿期至青春期，实现体格健康生长、心理健全发展、良好适应社会的目标。

　　教材编写根据《高等职业学校专业教学标准》等要求，以人才培养目标为依据，以预防医学专业岗位需求为导向，参考公共卫生执业助理医师资格考试大纲要求，强化理实教学，注重理论知识与岗位需求结合，以岗位情境为导入点，培养学生临床思维能力和操作能力。本教材共分 13 个章节和 4 个实训项目，主要内容包括儿童生长、发育、喂养的基本知识，生长发育特点及保健要点，常见的身心健康偏离和疾病及主要预防措施。重点强调学生对理论基础、知识要点、实践技能的掌握。通过情境导入真实案例，引发学生思考，引导学生学以致用，用理论知识解决实际问题。同时，为体现教材的先进性，实现思政育人全程化目标，以知识链接形式，引入学科的新知识、新技术、新进展，拓展学生的视野，帮助学生进一步了解儿童保健学的发展和重要作用。

　　依托"医药大学堂"在线学习平台，搭建与教材配套的数字化资源以及丰富多样化、立体化的教学资源，为提升教学质量、促进师生互动、提高教学水平和提升人才培养质量提供支撑。

　　本教材的编委来自全国多所高职院校、行业一线专家。大家集思广益、取长补短，充分体现了学者们精诚合作的良好作风。他们的辛勤工作和专业精神，使我们的教材成为了一个汇集知识、创新理念和实用技能的宝贵资源。教材编写经过了多轮的互审与修订，力求做到精益求精，在此感谢各位编委的辛勤付出。

　　虽然我们力求做好本版教材的编写工作，但在浩瀚的学科知识里，难免顾此失彼，有不妥之处，敬请读者在使用中提出宝贵意见，给予指正。

编　者
2023 年 10 月

CONTENTS

目录 ▶

第一章 绪 论

第一节 儿童保健学的内涵及重要性

PPT

儿童是祖国的未来和希望。我国儿童约占全国总人口的1/3，其身心健康关系到国家的前途和民族的兴衰。儿童是祖国的未来和希望。我国儿童约占全国总人口的1/3，其身心健康关系到国家的前途和民族的兴衰。我国政府和学术界对儿童保健工作历来非常重视，儿童的生存和发展状况取得了举世瞩目的成就，有些地区的婴儿死亡率已达到发达国家水平。21世纪后，儿童保健工作强调促进儿童早期发展，提高儿童身心素质。做好儿童疾病的早期筛查、早期发现、早期干预和预防，加强科学育儿教育指导和社区管理等是其重要工作内容。尤其是针对农村、贫穷偏远地区的儿童保健服务亟待加强，如婴幼儿的专业喂养指导、体格生长发育监测、促进儿童智能发育水平、塑造良好的社会行为等，儿童生存、保护和发展的整体环境还需进一步优化。

一、儿童保健学的内涵

儿童保健学主要研究儿童各年龄期生长发育规律及其影响因素，并依据以健康促进、预防为主，防治结合的原则，开展群体儿童和个体儿童的卫生保健服务，提高儿童生命质量，降低发病率、死亡率，达到促使儿童体格、心理和社会能力发展达到最佳状态的目的。儿童保健学具有预防医学和临床儿科医学的特色，是医学的重要组成部分。儿童保健学内容涉及临床儿科学、发育儿科学、预防儿科学等儿科学的主要专业领域，还涉及营养学、心理学、遗传学、免疫学、统计学、社会管理学等众多相关学科，是多学科交叉的边缘学科。

生长发育是儿童生命过程中最基本的特征。发育儿科学是研究儿童体格生长、神经心理发育规律及其他组织器官发育规律的一门学科，是儿童保健学的核心学科。儿童是弱势群体，易受疾病及环境中各种不良因素影响而导致身心损伤。研究儿童生长和神经心理发育规律、影响因素和评价方法，促进正常儿童身心健康，并及时发现生长发育偏离儿童，给予必要的早期干预处理，是儿童保健学的重要任务。

预防儿科学是研究如何通过有效的措施预防疾病发生或改善预后，从而提高儿童生命质量的学科。它是根据疾病的发生发展规律采取预防措施，防患于未然。预防儿科学包括三级预防，一级预防是疾病发生前有干预、预防促进性措施，面向所有儿童，带有社会性，如健康教育、营养指导、环境保护、心理卫生、预防接种、母亲孕期用药指导等。二级预防是指未出现疾病症状前的干预措施，及早发现偏离或异常，包括定期体格检查、生长监测、疾病早期筛查（如新生儿遗传代谢性疾病筛查、听力筛查、视力筛查、语言发育障碍筛查、运动发育障碍筛查、贫血筛查等）、产前检查等，目的是实现疾病早期诊断、干预与治疗，避免严重后果、改善预后（如治疗先天性甲状腺功能减退症预防神经精神发育迟滞）。三级预防即治疗疾病，防止并发症和后遗症，争取全面健康，包括家庭护理、心理治疗和促进功能恢复等措施。预防儿科学是儿童保健学涉及的主要内容之一。

临床儿科学研究儿童时期所有疾病发生发展规律、治疗和预后，主要研究疾病的发生发展机制，以个体儿童为主，属三级预防内容。临床儿科学是儿童保健学的基础学科。

社会儿科学是在生物－心理－社会医学模式下出现的新学科。我国社会经济快速发展带来的工业化、城市化、现代化和全球化给儿童健康带来新的挑战，涉及环境、社会、行为和生活方式对儿童健康的影响。如传染病的威胁依然存在，包括已得到控制的传染病以及新出现的传染病；儿童慢性非传染性疾病的保健需求，如损伤和中毒、肿瘤、先天畸形、神经系统疾病和慢性呼吸道疾病等；儿童精神和心理卫生问题，包括对处境困难儿童的特殊照顾；成人疾病的儿童期预防，如宫内发育不良、超重/肥胖与成人期代谢综合征；环境因素对儿童健康的影响，包括自然环境和社会环境，如城乡之间儿童生存、保护和发展的条件、水平尚存在较大差异，侵害儿童权益的违法行为时有发生。社会儿科学关注家庭、教育、社会、文化、经济、环境和政治力量对儿童健康的影响，倡导要充分利用社区资源与其他专业人员、媒介及父母，为个体儿童及社区儿童群体提供高质量的保健服务。社会儿科学是儿童保健学涉及的工作范围。

二、儿童保健工作的重要性

（一）儿童早期发展需要外界环境给予多维度的综合干预

儿童早期发展是指从胎儿到6岁前儿童的体格、心理和社会能力的生长和发育过程，是儿童体格和心理快速发展的时期，也是十分脆弱的时期，容易发生各种营养性疾病、感染性疾病，儿童心理行为问题也往往在这个时期种下根源。儿童早期发展为人的一生健康奠定最牢固的基础，尤其是胎儿至2岁是儿童生长发育的关键时期，是人一生中体格生长速度最快的时期，同时也是神经系统发育的关键时期。儿童大脑的发育依赖于早期对外界丰富的体验，通过搂抱、关爱等亲情互动丰富儿童早期情感体验，通过阅读、绘画、交流和玩耍等早期人际互动，促进神经元连接形成。儿童早期发展是婴幼儿与外界环境相互作用逐步发育成熟的过程，从而促进感知觉、运动、认知、语言、社会情感和自我调节能力的有序发展，为儿童中期、青春期及至成年期的能力获取和社会适应奠定基础，其效应可延续好几代人。

（二）儿童保健工作是降低儿童患病率、死亡率的重要措施

儿童保健工作促进儿童健康成长，既能减轻家庭经济和精神上的负担，也是对发展社会生产力的一种重要投资。通过母乳喂养、预防微量营养素缺乏等使儿童获得良好的营养，为体格、大脑发育提供物质基础。许多青少年期和成人期疾病已被证实与早期营养缺乏或不足有关，如成人期代谢综合征包括肥胖、糖尿病、高血脂、心脑血管疾病（冠心病、高血压）以及肺部疾病、精神疾病（精神分裂症、情

绪紊乱）等。儿童健康受遗传和环境因素的影响，包括生活方式和行为的影响，如喂养和饮食行为对消化功能和代谢方式的影响、运动对体格发育的影响、语言环境对语言发育的影响、养育关系对心理行为发育的影响等，并持续到成年期。

（三）儿童保健工作是贯彻"预防为主"国家卫生工作方针的具体体现

儿童保健工作是卫生工作的重要组成部分，属于公共卫生范畴。按照《全国儿童保健工作规范》要求，针对 0～6 岁儿童，要根据不同年龄儿童生理和心理发育特点，提供基本保健服务，包括出生缺陷筛查与管理（包括新生儿疾病筛查）、生长发育监测、喂养与营养指导、早期综合发展、心理行为发育评估与指导、免疫规划、常见疾病防治、健康安全保护、健康教育与健康促进等。

第二节 儿童保健工作的对象及年龄分期

PPT

一、儿童保健工作的对象

儿童保健对象应根据国家的经济、文化、卫生及教育等情况来制定。我国目前儿童保健对象为 0～18 岁儿童，但现阶段主要是 6 岁以下儿童，并以 3 岁以下的婴幼儿为重点。基于宫内胎儿期和出生后生长发育关键期对出生后直至成年期健康和疾病都有重要影响，因此，儿童保健应该从妊娠前开始，如婚前的遗传咨询及卫生知识宣教，能有效降低遗传病、出生缺陷、高危儿的发生率。妊娠妇女的产前健康及胎儿的正常发育是非常重要的。

二、儿童年龄分期及保健 🔲微课

儿童的生长发育是一个连续、渐进的动态过程。儿童的解剖、生理、体格生长、心理发育、疾病特点与年龄密切相关。从受精卵到生长发育停止，临床实际工作中常按年龄将儿童分为不同阶段或时期进行描述。

（一）胎儿期

从受精卵形成开始，到孕 40 周胎儿娩出，为胎儿期。按照胎龄分为胚胎期（0～8 周）和胎儿期（9～40 周）。精子与卵子结合的最初 2 周，受精卵不断分裂、长大，形成胚胎约 8 周，至 12 周时胎儿器官基本形成，已可辨别性别，是胎儿发育关键期。13～28 周胎儿组织、器官迅速生长，功能趋于成熟，但肺发育不成熟，若早产存活率低；29～40 周胎儿体重增长迅速，营养需求旺盛。若胎盘、脐带或其他因素引起胎儿缺氧，孕妇如受外界不利因素影响，包括感染、营养不良、吸烟酗酒、滥用药物、放射性物质、严重疾病或心理创伤等均可导致胎儿生长发育障碍，甚至可致流产、畸形或宫内发育不良。

（二）新生儿期

自胎儿娩出、脐带结扎开始，到出生后 28 天为新生儿期。新生儿期是婴儿期一个重要的特殊阶段。因为胎儿娩出后，身体的内外环境发生了很大变化，但其生理调节和适应能力还很差，所以新生儿的发病率和死亡率较高，占婴儿死亡的 50% 以上。所以，应采用特殊的保健措施，如定期进行访视，指导早开奶、科学护理、指导母亲观察新生儿的疾病症状和体征，预防和治疗疾病，以降低新生儿的死亡率。

（三）婴儿期

出生后 28 天至 12 月为婴儿期。出生后婴儿各系统器官的生长持续进行，但仍不成熟，如消化系统难以承受过多食物的消化吸收，易发生消化紊乱和营养不足。婴儿体内来自母体的抗体逐渐减少，自身的免疫功能尚未发育成熟，抗感染能力较弱，易发生感染和传染性疾病。

（四）幼儿期

出生后 1~3 岁为幼儿期。该时期体格生长速度渐缓，神经心理发展加速，活动范围增大，行为、语言、思维和人际交往能力日趋增强。对危险的识别和自我保护能力不足，易发生各种伤害。营养需求量仍相对较高，但消化系统功能仍不完善。自身免疫力尚不够健全，仍需注意防治传染病。

（五）学龄前期

3~6 岁是学龄前期。该阶段生长速度平稳，神经精神发育、动作、语言、思维发展仍较快。与同龄儿童和社会事物有了广泛的接触，求知欲强，知识面扩大，生活自理和社交能力得到锻炼，开始展现个性、情绪和行为特征。游戏是主要学习方式，对发展动作技能、丰富思维、扩展想象和创造空间有重要意义。该期儿童有较大的可塑性，应注意培养其良好的道德品质和生活习惯。

（六）学龄期

6~12 岁为学龄期，相当于小学阶段。此期儿童的体格生长稳步进展，部分学龄儿童进入青春期。智能发育接近成人，应接受系统科学文化教育，学习遵守纪律与规则。有意注意取代无意注意，逻辑思维取代形象思维，情绪逐渐成熟，爱恨、美感、责任义务感等高级情感开始出现。良好的师生关系、同学人际交流对其学业表现、自尊建立、创造性发展有很大影响。

（七）青春期

从青春发动（性发育）开始到生长基本成熟的阶段为青春期，相当于人生的第二个 10 年，即 10~19 岁。一般女童的青春期开始年龄和结束年龄都比男童早 2 年左右，女童的青春期 9~12 岁起，至 17~18 岁；男童为 11~13 岁起，至 19~21 岁。此期体格生长发育再次加速，出现第二次高峰，生殖系统发育成熟。青春期个体差异较大。

第三节 儿童保健工作的目的、内容与方法

PPT

一、儿童保健工作的目的

（一）促进儿童生长发育

儿童生长发育状况与社会条件、气候、地理、遗传、教养和疾病等有着密切的关系。儿童保健就是遵循儿童的生长发育规律，采取各种保健措施，消除不利因素，促进其正常生长发育。

（二）降低儿童死亡率

我国地域广阔，人口众多，经济发展不平衡，儿童死亡率的差别较大；在经济发达的地区 5 岁以下儿童死亡率（U5MR）及婴儿死亡率（IMR）已接近甚至达到发达国家的水平，而偏远、贫困或农村地区的 U5MR 及 IMR 仍然很高，城乡差异明显。研究资料显示，年龄越小，死亡率越高，因此，降低儿童死亡率应重点关注婴儿和新生儿保健。

（三）降低儿童发病率

严重威胁儿童生命的急、慢性传染病已基本被控制，甚至消灭。儿童常见病如急性呼吸道感染、腹泻、缺铁性贫血及佝偻病等也已取得良好的防治效果。但在儿童伤害、心理健康与精神卫生防治方面还

有待加强。

（四）增强儿童体质，提高人口素质

成人疾病在儿童期就要采取预防措施，保障健康。通过体格锻炼、营养指导及健康教育，达到增强体质的目的。有重点地对儿童肥胖、营养不良、哮喘等进行早期防治，预防成人期慢性病的发生。对有残疾的儿童进行康复治疗和锻炼，提高生命质量。通过促进儿童早期发展，达到提高我国人口素质的目的。

二、儿童保健工作的内容

儿童保健通过儿童生长发育监测、营养指导、家长教育、儿童训练等主要手段，辅以行为矫正和药物干预，达到促进和改善儿童生长发育、提升儿童生命质量的目的。儿童保健工作内容主要涉及以下内容。

（一）研究儿童生长发育规律

儿童是人生的初始与早期阶段，具有独特的身心特点，生长发育是此阶段人群特有的生命现象。阐明他们生长发育特点和影响因素，是儿童保健工作的基本任务。

（二）实施疾病预防与筛查

儿童保健学通过预防、监测、评估等手段预防疾病发生、早期发现和评估生长发育中的问题，包括营养状况评估、免疫接种、先天性遗传代谢性疾病的筛查、婴幼儿养育知识普及教育等。

（三）儿童疾病康复

主要针对生长发育中的问题和疾病，通过康复治疗技术帮助特殊儿童或患病儿童改善预后，提高生活质量乃至完全恢复健康。

（四）研究环境与儿童健康

即注重社会环境、自然－物质环境、心理－精神环境对儿童健康的影响。开展流行病学调查研究，提高环境有害物质检测技术，加强环境毒理学研究等。

（五）保护儿童合法权益

提高面向全体儿童公共服务的供给能力，保障儿童基本医疗、提高儿童医疗救助水平、扩大儿童福利范围、建立健全孤儿保障制度、完善残疾儿童康复救助制度和服务体系、加强流浪儿童救助保护工作和健全流动、留守儿童的服务机制等。

> **知识链接**
>
> **儿童健康促进策略**
>
> 在儿童健康发展的关键时期，基因与环境的相互作用会导致儿童有不同的健康发展结果。影响儿童健康的危险因素有母亲抑郁、贫困、营养不良、缺乏卫生服务、家庭不和睦等。有效的健康促进策略可降低危险因素，有益于儿童健康发展。儿童健康促进策略包括父母受教育、情绪健康、有文化（能教儿童阅读）以及儿童享有卫生服务、能接受学前教育等。

三、儿童保健工作的方法

（一）临床儿科和预防保健相结合

儿童保健的工作对象既包括健康儿童，也包括患病儿童；既要研究疾病的诊治，也要研究疾病的预

防；应是临床医学和预防医学相结合的典范。

（二）群体保健和个体保健相结合

儿童保健工作实践中，预防多是面向群体，而治疗常常是针对个体。近年来，循证医学的发展为群体和个体医学的结合提供了很好的切入方法。

（三）躯体保健和精神卫生相结合

儿童保健工作的目标是保障儿童在生理、心理及社会能力方面达到一种良好的状态，而不仅仅是没有疾病或残疾。所以，必须既要重视儿童的躯体健康，又要重视其精神和心理卫生。

（四）正常状态和疾病状态相结合

儿童保健工作者既要负责正常儿童的定期健康检查、生长发育监测、计划免疫，也要负责生长发育偏离、营养障碍等疾病的诊疗。

（五）临床工作和社区工作相结合

儿童保健是一项社会性很强的工作，许多群体的预防工作必须要深入社区甚至家庭方能落实。应采取多种形式面向社会、家庭进行科学育儿以及防病治病知识的宣传，使广大家长能够了解母乳喂养、计划免疫、生长发育监测、儿童急性呼吸道感染的管理、口服补液治疗腹泻等知识，提高保健意识和能力。

第四节 儿童保健工作的现状及展望

PPT

20 世纪 90 年代至今，我国儿童保健工作逐步与国际接轨，制定并实施了《中华人民共和国母婴保健法》、每十年修订《中国妇女发展纲要》和《中国儿童发展纲要》等，开展了爱婴医院建设、住院分娩、新法接生、儿童计划免疫、新生儿筛查等，儿童保健工作取得了举世瞩目的成就。

一、儿童保健工作的评价指标

通过评价儿童保健状况获得儿童生命健康信息，为宏观制定儿童卫生发展战略、规划和疾病防治提供依据。

（一）生物学指标

生物学指标是评价儿童保健和儿童健康状况最重要的指标。

1. 生命指标 反映儿童生存状况。如围产期死亡率、早产儿死亡率、新生儿死亡率、婴儿死亡率、5 岁以下儿童死亡率、5 岁以下儿童死亡下降率、死亡率/死因专率（归类死因死亡率）、伤残调整寿命年等，其中围产期死亡率、早产儿死亡率、新生儿死亡率是反映妇女保健、产科质量和儿童保健的综合指标。婴儿死亡率是国际社会衡量一个国家或地区经济、文化、人民健康和卫生保健事业水平的重要指标。5 岁以下儿童死亡率能综合反映一个国家或地区对儿童营养、预防疾病、医疗保健服务的投入。

2. 疾病指标 最常用的有发病率和患病率。发病率是某一时期内（年、季、月）特定儿童人群中某种疾病的新发生病例的频率，如急性传染病、急性感染、新生儿破伤风等。患病率是横断面调查受检儿童中某疾病的现患情况，如儿童贫血、佝偻病、龋齿、弱视、伤残等。

3. 生长发育和营养状况指标 采用体格发育指标评价儿童生长与营养状况，运动、语言、认知、社会情绪等神经心理行为指标评价儿童发育水平。

（二）工作指标

调查儿童保健机构服务能力，如3岁以下儿童系统管理率、7岁以下儿童保健管理率、0~6月龄婴儿纯母乳喂养率、新生儿访视率、预防接种率等。

二、儿童保健工作的现状

20世纪后期，我国儿童的健康水平显著提升。进入21世纪，社会经济快速发展给儿童健康带来新的问题，包括环境、社会、行为和生活方式对儿童健康的影响。如传染病的威胁依然存在，包括已控制的传染病以及新发传染病；儿童期慢性疾病发病和死亡构成比增加，如损伤和中毒、肿瘤、先天畸形、慢性呼吸道疾病和神经系统疾病等；儿童的精神和心理卫生问题突出，包括对处境困难儿童的特殊照顾；成人疾病的儿童期预防，如宫内发育不良、超重/肥胖与成人期代谢综合征等。城乡、地区间儿童健康水平还存在较为明显差异。

（一）儿童死亡率

2010年以来，我国5岁以下儿童死亡率从16.0‰，下降到2020年的7.5‰，降低了54.3%；婴儿死亡率从13.1‰下降到5.4‰，下降了58.8%；新生儿死亡率从8.0‰下降到3.0‰，下降了62.5%。2018年，5岁以下儿童死亡的前5位死因分别为早产或低出生体重、肺炎、先天性心脏病、出生窒息和溺水。多数可避免的儿童死亡发生在边远贫困地区。农村留守儿童和城市流动人口中的儿童卫生保健服务水平亟待加强，特别是产科和新生儿保健中的急诊服务对降低新生儿死亡率非常重要。

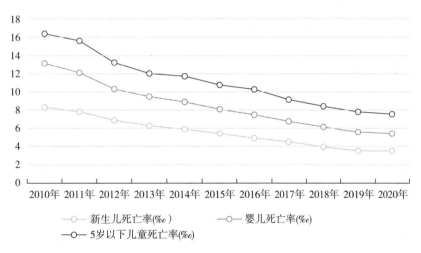

图1-1 2010~2020年全国新生儿死亡率、婴儿死亡率、5岁以下儿童死亡率变化（‰）

资料来源：《中国卫生健康统计年鉴2021》

（二）体格生长与营养状况

卫生部（现称国家卫生健康委员会）于1975~2015年每10年对9个城市及郊区儿童体格生长发育状况进行抽样调查。40年来，我国城乡儿童生长差异正在逐渐减小，3岁以下儿童体重、身长和头围3个指标在出生后第1年快速增长，第2~3年增速缓慢。3~7岁儿童阶段生长较平稳，城郊差异继续缩小。

我国针对农村地区特别是贫困地区5岁以下儿童实施的儿童营养改善政策及项目持续推进，极大地提高了儿童的营养状况。2002~2017年，中国5岁以下儿童生长迟缓率从18.8%下降到4.8%，远低于全球平均水平；中国5岁以下儿童生长迟缓率城乡比由1∶3.3降至1∶1.7，城乡差距缩小；男童略高于女童；1岁组和2岁组处于辅食添加期的儿童生长迟缓率较其他年龄组高。重要微量营养素维生素A、维生素 D、铁、碘、锌和叶酸缺乏是全球"隐性饥饿"公共卫生问题。我国 10% 学龄前儿童存在维生素 A 缺乏，近 40% 儿童为亚临床维生素 A 缺乏，贫困地区儿童维生素 A 缺乏率高达 23.8%，是城市同龄儿童维生素 A 缺乏率的 6.2 倍。近年调查显示，20%~40% 学龄前儿童存在铁缺乏和贫血，贫困地区儿童贫血率达 16.6%，约为城市儿童的 4 倍。

我国儿童同时面临营养不良和营养过度的双重疾病负担，儿童青少年超重和肥胖问题日益凸显。《中国居民营养与慢性病状况报告（2020 年）》指出，6~17 岁儿童青少年超重率和肥胖率分别为 11.1% 和 7.9%；6 岁以下儿童超重肥胖率超过 10%，尤其是肥胖，农村超过城市。因此，降低儿童营养不良，预防儿童期超重/肥胖，促进儿童体格发育，增强儿童体质健康，仍是儿童保健长期重要的工作任务。

（三）儿童疾病

2007 年起，我国扩大计划免疫接种范围，将种类扩大到 14 种，所针对的传染病增加至 15 种，即"14 苗防 15 病"，儿童常见急性传染病基本控制。同时，新发和再发传染病的威胁依然存在，如耐药所致的结核菌感染、麻疹发病明显回升、手足口病及艾滋病的流行增加了疾病防治的难度与负担。

《中国出生缺陷防治报告（2012）》统计，我国出生缺陷的发生率高达 5.6%，每年有 80 万~120 万出生缺陷儿，其中 30% 在 5 岁前死亡，约 40% 会发展为终身残疾。监测显示我国常见高发出生缺陷有先天性心脏病、多指（趾）、唇腭裂、脑积水、马蹄内翻足、尿道下裂、唐氏综合征和神经管畸形等。严重致残的出生缺陷发生率从 2010 年的 17.4/万下降至 2020 年的 10.40/万，降幅超过 40%。预防新生儿缺陷仍是提高人口质量的重要措施之一。

三、儿童保健工作的展望

2000 年 9 月，联合国首脑会议上 189 个国家签署《联合国千年宣言》，一致通过一项行动计划—联合国千年发展目标（MDGs）。MDGs 共分 8 项目标，旨在将全球贫困水平在 2015 年之前降低一半（以 1990 年的水平为标准）：一是消除贫困与饥饿；二是普及小学教育；三是促进两性平等和保障妇女权益；四是降低儿童死亡率；五是改善产妇保健；六是抗击艾滋病；七是确保环境的可持续性；八是合作促进发展。2015 年 7 月下旬，中国外交部与联合国驻华系统共同发布了《中国实施千年发展目标报告》，报告指出，中国提前完成了多个千年发展目标，受到联合国的肯定。2015 年 9 月，通过了"2030 年可持续发展议程"。2016 年 1 月 1 日，2030 年可持续发展议程的 17 项可持续发展目标（SDGs）正式生效。今后十五年内，随着这些新目标普及所有国家，各国将调动所有力量消除一切形式的贫困，战胜不平等，遏制气候变化；同时确保没有人落后。

我国城乡三级儿童医疗预防保健网是各项儿童保健措施得以成功推广的组织保障。但由于我国地域广阔、人口众多，儿童保健工作的发展还很不平衡。偏远、贫困或农村地区儿童保健的基础薄弱，服务水平和现实需求的差距还很大。新时期开展儿童保健应加强内涵建设，工作中应思考以下问题。

（一）加强数据收集和科学研究工作

随着社会与科学的发展要不断深入研究儿童生长发育的规律及其影响因素。中国约有 3.6 亿儿童与青少年。据国家统计局公布，2021 年我国出生人口数量为 1062 万人，《中国儿童发展纲要（2021~2030 年）》统计监测报告中，3 岁以下儿童系统管理率为 92.8%，每个 1 岁内婴儿以 5 次体格测量计算，2021 年就有近 5000 多万份 1 岁以下儿童生长资料。但长期以来，丰富的儿童生长发育资料未能得到应有的重视和有效收集应用。应在全国 3000 余个妇幼保健机构建立体格测量数据的积累保存，其中涉及统一体格测量标准，包括工具、方法、技术。儿童保健医生应是儿科医学的研究者，从生长水平、生长速度以及匀称状况三方面评价儿童生长发育，加强多学科研究。2005 年中国儿童体格生长参数已接近WHO 的标准。多年以后，中国儿童生长发育资料基础数据库样本量庞大，将可以获得很多宝贵的信息，包括生长发育速率异常的儿童、早产儿/低体重儿、宫内营养不良儿、各种急慢性疾病（如贫血、佝偻病、智力低下等）的发生率、患病率、死亡率。

知识链接 ··

流行病学研究方法的应用

儿童保健学研究方法适合采用流行病学的研究方法，有别于微观的疾病研究。儿童保健工作者可采用流行病学方法进行儿童健康状态前瞻性的随访观察、评估干预效果、不断修正和优化服务技术。流行病学研究方法主要分为观察性研究、实验流行病学和理论研究，儿童保健工作者可根据研究内容与条件，选择合适的、可行的方法。

（二）个体化的儿童营养处方

儿童营养不良目前仍然是全球严重的健康问题，可导致儿童发病率、死亡率增加，影响智力发育、学习能力，增加成人疾病的危险。儿童营养不良包括营养低下和营养过度（超重/肥胖）。2018 年联合国儿童基金会（UNICEF）和世界卫生组织（WHO）估计全球 5 岁以下儿童中消瘦约 7.3%（4900 万）；21.9%（1.49 亿）儿童矮小，5.9%（4000 万）儿童超重。部分儿童可能存在两种营养不良情况，如超重与矮小，或消瘦与矮小。有资料显示，发展中国家儿童发生营养不良（低下）的年龄为 3 月龄至 18～24月龄，胎儿期和生后 24 月龄内是预防儿童营养不良（低下）、生长落后的关键期，最佳的预测因子是 2岁时的身高。儿童营养过度导致的超重/肥胖是成年后罹患一些慢性疾病（如高血压、糖尿病、冠心病等）的重要危险因素，应引起高度重视。

儿童营养处方包括婴儿引入其他食物的时间与种类、特殊儿童的营养需要、5 岁以下儿童营养不良状况和评估。首先，在临床工作中应根据儿童的生理发育水平或生理年龄给出个体化的儿童营养处方，而不是简单、统一按（实际）年龄处理。儿童的生理发育水平或生理年龄判断要综合出生时的生长水平、生长速度、消化道发育状况、新陈代谢水平以及神经心理发育水平等。其次，要注重研究儿童平衡饮食、基础食物的选择对儿童生长的作用，而不是单纯依靠推行营养素补充或强化食物的政策。扩大、深化宣传母乳喂养理念，对无法进行人乳喂养的婴儿选择适当的配方喂养，保证婴幼儿生长所需营养。最后，要明确科学喂养是儿童生长发育的基础保障，通过健康教育提高家长的营养知识，研究改变喂养方式或行为对改善儿童能量和营养素摄入的作用。

（三）儿童心理、行为发育研究

随着科学发展，医学专业会不断分化。儿童保健学发展到一定时期首先分化出发育行为儿科，发育行为儿科的专业性强，而儿童保健是发育行为儿科的基础。有条件的儿科专科医院或医学院校应成立发育行为儿科。儿童的发育行为问题发生率高而严重度低，需要在一、二级儿童保健网的综合全面保健基础上进行发育和行为筛查，对发育和行为有偏离的儿童进行早期干预；对发展为发育和行为问题的儿童转诊至二级儿童保健机构进行诊断性测试、干预；对发展为发育和行为疾病或障碍者转诊至三级或高级发育行为专科进行评估、诊断、治疗；对健康儿童进行预见性指导促进健康。

（四）环境安全与儿童健康

儿童成长环境包括社会环境与自然环境。社会经济的发展对儿童的健康有正面影响，也有严重的负面影响。确保儿童在良好的环境中健康成长是一项长期艰巨的任务，需要建立有利于儿童健康成长的社会环境和生活方式。

（五）参照指南、建议规范工作

医学科学的发展过程积累了丰富的控制疾病的经验和理论。健康促进内容比疾病控制复杂，也是疾病控制的基础。有效的健康促进需要指南、建议规范、正确的理念、适宜的方法和措施。指南使各级医生有章可循，各级医生也视指南为"医学法规"认真执行。我国自20世纪90年代以来，陆续制定了有关儿童保健评价、体格生长与营养常规、儿童注意缺陷多动障碍诊疗建议、儿童缺铁和缺铁性贫血防治建议、维生素D缺乏性佝偻病防治建议、婴幼儿喂养建议、婴儿过敏性疾病预防、诊断和治疗专家共识、儿童微量营养素缺乏与防治建议、婴儿食物过敏防治建议、牛奶蛋白过敏防治循证建议等规范。儿童保健实际工作中应以指南、建议规范日常工作，同时需要定期组织专家对已发布的常规、建议、指南进行再研究、再评价，应用新的数据、理论不断完善。

（吴　莉）

答案解析

✐ 练习题

一、单选题

1. 生长发育是儿童青少年的基本特征之一，也是社会发展的一面镜子。个体的生长发育水平是（　　）的反映。

 A. 卫生保健   B. 健康状况   C. 社会发展

 D. 社会文明   E. 国家经济

2. 在我国现阶段，儿童保健的重点研究对象为（　　）

 A. 新生儿   B. 1 岁以内婴儿   C. 3 岁以内婴幼儿

 D. 6 岁以下儿童   E. 学龄儿童

3. 多数儿童青春期生长加速高峰出现的年龄为（　　）

 A. 男孩 9 ~ 11 岁，女孩 8 ~ 10 岁   B. 男孩 11 ~ 13 岁，女孩 11 ~ 13 岁

 C. 男孩 11 ~ 13 岁，女孩 9 ~ 11 岁   D. 男孩 14 ~ 16 岁，女孩 12 ~ 14 岁

 E. 男孩 14 ~ 16 岁，女孩 8 ~ 10 岁

4. 儿童保健学将幼儿期年龄范围划分为（　　）

 A. 1 ~ 6 岁   B. 3 ~ 6 岁   C. 1 ~ 3 岁

 D. 3 ~ 10 岁   E. 6 ~ 12 岁

二、多选题

1. 我国儿童保护的法律有（　　）

 A. 《中华人民共和国未成年人保护法》   B. 《中华人民共和国收养法》

 C. 《中华人民共和国义务教育法》   D. 《中华人民共和国预防未成年人犯罪法》

 E. 《中华人民共和国母婴保健法》

2. （　　）是国际社会衡量一个国家或地区经济、文化、人民健康和卫生保健事业水平的重要指标

 A. 婴儿死亡率   B. 5 岁以下儿童死亡率

C. 儿童常见急性传染病发病率　　　　　D. 儿童体格发育指标

E. 儿童神经心理行为指标

三、简答题

1. 请正确做出儿童年龄分期划分。

2. 儿童保健医生的主要工作任务是什么?

书网融合……

本章小结　　　　　　　微课　　　　　　　题库

第二章 儿童体格生长发育

生长发育指从受精卵到发育成人的整个成熟过程，是儿童生命过程中最基本的特征，也是儿童不同于成人的重要特点。生长指儿童身体各器官、系统的长大，可用数值来表示其量的变化。发育指细胞、组织、器官的分化及功能成熟，是机体质的变化。生长和发育紧密相关，生长过程伴有发育成熟，两者共同表示机体的动态变化。生长过程中量的变化可在一定程度上反映器官、系统的成熟状况。生长发育异常可能是某些疾病的唯一表现。因此，掌握正常生长发育的知识和规律有助于及早发现疾病并及时做出相应处理，以促进儿童健康成长。

第一节 儿童体格生长发育的特点及影响因素

PPT

体格生长发育受诸多因素的影响，每个儿童生长发育过程不尽相同，但遵循共同的规律特点。认识其总的规律特点有助于正确评价儿童的体格生长发育。

一、儿童体格生长发育的特点

（一）生长发育的一般规律

生长发育遵循：①由上到下，如先抬头，后抬胸，再会坐、立、行。②由近到远，如从臂到手，从腿到脚的活动。③由粗到细，如从全手掌抓握到用手指拾取。④由简单到复杂，如先画直线，后画圈、图形。⑤由低级到高级，如先会看、听、感觉事物，逐渐发展到记忆、思维、分析、判断。

（二）生长发育的连续性、非匀速性、阶段性

从受精卵到长大成人，儿童的生长在不断进行，即体格生长是一个连续的过程。而在这一连续过程

中生长速度不完全相同，呈非匀速性生长，形成不同的生长阶段。如出生后第一年是第一个生长高峰，第二年以后生长速度逐渐减慢，青春期生长速度又加快，出现第二个生长高峰。

（三）各系统、器官生长发育不平衡

儿童时期各器官、系统发育先后、快慢不一，即发育不平衡。如神经系统发育较早，在生后 2 年内发育最快；淋巴系统在儿童期生长迅速，于青春期前达高峰，以后逐渐降至成人水平；生殖系统在青春期前处于静止状态，青春期迅速发育。心、肝、肾、肌肉的发育基本与体格生长相平行（图 2-1）。

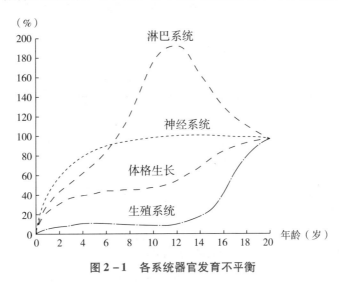

图 2-1 各系统器官发育不平衡

（四）生长发育的个体差异

儿童生长发育虽按一定的总规律发展，但因在一定范围内受遗传和环境的影响，存在着相当大的个体差异，每个人生长的"轨道"不会完全相同。如同性别、同年龄的儿童，生长水平、生长速度、体型特点等都不完全相同。因此，连续观察有助于全面了解儿童的生长发育状况，应避免将"正常值"作为评价的唯一依据或单纯将一个儿童与其他儿童进行比较。评价时必须考虑个体的不同影响因素，才能作出正确的判断。

二、儿童体格生长发育的影响因素

儿童生长发育受到遗传的调控和环境的影响。

（一）遗传因素

遗传是影响儿童生长发育的重要因素，父母双方的遗传因素决定儿童正常生长发育的特征、潜力及趋向。如肤色、毛发特征、面型特征、身材高矮、体型、性成熟的早晚等受遗传影响大。遗传性疾病，如遗传代谢性疾病、内分泌障碍、染色体畸变可直接严重影响儿童生长过程。

（二）环境因素

1. 营养 营养是儿童体格生长的物质基础。儿童的生长发育需要充足的营养素供给，营养素供给充足且比例恰当，加上适宜的生活环境，可使生长潜力得到充分发挥。但宫内或出生后营养缺乏，不仅影响体格生长，严重时还影响脑的发育，甚至造成机体免疫、内分泌及神经调节等功能低下。营养过剩也不利于发育。

2. 疾病 任何引起生理功能紊乱的疾病均可直接影响儿童的体格生长。急性感染性疾病，如急性腹泻、肺炎可致儿童体重下降；内分泌疾病，如生长激素缺乏症、甲状腺功能减退症可严重影响儿童的

体格生长；遗传代谢性疾病，如黏多糖贮积症、苯丙酮尿症导致儿童体格生长迟缓，同时行为发育异常，苯丙酮尿症还伴有智力低下；遗传性骨骼疾病，如软骨发育不全导致儿童矮小；严重心、肝、肾的疾病导致儿童生长发育迟缓。

3. 母亲情况 胎儿的生长发育与母亲的生活环境、营养、疾病、情绪等密切相关。妊娠期母亲身体健康、营养充足、心情愉快、环境舒适，则利于胎儿生长发育。若母亲妊娠期吸烟、酗酒、感染、使用药物等，可致胎儿畸形或先天性疾病。

4. 自然环境 良好的生态环境，如充足的阳光、新鲜的空气、清洁的水源等自然环境有益于儿童健康生长。

5. 家庭环境 健康的生活习惯、科学的护理、正确的教养、适当的体育锻炼、和睦的家庭气氛及完善的医疗保健服务等，是促进儿童生长发育达到最佳状态的重要因素。

6. 社会环境 社会环境诸如经济发展水平、医疗服务水平、教育水平等，也会影响儿童的生长发育。一般情况下，经济发达地区儿童生长发育水平优于经济落后地区。完善的医疗服务水平、先进的教育制度对儿童生长发育均有较好的促进作用。

第二节　儿童生长发育的规律

PPT

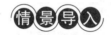

情景描述： 幼儿，女，1岁6个月。家长带其来医院做儿童保健，体格检查：体重12kg，身长83cm，头围47cm，胸围48cm，前囟已闭，出牙12颗，能站立、行走。

讨论：

1. 衡量儿童营养状况的重要指标是什么？
2. 该幼儿体格生长发育是否正常？为什么？
3. 儿童体格生长规律有哪些？

一、儿童体格生长发育 📱微课

体格生长通常选择有代表性、易于测量、便于作统计分析的指标来表示。常用的指标有体重、身高（长）、坐高（顶臀长）、头围、胸围、上臂围、皮下脂肪等。

（一）出生至青春期前的体格生长规律

1. 体重的增长 体重是身体各组织、器官系统、体液的总重量。其中骨骼、肌肉、内脏、体脂、体液为主要成分。因体脂与体液易受疾病影响，故体重易于波动。体重是最易获得的反映儿童生长与近期营养状况的指标。

出生体重与胎龄、性别及宫内营养状况有关。一般早产儿体重较足月儿轻，男婴出生体重较女婴重。我国2015年调查结果显示，男婴平均出生体重为（3.38±0.40）kg，女婴为（3.26±0.40）kg，与世界卫生组织2006年的参考值相近（男3.3kg，女3.2kg）。出生体重受宫内因素的影响大，生后的体重增长则与喂养及疾病等因素密切相关。

新生儿生后1周内因摄入不足、水分丢失、胎粪排出，可出现暂时性体重下降，又称生理性体重下降，一般下降范围为3%~9%，在出生后3~4天降至最低点，以后逐渐回升，多在第7~10天恢复到出生时的体重。如果体重下降超过10%或至第10天仍未恢复到出生体重应考虑喂养不足或疾病原因所致。若生后及时合理喂哺，可减轻或避免生理性体重下降的发生。

青春期前儿童体重增长速度随年龄的增加而逐渐减慢，是一个非匀速过程。我国 2015 年调查显示，3～4 月龄时婴儿体重约为出生体重的 2 倍，12 月龄时体重约为出生体重的 3 倍（10kg）。生后第一年是生后体重增长最快的时期，为第一个生长高峰。2 岁时体重约为出生体重的 4 倍（12～13kg），2 岁后至青春前期儿童体重增长较恒定，年增长 2～3kg。

体重粗略估计可选公式：

3～12 月龄：体重（kg）=［年龄（月）+9］/2

1～6 岁：体重（kg）=年龄（岁）×2 +8

7～12 岁：体重（kg）=［年龄（岁）×7 -5］/2

或体重（kg）=年龄（岁）×3 +2

儿童体重的增长为非匀速的，且存在个体差异，故体格生长评价时应重视儿童自身体重的增长速度，不可用公式进行评价；也不能将人群均数（所谓"正常值"）当作"标准"进行评价。

2. 身材的增长 包括身高（长）、坐高（顶臀长）、指距的增长。

（1）身高（长） 指头顶至足底的垂直距离，即头部、脊柱与下肢长度的总和，是反映骨骼发育的重要指标。3 岁以下婴幼儿立位测量困难，故取仰卧位测量，称为身长；3 岁以上儿童立位测量称为身高。

生命早期身高（长）的增长规律与体重基本相似。出生时身长平均为 50cm；3 月龄时 61～63cm，增长 11～13cm；1 岁时约为出生时身长的 1.5 倍，即 75～77cm。出生后第一年身长增加 25～27cm，是出生后增长最快的时期，为第一个生长高峰。第二年身长增长速度逐渐减慢，增长 10～12cm，即 2 岁时身长为 85～87cm。2～6 岁平均每年增长 6～8cm，此后到青春期前每年增长速度较稳定，5～7cm。

2 岁后身高估计公式：2～12 岁：身高（cm）=年龄×7 +77（cm）

或选用公式：2～6 岁：身高（cm）=年龄×7 +75（cm）

7～10 岁：身高（cm）=年龄×6 +80（cm）

身高（长）的增长受种族、遗传、内分泌等因素影响，短期的疾病与营养问题不影响身高（长）增长，长期、严重的疾病与营养问题可影响身高（长）增长。

（2）坐高（顶臀长） 指头顶到坐骨结节的长度，反映脊柱和头部的增长。3 岁以下婴幼儿仰卧位测量称为顶臀长；3 岁以上儿童立位测量称为坐高。

（3）指距 指双上肢左右平伸时两中指尖的距离，反映上肢长骨的生长。正常儿童指距小于身高（长）1～2cm。

3. 头围的增长 头围指经眉弓上缘、枕骨结节左右对称环绕头一周的长度，反映脑和颅骨的发育程度。胎儿期神经系统领先发育，故出生时头围相对较大，平均约 34cm；3 月龄时增长 6cm 左右，约等于后 9 个月的增长值，即 1 岁时头围约 46cm；第二年头围增长约 2cm，即 2 岁时头围约 48cm；5 岁时头围 50～51cm；15 岁时接近成人水平，53～54cm。头围的测量在 2 岁以内最有价值。儿童头围的大小及头型与遗传、疾病有关。

4. 胸围的增长 胸围为平乳头下缘经肩胛骨下角绕胸一周的长度，反映胸廓、胸背部肌肉、皮下脂肪和肺的发育。出生时胸围较头围略小 1～2cm，32～33cm；1 岁时胸围约等于头围；1 岁至青春期前胸围应大于头围［约为（头围 +年龄 -1）cm］。头、胸围生长曲线交叉年龄与儿童营养和胸廓生长发育有关，生长较差者头、胸围交叉时间延后。

婴儿胸短，胸廓呈桶状，胸廓冠状径比矢状径为 1.07∶1；随身体站立、肋骨下降使胸廓伸长，横径增大，冠状径比矢状径逐渐达成人的 1.4∶1。6 月龄～2 岁儿童胸廓发育迅速，2～10 岁发育缓慢，青春期又迅速发育并出现性别差异。

5. 上臂围的增长 上臂围指经肩峰与鹰嘴连线中点绕臂一周的长度，反映上臂肌肉、骨骼、皮下脂肪和皮肤的生长情况。婴儿期上臂围增长迅速，1~5 岁儿童增长速度减慢，1~2cm。WHO 建议在无条件测体重和身长的情况下，可测上臂围筛查 5 岁以下儿童的营养状况，＞13.5cm 为营养良好，12.5~13.5cm 为营养中等，＜12.5cm 为营养不良。

6. 皮下脂肪 婴儿期脂肪组织较多，1~7 岁皮下脂肪逐渐变薄，10 岁以后特别是青春期，女孩的脂肪组织是男孩的 2 倍。皮下脂肪的厚薄反映儿童的营养状况。常用的测量部位有：①腹壁皮下脂肪；②背部皮下脂肪；③上臂中部皮下脂肪。

7. 身体比例与匀称性 生长过程中身体各部分呈一定比例生长发育。

（1）头与身长（高）的比例 与脑发育一致，胎儿、婴幼儿头颅先生长，躯干、下肢生长较晚，头、躯干、下肢长度的比例在生长过程中发生变化，头长占身长（高）的比例在新生儿为 1/4，以后逐渐降至成人水平 1/8（图 2-2）。

（2）体型匀称 反映体型（形态）发育状态，常以两个体格生长指标间的关系表示，如身高/体重（weight for height，W/H）、胸围/身高（身高胸围指数）、体重（kg）/身高（cm）×1000（克托莱指数）、体重（kg）/身高（cm）^{2}×10^4（考伯指数）、年龄的体重指数（body mass index for age，BMI/Age）等。临床工作中，2 岁以内儿童常采用身长/体重表示一定身长的相应体重范围，2 岁以上的儿童常采用 BMI/Age 间接反映身体的密度与充实度。

（3）身材匀称 以坐高（顶臀长）与身高（长）的比值表示，反映下肢的生长情况。坐高（顶臀长）占身高（长）的比例随年龄增长逐渐降低，出生时为 0.67，到 14 岁时下降至 0.53。任何影响下肢生长的疾病，可使坐高（顶臀长）与身高（长）的比例停留在幼年状态，如甲状腺功能减退症、软骨发育不良等。

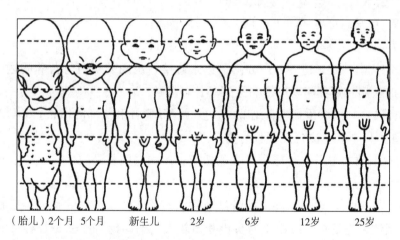

（胎儿）2个月 5个月　　新生儿　　2岁　　6岁　　12岁　　25岁

图 2-2 头与身长（高）的比例

（4）指距与身高 正常情况下，指距略小于身高（长）。若指距大于身高（长）1~2cm，对诊断长骨发育异常有参考价值，如蜘蛛样指（趾）征（马方综合征）。

（二）青春期的体格生长规律

青春期是童年到成人的过渡期。受性激素影响，体格生长出现生后的第二个高峰，尤其身高增长迅速，称身高增长高峰（peak of height velocity，PHV），有明显性别差异。男孩 PHV 出现时间较女孩晚 2~3 年，且每年身高的增长值大于女孩，故男孩的最终身高一般比女孩高。

在青春期前的 1~2 年中生长速度略有减慢。女孩在乳房发育后（9~11 岁），男孩在睾丸增大后（11~13 岁），身高开始加速增长，经 1~2 达 PHV，持续 1 年左右。一般 PHV 期男孩身高增长

7~12cm，平均10cm；女孩身高增长6~11cm，平均9cm。青春期男孩身高增长约28cm，女孩约25cm。男孩骨龄15岁、女孩骨龄13岁时，已达最终身高的95%。女孩约于18岁、男孩约于20岁时身高停止增长。因生长期相同（7~10年），故PHV提前者，身高发育停止时间也提前；PHV延后者，身高发育较慢，但最终仍可达正常范围。

青春期肌肉、内脏等亦迅速增长，体重的增长与身高平行，年增长达4~5kg，持续2~3年。青春期生殖系统开始发育并出现第二性征，两性体形发生了显著改变。女性因耻骨与髂骨下脂肪堆积使臀围增大，呈"△"样体态；男性因肩部增宽、下肢较长、肌肉增强，呈"▽"样体态。

二、儿童体能发育

体能又称体适能，是人体具备的能胜任日常工作和学习而不感到疲劳，同时有余力充分享受休闲娱乐活动，又可应对突发紧急状况的能力。1985年，美国学者卡尔·J·卡斯帕森（Carl J. Caspersen）等将体能分为健康相关体能和运动技能相关体能，在体育科学界得到广泛认可和应用。

（一）健康相关体能

健康相关体能是体能的基础部分，目标是为身体健康和生活高质量，泛指人的体质，是维持身体健康及提高工作、学习、生活效率所必需的基本能力。美国体育与竞技总统委员会将健康相关体能的指标体系确定为体成分、心肺耐力、柔韧性、肌力、肌耐力等方面，是为维持健康、提高生活质量等追求。

1. 体成分　即人的体成分，主要包括肌肉、骨骼、脂肪、内脏、血液等，各成分在身体总质量（体重）中所占的构成比应达到合理水平才能保持健康。

2. 心肺功能　指心、肺及其所代表的循环系统、呼吸系统为身体活动提供充足氧气和养分的能力；心肺功能的强弱直接影响全身器官和肌肉运动的效能与效率。

3. 柔韧性　指人体关节活动能达到的范围和幅度。人体活动不仅需要各关节的参与，还需要关节韧带、肌腱、肌肉的有力支持，以及皮肤和其他组织的弹性与伸展能力。

4. 肌力和肌耐力　肌力指人体各肌肉、肌群都能得到均衡、适度的发展，以满足身体正常活动和工作需求的能力。肌耐力指这些肌肉、肌群在一定时间内能多次重复收缩，或维持一定用力状态的持久力。

（二）运动技能相关体能

运动技能相关体能是建立在上述健康相关体能基础上，属于较高的体能需求层次，目标是为比赛取胜获奖。狭义的运动技能相关体能主要针对运动员，是其竞技能力的重要部分。运动员在专项训练和比赛负荷下，最大限度动用身体各器官系统，克服疲劳，高质量完成专项训练，打赢比赛，创造新纪录。但要达到这些目标，还需要身体形态、生理功能等方面的协调配合，需要更高水平的持久力、对抗性、柔韧性、灵活性、速度、力量、专注、判断和技术。

（三）儿童体能发育特点

儿童体能发育，最突出表现在身体素质方面。身体素质不仅表现在体育锻炼上，也在日常生活、学习、劳动中自然表现出来。儿童身体素质有不均衡性、阶段性、不平衡性、性别特征四方面的特点，了解这些特点有助于科学地引导儿童通过锻炼提高体能。

1. 不均衡性　突出表现在体能发展的年龄特征上，即不同的体能指标在不同年龄的发育速度有快有慢。如心血管和肺功能指标随年龄增长有明显的突增表现，心率随年龄增长逐渐下降，由新生儿期120~140次/分到4~7岁时降至80~100次/分；最大吸氧量（综合反映最大有氧代谢能力），是体循环系统氧转运能力的标志，与心脏排血量、肺通气量等呈直线相关，其绝对值随年龄增长而逐渐上升，到青春后期达最高峰。

2. 阶段性 大多数体能指标,如速度、爆发力、力量、耐力、灵敏性、柔韧性、平衡性等,有3～4个阶段表现突出。分别为:①男童6～14岁、女童6～12岁是快速增长阶段;②男童15～18岁、女童12～15岁是慢速增长阶段,约85%的女童在该阶段体能发育有暂时停滞或下降趋向,但若坚持锻炼,该现象可得到显著遏制;③恢复性增长,仅女童在16～18岁有体能恢复性增长表现;④稳定阶段,男性19～25岁、女性19～22岁体能发育趋于稳定。

3. 不平衡性 表现在机体整体协调状况下,由身体不同部位发育的暂时性差异造成体能发育不平衡。在青春期生长突增阶段,肌力发育的不平衡性尤其突出,四肢肌肉的发育早于躯干,躯干大肌群早于小肌群发育。由于身高突增时,肌纤维先长度增大,突增高峰后肌纤维才逐渐增粗,因此整体上大肌群的肌力发育落后于身高8～10个月,小肌肉落后12～16个月。全身肌肉的充分协调通常要到青春后期才逐步完善。

4. 性别特征 以我国汉族学生握力随年龄发育曲线为例显示男女性别差异(图2-3),对此应在体力活动和运动训练时有正确的对应措施。

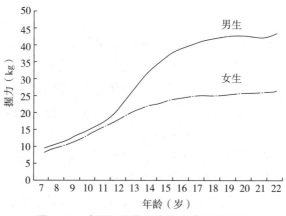

图2-3 中国汉族男女生握力发育曲线图

PPT

第三节 儿童生长发育调查

生长发育调查是运用科学设计和方法对儿童的生长发育状况进行观察和测量,以研究生长发育的规律和影响因素。将所获得的测量数据进行统计分析处理,可以研究和制定儿童体格生长发育的评价标准,规划卫生保健措施,为客观、准确地评价儿童生长发育水平和营养状况提供科学依据。

一、儿童生长发育调查的设计与实施

根据不同的调查目的,生长发育调查有多种设计。

(一)横断面设计

横断面设计(cross-sectional design)指在某一时间段内,选择特定的地区、有代表性的对象(即不同年龄阶段的儿童),针对特定的指标,进行一次性的群体大规模的调查。如全国学生体质健康调研则是一项针对全国31个省、自治区、直辖市的7～22岁在校学生进行的横断面调查。在该调查中,每个项目地区在调查年的9～11月期间,每个年龄段抽取有代表性的样本,针对身体形态、生理功能、运动能力、健康状况四个方面的24项指标进行测量和调查,由此获得全国学生群体体格、体能多指标发育水平资料。该调查结果成为了解和分析儿童生长发育水平、特点、地区和民族间差异以及制订国家级生长发育标准等的基础资料。

横断面调查可在短期内获得大量的数据资料，相对容易实施，是生长发育调查的主要方法之一。因为横断面调查要求在短期内完成大规模的调查，所以在调查前应有周详的调查方案，选取的指标要精准；调查对象应根据调查目的确定，明确界定个体的社会人口属性，如民族、地域等；采取适宜的抽样方案，如多阶段、分层随机整群抽样；参与调查的人员要多，且需经过培训掌握规范的检测方法和技术后才可进行调查。

（二）监测设计

监测设计（surveillance design）指对某地区、某群体的生长发育指标的连续收集、整理、分析过程，是生长发育调查的另一重要方法。该方法包括：①明确监测目的，针对意义重大的公共卫生问题，或对政府决策有重大影响的课题，如超重/肥胖流行状况、视力及影响因素变化趋势、青少年健康危险行为监测等；②确定监测人群，可在学校、社区、医院等地对学龄儿童进行监测，被监测者虽不是同一批研究对象，但其来源和抽样框架应保持稳定，以便连续观察；③稳定监测方法，监测的基本体系要稳定，指标可稳定测量；④保证质量控制，有严格且可操作性强的质量控制措施，保障结果的可比性；⑤结果反馈与应用，分析结果应及时反馈，以便参与监测的单位及时了解自身工作状况和存在的问题，有利于进一步改善。教育和卫生行政部门应根据监测结果及其影响因素，及时制订和调整干预策略，社会也要将儿童生长发育监测结果用于日常社会生活。

上述的每5年一次的全国学生体质健康调研也是监测设计。它通过选定相同学校，对学生运用相同的方法进行人体测量、生理功能测定、体能测试和健康体检等，获得特定年份学生的健康资料，由于监测点校的学生构成相对稳定，其每5年一次的结果可以反映中国儿童体质健康动态变化，在更长的时间范围内，可以评价中国儿童生长发育的长期趋势。

（三）纵向设计

纵向设计（longitudinal design）也称随访设计（follow-up design），是在一段时间对同一批儿童进行反复观察的研究设计。通过追踪设计，可以获得关于同一个体前后一贯的资料，能系统详细地了解儿童生长发育的连续过程和量变、质变过程的规律，能揭示早期的经历（不良环境、营养不良等）与后来生长发育结果之间的因果关系，这是横断面设计所不能研究的，但追踪设计耗时长、花费大、样本易流失是其不容忽视的缺点。追踪设计和监测设计的区别在于前者是对同一个体进行反复的生长发育测量和评价，后者是对同一地区儿童进行生长发育测量与评价。

（四）序列设计

序列设计（sequence design）是对不同年龄组的儿童进行横向调查，然后在间隔一定时间后，对同一批儿童进行一次或多次重复调查，从而构成追踪性研究。序列研究将横断面和追踪调查两种方法相结合，以克服追踪调查所需年限太长、样本易流失等缺点。如可对6、9、12、15岁四组学生同时进行3年（4次）追踪调查，6岁组追踪到9岁，9岁组追踪到12岁……，由此在3年内获得6~18岁期间的生长资料，节约了时间和工作量。该方法尤其适用于体检制度完善的学校，在当地学校卫生保健所统一部署下，结合年度体检进行。但该方法仅具部分追踪性质，所获生长速度数据近似，应特别注意在9、12、15岁年龄组会出现的两组同年龄不同对象叠合而造成的差异，应采用正确的统计方法，将误差控制在合理的范围内。

二、儿童体格生长常用指标的测量

（一）体重测量

根据儿童的年龄，可选用不同精确度的盘式体重秤、坐式体重秤、站立式体重秤测量体重。①婴儿：采用盘式体重秤，最大载重 10 ~ 15kg，精确读数至 0.01kg；②幼儿：采用坐式体重秤，最大载重50kg，精确读数至 0.05kg；③3 岁以上儿童：采用站立式体重秤，最大载重 100kg，精确读数至 0.1kg。

测量前，校正秤的"零"点，杠杆秤需放置与所测儿童体重接近的砝码，被测者排空大小便，仅穿内衣或设法减去衣服重量，婴幼儿除去尿布。婴儿卧于秤盘中；幼儿坐于秤台中央；年长儿赤足站立于画好脚印的踏板适中部位，两手自然下垂。

称量时，儿童不可摇动或接触其他物体，以免影响准确性；杠杆秤称量时调整游锤至杠杆正中水平位，将砝码及游锤所示读数相加，以 kg 为单位读数。

(二) 身长 (高) 测量

1. 身长测量 婴幼儿用标准的量床（头板、底板、足板、量床两侧刻度），需 2 位测量者。被测婴幼儿脱去鞋、袜、帽、外衣，仰卧于量床底板中线。助手位于婴幼儿头侧，将其头扶正，使其目光向上，头顶接触头板。主测量者位于婴幼儿右侧，左手固定婴幼儿双膝使其下肢伸直，右手移动足板使其贴紧两足跟部。量床两侧刻度的读数一致时读数，精确到 0.1cm。

2. 身高测量 3 岁以上儿童采用身高计（测量板、平台、立柱刻度）或固定于墙壁上的立尺或软尺，宜清晨进行。被测儿童脱去鞋、袜、帽、外衣，仅穿背心和短裤，取立正姿势站于平台，头部保持正中位置，平视前方，挺胸收腹，两臂自然下垂，足跟靠拢，脚尖分开约 60°，使头、两肩胛间、臀部和足跟同时接触立柱后，测量者手扶测量板向下滑动，使测量板与头部顶点接触，目光与读数刻度同一水平面时读数，精确到 0.1cm。

(三) 顶臀长 (坐高) 测量

1. 顶臀长测量 婴幼儿测量工具同身长测量。被测婴幼儿和助手要求同身长测量。主测量者位于婴幼儿右侧，左手握住婴幼儿小腿，骶骨紧贴底板，使其膝关节弯曲，小腿与大腿成直角，大腿与底板垂直，右手移动足板贴紧臀部。量床两侧刻度一致时读数，精确到 0.1cm。

2. 坐高测量 3 岁以上儿童采用坐高计（坐板、测量板、立柱刻度零点与坐板同一平面）。被测儿童坐于坐高计的坐板上，先身体前倾，骶部贴紧立柱，然后端坐挺身，躯干与大腿、大腿与小腿成直角，使头、两肩胛间和臀部同时接触立柱后，测量者手扶测量板向下滑动，使测量板与头部顶点接触，测量者目光与读数刻度同一水平面时读数，精确到 0.1cm。

(四) 指距测量

采用直脚规或无伸缩性的软尺测量。被测儿童取立位，两手平伸，手掌向前，向两侧伸直，双上臂长轴与地面平行，与身体中线垂直，一手中指指尖顶住直脚规的固定脚后，调节活动脚使其内侧紧靠另一手的中指指尖，活动脚所指的刻度即为指距；或用软尺测量双上臂平伸后两指尖距离。读数精确到 0.1cm。

(五) 头围测量

采用无伸缩性的软尺测量。被测儿童取坐位，测量者位于儿童前方或右侧，左手拇指固定软尺零点于儿童右侧眉弓上缘处，右手持软尺紧贴头部皮肤（头发），经右侧耳上、枕骨粗隆及左侧眉弓上缘回至零点，读数，精确到 0.1cm。

(六) 胸围测量

采用无伸缩性的软尺测量。被测儿童取立位或卧位，两手宜自然下垂，目光平视前方。测量者位于儿童前方或右侧，左手拇指固定软尺零点于儿童右侧乳头下缘处（乳房已发育的女童以右锁骨中线与第四肋交叉处为固定点），右手持软尺贴儿童胸壁，经右侧腋下、肩胛下角下缘、左侧腋下、左侧乳头回至零点，取平静呼、吸气的中间读数，精确到 0.1cm。

（七）上臂围测量

采用无伸缩性的软尺测量。被测儿童取立位，两手自然平放或下垂。测量者位于儿童左侧，左手拇指固定软尺零点于左侧肩峰至鹰嘴连线的中点，右手持软尺贴皮肤绕臂一周回至零点，读数，精确到0.1cm。

（八）皮下脂肪测量

采用皮褶卡钳测量（钳板面积6mm×15mm，压强约15g/mm^2）。测量时左手拇指及示指捏起测量部位的皮肤和皮下脂肪，捏时两指的距离为3cm，使脂肪与下面的肌肉充分离开；右手握卡钳，张开钳头，使其从捏皮褶的两旁伸下并钳住皮褶两面，读数精确到0.05cm。常用的测量部位及捏起皮褶的方向如下。

1. 腹部 锁骨中线上平脐处，皮褶方向与躯干长轴平行。

2. 背部 左肩胛下角下稍偏外侧处，皮褶自下侧至上中方向，与脊柱约成45°角。

3. 三头肌部 左侧肩峰与鹰嘴连线中点处，皮褶方向与上臂长轴平行。

第四节　儿童体格生长评价

PPT

儿童处于快速生长发育阶段，身体形态及各部分比例变化较大，不同年龄阶段有不同的生长发育规律和特点。正确评价儿童生长发育状况，及早发现问题，给予适当的指导与干预，对促进儿童的健康生长十分重要。

一、儿童体格生长评价内容

儿童体格生长评价包括生长水平、生长速度及匀称度三个方面。

（一）生长水平

将某一年龄时点所获得的某一项体格生长指标测量值（横断面测量）与参照值比较，得到该儿童在同年龄、同性别人群中所处的位置，即为该儿童此项体格生长指标在此年龄的生长水平。所有单项体格生长指标，如体重、身高（长）、头围、胸围、上臂围等均可进行生长水平评价。

早产儿体格生长有一个允许的"落后"年龄范围，此年龄后应"追上"正常足月儿的生长。进行早产儿生长水平评价时应矫正胎龄至40周（足月）后再评价，体重至24月龄、身长至40月龄、头围至18月龄后不再矫正。

生长水平评价简单易行、直观形象，能准确反映个体或群体儿童所达到的生长水平，但不能反映儿童生长的变化过程或"轨道"。

（二）生长速度

对某一单项体格生长指标定期连续测量（纵向观察）所获得的该项指标在某一时间段中的增长值，即为该儿童此项体格生长指标的生长速度。将此速度值与参照人群的速度标准进行比较，就能判断出该儿童在一段时间内的生长趋势，结果以正常、下降（增长不足）、缓慢、加速等表示。

定期体检是生长速度评价的关键。纵向观察儿童生长速度可掌握个体儿童自身的生长轨迹，体现遗传、环境因素对生长的影响。以生长曲线表示生长速度最简单、直观，能早期发现生长的偏离情况，给予适当的指导与干预。生长速度正常的儿童生长基本正常。建议常规体检的时间及频率：<6月龄最好每月一次，6～12月龄每2个月一次，1～2岁每3个月一次，3～6岁每半年一次，6岁以上每年一次。高危儿童适当增加观察次数。

（三）匀称度

匀称度是对体格生长指标之间关系的评价，包括体型和身材的匀称度评价。

1. 体型匀称度 表示体型（形态）生长的比例关系。常用指标为体重/身高（体重/身长），即代表一定身高（身长）的相应体重增长范围。将体重/身高实际测量值与参照人群值比较（附录），间接反映身体的密度与充实度，结果以等级表示。体型匀称度也可用指数法表示身体各部分之间的比例和相互关系，以判断儿童营养状况、体型和体质。常用的指数有：①体重指数（body mass index，BMI）：是体重、身高的测量指数，计算式为［体重（kg）/身高（m）^{2}］，其含义是单位面积中所含的体重数，儿童脂肪细胞随年龄、性别变化，故 BMI 有年龄、性别的特点；②克托莱指数（Quetelet index）或身高体重指数：以相对体重来反映身体的密度和充实度，或每厘米身高的体重，计算式为［体重（kg）/身高（cm）］×1000；③考伯指数（Kaup index）：多用于婴幼儿，计算式为［体重（kg）/身高（cm）^{2}×10^4］，意义同体重指数；④劳雷尔指数（Roherer index）：多用于学龄儿童，计算式为［体重（kg）/身高（cm）^{3}×10^7］，表示每单位体积的体重，反映机体的营养和充实程度；⑤身高胸围指数：计算式为［胸围（cm）/身高（cm）×100］，表示胸围与身高之间的比例关系，与儿童的胸廓发育和皮下脂肪有关，可反映体型的粗壮或纤细。

2. 身材匀称度 以坐高（顶臀长）/身高（长）的比值反映下肢生长情况。将实际测量结果与参照人群值计算结果比较。结果以匀称、不匀称表示，可帮助诊断内分泌及骨骼发育异常等疾病。

二、儿童体格生长评价方法

（一）数据统计学表示方法

1. 均值离差法（标准差法） 以平均值（$\bar{X}$）±标准差（SD）的方法来表示，适用于呈正态分布的数据。$\bar{X}±1SD$ 包括样本的 68.3%，$\bar{X}±2SD$ 包括样本的 95.4%，$\bar{X}±3SD$ 包括样本的 99.7%（图 2-4）。一般以 $\bar{X}±2SD$ 为正常范围。

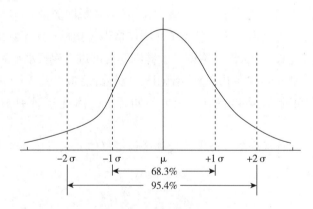

图 2-4 标准差分布图

2. 百分位数法 是将一组变量值（如体重、身高）按从小到大的顺序排列，按从小到大顺序确定各百分位的数值，即百分位数。如 P5 代表第 5 百分位数值，当测量值呈非正态分布时，百分位数法能更准确地反映所测数值的分布情况。一般采用第 3、10、25、50、75、90、97 百分位数制成表格或曲线供使用。

体格生长评价中以上两种方法都广泛应用。当变量呈正态分布时，百分位数法与均值离差法的评价结果相当接近，如正态分布时百分位数的 P50 相当于均值离差法的均值，P3～P97（包括样本的 94%）相当于 $\bar{X}±2SD$。但实际工作中样本常呈不完全正态分布，故两种方法的结果略有差别。

3. 标准差的离差法（Z 评分或 Z score，SDS） 可进行不同质（即不同性别、年龄、指标）数据间的比较，用偏离该年龄组标准差的程度来反映生长情况，结果表示也较精确。

$$Z = (X - \bar{X})/SD$$

X 为测得值，SD 为标准差。Z 评分可为正值，也可为负值。标准差的离差值以 $\pm 2SD$ 以内为正常范围。

4. 中位数法 当样本变量为正态分布时中位数等于均数或第 50 百分位数。当样本变量为非正态分布时，样本中少数变量分布在一端，用均数表示对个别变量值影响大，故选用中位数而不是均数作为中间值，用中位数表示变量的平均水平较妥。

（二）评价结果表示

1. 等级表示 一般利用均值加减标准差或直接用百分位数表进行分级。测量数值可分三等级、五等级。三等级划分法以测量数值在 $\bar{X} \pm 2SD$ 以内为"中"，大于 $\bar{X} + 2SD$ 为"上"，小于 $\bar{X} - 2SD$ 为"下"；五等级划分法将测量数值分为上、中上、中、中下、下（表 2-1）。

表 2-1　五等级划分法

等级	均值离差法	百分位数法
上（异常）	$> \bar{X} + 2SD$	$> P97$
中上	$\bar{X} + (1SD \sim 2SD)$	$P75 \sim P97$
中	$\bar{X} \pm 1SD$	$P25 \sim P75$
中下	$\bar{X} - (1SD \sim 2SD)$	$P3 \sim P25$
下（异常）	$< \bar{X} - 2SD$	$< P3$

2. 生长曲线图（growth curve） 是将表格测量数值按离差法或百分位数法的等级绘成不同年龄、不同体格指标的曲线图（图 2-5 ~ 图 2-8）。其优点是简便、直观，不仅能快速、准确判断儿童的生长水平，还能对某项指标进行定期纵向观察，生长趋势一目了然，并能计算判断生长速度，是临床应用最为广泛的体格生长评价工具。

第五节　与体格生长有关系统的发育

PPT

一、骨骼的发育

（一）颅骨的发育

头颅主要由额骨、顶骨、枕骨和颞骨组成，并由具有弹性的纤维组织连接。颅骨间小的缝隙称为骨缝，包括额缝、冠状缝、矢状缝和人字缝；大的缝隙称为囟门（图 2-9）。骨缝和囟门可缓冲颅内压力。除头围外，骨缝和囟门的发育可判断颅骨和大脑的发育情况。出生时可及骨缝，额缝多在 2 岁内骨性闭合，其余骨缝多在 20 岁左右骨性闭合。后囟是两块顶骨和枕骨形成的三角形间隙，出生时后囟很小或已闭合，最迟 6~8 周龄闭合。前囟是两块额骨与两块顶骨间形成的菱形间隙。分娩时婴儿头颅通过产道挤压，出生时骨缝稍有重叠，生后 2~3 月龄颅骨重叠逐渐消失，前囟较出生时大，之后逐渐骨化缩小至闭合。出生时前囟 1.5~2cm（对边中点连线的距离），以后随颅骨生长而增大，6 月龄左右逐渐骨化而变小，24 月龄时 96% 的儿童前囟闭合，3 岁后闭合为前囟闭合延迟。

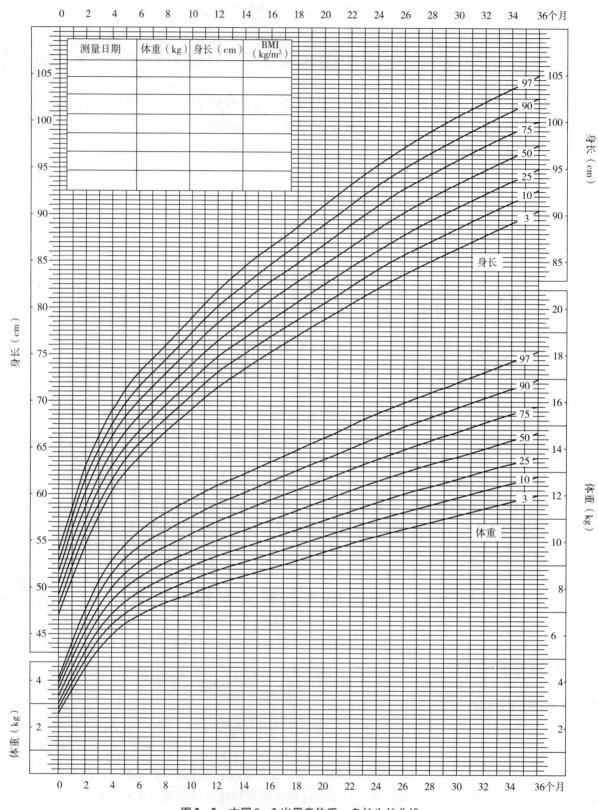

测量日期	体重（kg）	身长（cm）	BMI（kg/m²）

图2-5　中国0~3岁男童体重、身长生长曲线

注：根据2005年九市儿童体格发育调查数据研究制定。

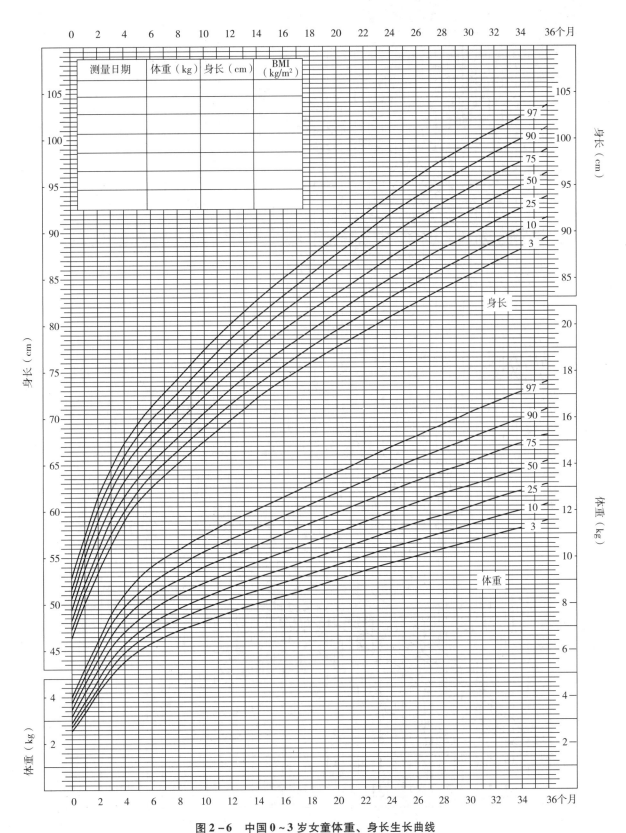

测量日期	体重（kg）	身长（cm）	BMI（kg/m²）

图 2-6 中国 0~3 岁女童体重、身长生长曲线

注：根据 2005 年九市儿童体格发育调查数据研究制定。

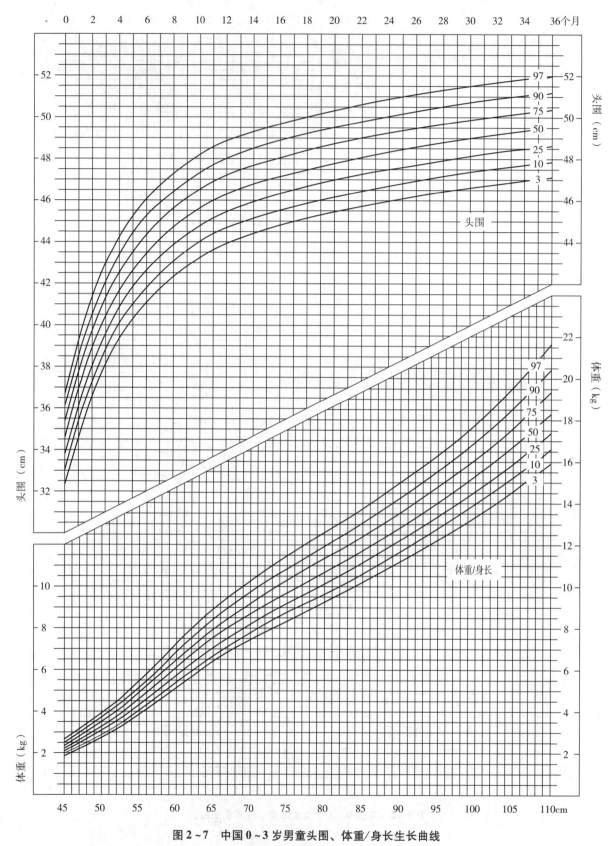

图2~7 中国0~3岁男童头围、体重/身长生长曲线

注：根据2005年九市儿童体格发育调查数据研究制定。

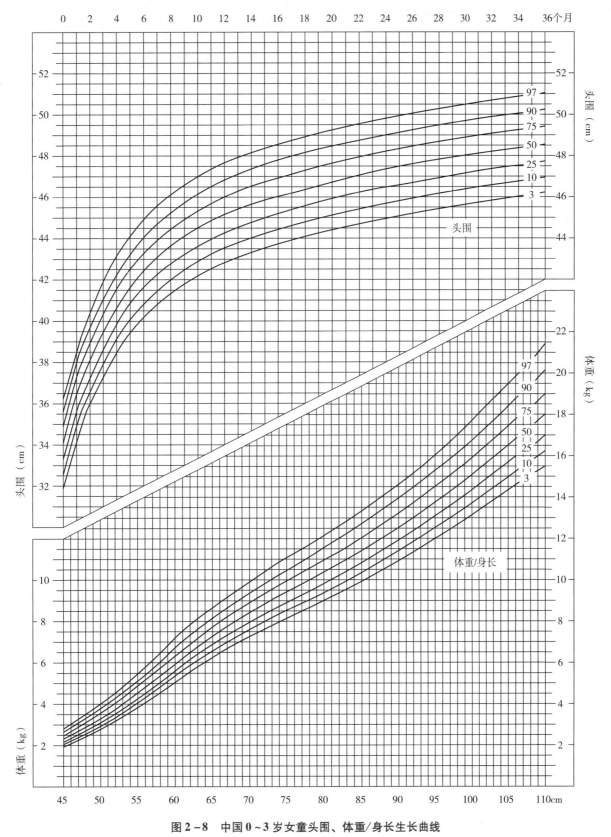

图 2-8 中国 0~3 岁女童头围、体重/身长生长曲线

注：根据 2005 年九市儿童体格发育调查数据研究制定。

前囟的大小、张力及闭合时间是某些疾病的重要体征之一，因此前囟检查在儿科临床很重要，其临床意义应结合头围及行为发育等其他表现综合判断。若前囟过小或闭合过早伴头围小、发育迟缓，提示可能有脑发育不良、小头畸形；前囟过大伴头围增长过快，应排除脑积水；前囟闭合延迟伴发育迟缓、矮小，考虑甲状腺功能减退症可能；前囟张力增高提示颅内压增高；严重脱水时前囟凹陷。

图 2-9　骨缝与囟门

（二）脊柱的发育

脊柱由肌肉和韧带连接椎骨组成，脊柱的发育反映脊椎骨的生长。生后第一年脊柱的发育先于四肢，以后四肢生长快于脊柱。脊柱4个弯曲在胎儿时已形成最初的结构，出生时已有扁平弓的胸曲、腰曲以及骶骨凹和腰部与骶部之间的曲折。3～4月龄抬头动作的发育使颈椎前凸；6～7月龄会坐后，出现胸椎后凸；1岁左右开始行走，出现腰椎前凸。脊柱生理性弯曲帮助脊柱吸收、缓冲运动过程中产生的压力，有利于身体保持柔韧性和平衡。6～7岁时脊柱生理性弯曲被韧带固定。儿童不正确的坐、立、走姿势可影响脊柱的发育，因此，注意儿童坐、立、走姿势对保证儿童脊柱正常形态很重要。

（三）长骨的发育

长骨的发育是一个漫长的过程，从胎儿到成人逐渐发育完成，历时约20年。长骨的生长主要有长骨干骺端的软骨骨化，骨膜下成骨，使长骨增长、增粗，当骨骺与骨干融合时，标志长骨停止生长。

胎儿时期软骨雏形中段初级骨化中心形成。次级骨化中心出现因骨而异，可在出生前、出生后数月或数年出现。长骨干骺端的次级骨化中心随年龄增长按一定顺序及骨解剖部位有规律地出现，反映长骨的生长成熟程度。通过X线检查长骨干骺端骨化中心的出现时间、数目、形态变化和融合时间，可以判断骨骼发育的年龄，即为骨龄（bone age）。出生时腕部尚无骨化中心，只有股骨远端和胫骨近端出现骨化中心。因此，判断长骨的生长，小婴儿早期摄膝部X线片，年长儿摄左手及腕部X线片，以了解其腕骨、掌骨、指骨的发育。腕部骨化中心出现顺序依次为：头状骨、钩骨（4～6月）；下桡骨骺（约1岁）；三角骨（2～3岁）；月骨、舟骨及大、小多角骨（4～5岁）；下尺骨骺（6～8岁）；豆状骨（9～13岁）。6～8岁腕部骨化中心的数目约为"年龄（岁）+1"。骨的成熟与生长有直接关系，骨龄反映骨的发育成熟度比实际年龄更为准确。正常骨化中心出现的年龄个体差异大，没有性别差异，但有一定的正常值范围。骨龄在"生理年龄±2SD"的范围内都是正常的。

骨的发育受遗传、内分泌激素（如生长激素、甲状腺素、性激素）及营养因素的影响。骨龄在临床上有重要的诊断价值，如甲状腺功能减退症、生长激素缺乏症的儿童骨龄明显落后于实际年龄；真性性早熟、先天性肾上腺皮质增生症的儿童骨龄超前，最终身高不能达到遗传赋予的潜力。临床上判断骨龄延迟应慎重，需结合临床综合分析。

二、牙齿的发育

牙齿的发育与骨骼有一定关系，但因其胚胎来源不完全相同（牙齿来源于外、中胚层），故牙齿与骨骼的发育速度也不平行。牙齿的发育包括矿化、萌出和脱落。人一生中有两副牙齿，即乳牙和恒牙。

（一）乳牙

出生时乳牙已完全矿化，只是牙胚隐藏在颌骨中，被牙龈所覆盖，一般4～10月龄时乳牙开始萌出，13月龄后仍未萌牙称为萌牙延迟。乳牙共20枚，约在3岁前出齐。萌牙顺序为：下中切牙、上中切牙、上侧切牙、下侧切牙、第一乳磨牙、尖牙、第二乳磨牙（图2-10）。乳牙萌出时间、萌出顺序和出齐时间个体差异很大（表2-2），与遗传、疾病及食物性状有关。

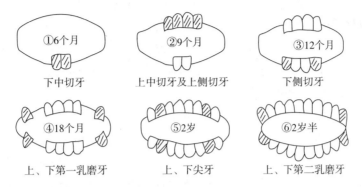

图2-10 乳牙萌出顺序

表2-2 乳牙萌出时间

乳牙名称	萌出时间（月龄）	
	上颌	下颌
中切牙	8～12	6～10
侧切牙	9～13	10～16
尖牙	16～22	17～23
第一乳磨牙	13～19	14～18
第二乳磨牙	25～33	23～31

（二）恒牙

恒牙的矿化从新生儿开始，18～24月龄时第三恒磨牙矿化。恒牙共32个，一般于20～30岁时出齐。6岁左右萌出第一恒磨牙（又称6龄齿）；6～12岁阶段乳牙逐个被同位恒牙替换，其中第1、2前磨牙代替第1、2乳磨牙，此期为混合牙列期；12岁萌出第二恒磨牙；17～18岁以后萌出第三恒磨牙（智齿），也有终生不出智齿者（表2-3）。

表2-3 恒牙萌出时间

恒牙名称	出牙年龄（岁）	
	上颌	下颌
第一磨牙	6～7	6～7
中切牙	7～8	6～7
侧切牙	8～9	7～8
第一前磨牙	10～11	10～12
尖牙	11～12	9～11
第二前磨牙	10～12	11～13
第二磨牙	12～13	12～13
第三磨牙	17～22	17～22

萌牙为生理现象，但可伴有低热、流涎、烦躁及睡眠不安等症状。牙齿的健康生长与蛋白质、钙、磷、氟、维生素C、维生素D等多种营养素和甲状腺激素有关。食物的咀嚼有利于牙齿生长。牙齿生长异常见于外胚层发育不良、钙或氟缺乏、甲状腺功能减退症等疾病。

三、脂肪组织、肌肉组织和淋巴系统的发育

(一) 脂肪组织的发育

脂肪组织由脂肪细胞、少量纤维母细胞和细胞间胶原物质组成，包括棕色和白色脂肪两种。胎儿后期棕色脂肪迅速增加，新生儿以棕色脂肪为主。随年龄增长棕色脂肪逐渐减少，白色脂肪逐渐增多，故年长儿及成人以白色脂肪为主，分布于皮下和内脏。

脂肪组织的发育表现为脂肪细胞数目的增加和体积的增大。人体脂肪细胞数目增加主要在胎儿后期3个月、生后第一年和11~13岁三个阶段，通常1岁末达高峰，2~15岁再增加5倍。脂肪细胞的体积从胎儿后期至出生时增加1倍，以后增加速度减慢，到青春期时又加速增加。全身脂肪组织占体重的比例为：出生时16%；1岁时22%；以后逐渐下降，5岁时12%~15%；青春期时脂肪占体重的比例出现了明显性别差异，女童平均为24.6%，是男童的2倍。有50%的脂肪分布于皮下组织，故通过测量躯干、四肢不同区域的皮下脂肪厚度可反映全身脂肪量，还可间接判断体成分，有助于营养状况的判定。目前认为MRI和CT是确定腹部皮下脂肪和内脏脂肪含量的金标准。

脂肪组织有一定的生理功能，但脂肪过多可增加肥胖、高血脂、心脑血管疾病等慢性疾病的危险性。

(二) 肌肉组织的发育

肌肉组织的发育速度在生后最初几年较缓慢，4~5岁后肌肉增长加快，青春期性成熟时肌肉发育迅速，尤其是男性肌肉发达。肌肉的发育存在明显性别差异，男性肌肉占体重的比例明显高于女性。因此，男性的体态比女性壮实，且肌肉力量明显高于女性。

肌肉组织的发育程度与营养状况、生活方式和运动量密切相关。因此，均衡的营养、适当的运动可促进儿童肌肉的发育。目前肌肉力量、耐力和柔韧性已成为衡量身体素质的内容之一。肌肉发育异常可见于重度营养不良、进行性肌营养不良及重症肌无力等疾病。

(三) 淋巴系统的发育

淋巴系统是人体重要的防御系统，由淋巴器官（胸腺、骨髓、脾、扁桃体等）、淋巴组织和淋巴管构成。在儿童的生长发育过程中，淋巴系统迅速生长，于青春期前达高峰，以后逐渐降至成人水平。

胸腺是最主要的淋巴发育器官，淋巴干细胞在胸腺内分化为具有细胞免疫功能的前T细胞和成熟T淋巴细胞，随后迁移至周围淋巴组织中，进一步分化为不同亚群，青春期后胸腺开始萎缩，造血功能逐渐消失，但T细胞已在周围淋巴组织中定居、繁殖。脾脏在胚胎第8周时开始造淋巴细胞，出生后皮质区的生发中心只产生淋巴细胞，但在贫血时，脾脏可以恢复胎儿期才有的造血功能，脾脏的造淋巴细胞功能持续终生。骨髓于胚胎4个月开始参与造淋巴细胞，骨髓依赖B淋巴细胞在抗原的作用下转变为分裂活跃的大、中型B淋巴细胞，成熟B细胞表型多样，表达SIgM、SIgA、SIgG等，对抗原刺激有反应并能分化为产生抗体的浆细胞。淋巴结于胚胎第11周开始参与造淋巴细胞，淋巴小结外周区和副皮质区的主要成分是T淋巴细胞，在抗原的作用下，T淋巴细胞可转变为大、中型淋巴细胞，经分裂增殖产生大量的致敏小淋巴细胞。初生时淋巴细胞约占30%，生后淋巴细胞数量迅速增加，4~6天时淋巴细胞与中性粒细胞比例约相等，出现第一次交叉，后淋巴细胞继续增加，在整个婴幼儿期淋巴细胞比例约为60%，中性粒细胞约为35%，至4~6岁时两者又相等，形成第二次交叉。此后逐渐降至成人水平。扁桃体是重要的淋巴器官，包括腭扁桃体和咽扁桃体，腭扁桃体1岁末逐渐增大，4~10岁发育达高峰，14~15岁时渐退化，故扁桃体炎常见于年长儿，婴儿则少见；咽扁桃体又称腺样体，6个月已发育，位于鼻咽顶部与后壁交界处，严重的腺样体肥大是小儿阻塞性睡眠呼吸暂停综合征的重要原因。

在儿童的生长发育过程中，淋巴器官及淋巴细胞的数量、大小和形态都会发生变化，直到成年后达

到稳定状态。儿童的淋巴系统较为敏感，容易受到感染和炎症的影响，因此应该注意儿童的饮食和生活习惯，保持良好的卫生习惯，预防淋巴系统疾病的发生。

四、生殖系统的发育

生殖系统发育分胚胎期性分化和青春期生殖系统发育两个阶段。

（一）胚胎期性分化

主要包括性决定和性分化。胎儿 6 周前性腺的发育有两种可能性，即发育成睾丸或发育成卵巢。位于 Y 染色体短臂的 *SRY* 基因作用使原始性腺分化成睾丸，胎儿 8～12 周形成附睾、输精管、精囊和前列腺芽胚。女性有两条 X 染色体，无 Y 染色体及 *SRY* 基因，胎儿 12 周后原始未分化性腺逐渐分化为卵巢、输卵管和子宫。

（二）青春期生殖系统发育

青春期生殖系统发育是在下丘脑－垂体－性腺轴的调节下，促黄体激素释放因子（LRF）分泌增加，垂体分泌促卵泡激素（FSH）和促黄体生成素（LH）增加，性腺及第二性征开始迅速发育。

1. 青春期分期 评价第二性征发育特点可将青春期性成熟分期表示。目前多采用 Tanner 性成熟五期分法（表 2－4）。

表 2－4　Tanner 性成熟分期

分期	乳房	睾丸、阴茎	阴毛
I	婴儿型	婴儿型	无
II	出现硬结，乳头及乳晕稍增大	双侧睾丸和阴囊增大，阴囊皮肤变红、薄、起皱纹，阴茎稍增大	少数稀疏直毛，色浅
III	乳房和乳晕更增大，侧面呈半圆形	阴囊皮肤色泽变深，阴茎增长、增粗，龟头发育	增粗、色泽变深，见于耻骨联合处
IV	乳晕和乳头增长，侧面观突起于乳房	阴茎增长、增粗，龟头发育	接近成人，分布面积稍小
V	呈成人型乳房	成人型	成人型

青春期共持续 7～10 年，也可将其分青春前期、青春中期、青春后期。青春前期：女童 9～11 岁、男童 11～13 岁开始，持续 2～3 年，此期体格生长加速，第二性征出现（Tanner II～III 期）。青春中期：持续 2～3 年，出现生长发育的第二个高峰，第二性征全部出现（Tanner III～IV 期）。青春后期：持续 3～4 年，体格生长逐渐停止，生殖系统完全成熟（Tanner V 期）。

青春期开始时间、持续时间及第二性征出现的顺序个体差异大。性早熟指女童在 8 岁前，男童在 9 岁前出现第二性征，即青春期提前，多数性早熟为特发性性早熟，少数与肿瘤有关。性发育延迟指女童 14 岁、男童 16 岁后仍无第二性征出现，多与遗传和疾病有关。

2. 性发育过程 性发育包括生殖器官、第二性征的形态和功能的发育。

男性出现排精标志性功能发育成熟。其性征发育顺序为睾丸、阴茎、阴囊、阴毛、腋毛、胡须、喉结、变声。睾丸是男性重要的生殖器官和内分泌腺。青春期前睾丸保持婴儿状态，10 岁后开始发育，12～15 岁时增长加快，附睾、精囊、前列腺随着睾丸发育也逐渐成熟。遗精是男性青春期的生理现象，较女性月经初潮晚约 2 年。青春中期睾丸体积达 10ml 后，55.3% 男童出现首次遗精。青春期前阴茎和阴囊增长缓慢，阴茎 <5cm，青春期末阴茎可达 12cm，阴囊皮肤泛红、变深、皱褶增多且松弛。青春期男性生殖器官发育从 II 期到 V 期需要 1～5 年，平均 3 年。男性第二性征发育为阴毛、腋毛、胡须及喉结出现。睾丸的增大是男童青春期发动的最初征象，但因不易被发现而常被忽略，阴毛的生长往往作为青春期发动的最初特征，其他男性第二性征如喉结、胡须等随之出现。约 2/3 男孩青春中期可有乳房增

大，持续 18~24 个月后自然消退，可能与青春前期雄激素分泌不足有关。部分男孩在 16~18 岁时出现痤疮，提示雄激素水平较高。

女性月经初潮是生殖功能发育的主要标志。青春期前卵巢和子宫发育缓慢，青春期开始迅速发育，性功能从静止状态开始活动。10 岁时子宫迅速增大，卵泡开始发育，16~20 岁时子宫重量达 23g、长度达 5.5cm，成熟的卵巢约 4cm×3cm×1cm、重 10~16g。子宫内膜的厚度在初潮前无明显变化，临近初潮时，子宫黏膜上皮产生大量分泌物，内膜增厚，呈现功能上的周期性变化。阴道在青春期时也逐渐变长、变宽，黏膜增厚而出现皱襞，分泌物增多并呈酸性。外生殖器 7 岁前无明显变化，8~9 岁后阴唇因脂肪沉着而隆起，出现阴毛并有色素沉着。女性第二性征发育顺序通常为乳房、阴毛、腋毛。乳房发育是第二性征出现最早的征象，9~14 岁开始，一般乳房发育 2 年左右或第二次生长高峰后出现月经初潮，但此时卵巢尚未完全成熟。阴毛、腋毛出现时间与乳房发育时间接近，腋毛发育分青春前期（无生长）、青春中期（少量黑色短毛）、青春后期（达成人阶段）三个阶段。

第六节　儿童体格生长偏离

PPT

儿童体格生长受遗传、营养、疾病等因素的影响，有些儿童在生长发育过程中会出现体重、身高（长）、头围及性发育异常偏离，应早期发现，给予正确的指导和干预，以促进儿童健康生长。

一、体重的偏离

（一）低体重

低体重指体重低于同年龄、同性别儿童体重正常均值减 2 个标准差（$<\bar{X}-2SD$）或低于第 3 百分位以下者。低体重常见于以下几种情况。

1. 身材矮小　儿童体重与身高发育平行，如家族性矮小。

2. 营养不良　宫内营养不良导致低出生体重（出生体重 <2500g）；生后蛋白质 - 能量营养不良导致体重增长缓慢、体重不增、体重下降（详见第六章第一节蛋白质 - 能量营养不良）。

3. 疾病因素　严重心肾疾病、慢性消耗性疾病及消化道疾病，导致消化吸收功能低下，蛋白质、能量消耗增加，进而导致体重低于正常。见于结核病、反复呼吸道感染、慢性消化不良、恶性肿瘤及某些内分泌代谢性疾病（如糖尿病）。

4. 精神因素　不良的生活环境、学习压力过大、受虐等可使儿童的精神长期处于紧张、压抑状态，从而影响食欲；抑或儿童缺乏关爱和适当的刺激，精神萎靡、食欲不振而导致体重不增或下降。青春期女孩可因生理、心理上的变化，出现神经性厌食，致体重降低。

（二）超重/肥胖

详见第六章第六节儿童超重与肥胖。

二、身高（长）的偏离

（一）身材矮小

身材矮小指身高（长）小于同年龄、同性别儿童身高（长）正常均值减 2 个标准差（$<\bar{X}-2SD$）或低于第 3 百分位以下者。身材矮小常见于以下几种情况。

1. 特发性矮小　最常见，但病因不明，包括家族性矮小和体质性发育延迟。家族性矮小儿童父母身高均矮或有一人矮（父亲身高≤156cmn，母亲身高≤146cm），出生时身长一般正常，身高增长速度近似正常或稍缓，常在第3百分位数左右，骨龄与年龄相称，智力和生殖系统发育正常，可采用生长激素治疗。体质性发育延迟是正常生长发育的变异，伴或不伴青春期发育延迟，多有家族性，男童多见，出生时身长和体重正常，生后生长发育速度为正常的低限，骨龄落后1~2年，第二性征发育与身高发育一致，出现延迟，最终身高仍在正常范围，无需特殊处理。

2. 小于胎龄儿　大部分小于胎龄儿在2~4岁时能赶上正常儿童的身高水平，但有8%~10%的小于胎龄儿仍生长缓慢，在第3百分位以下，多表现为身材匀称，体重、身高（长）和头围成比例减少，消瘦，骨龄可能延迟，不伴畸形。少数小于胎龄儿为Russell Silver综合征，即出生体重低、三角形脸、身材矮小、肢体不对称，伴精神发育迟滞和多发畸形。

3. 严重营养不良　身材矮小一般在边缘值，骨龄可以落后。

4. 内分泌疾病　常见于生长激素缺乏症和甲状腺功能减退症。前者以男性多见，是由于垂体或下丘脑的结构异常或功能障碍所致的部分或完全性生长激素缺乏，出生时身长与体重正常，大多在1岁以后出现生长速度减慢，面容幼稚，脸圆胖，匀称性矮小，骨龄显著延迟，常伴青春期发育延迟，智能发育正常，可使用生长激素替代治疗。甲状腺功能减退症儿童生长缓慢，身体比例不正常，四肢短、躯干长，黏液性水肿面容，眼距宽，鼻梁宽平，舌大而宽，表情淡漠，皮肤粗糙，骨龄严重延迟，智力低下，可使用甲状腺素替代治疗。

5. 染色体异常　常见于21-三体综合征和先天性卵巢发育不全。21-三体综合征又称唐氏综合征，是最常见的常染色体数目畸变疾病，表现为发育迟缓，身材矮小，智力障碍，步态笨拙，以及眼距宽、眼裂小、双眼外上斜、鼻梁低平、伸舌等特殊面容，可伴有多发畸形，染色体检查可确诊，尚无特殊治疗。先天性卵巢发育不全为性染色体畸变疾病，是女童身材矮小的常见原因之一，主要表现除身材矮小外，青春期无第二性征出现，性发育呈幼稚状态及原发性闭经，可见颈蹼、肘外翻、后发际低、盾状胸、乳头间距宽等，智力通常正常，染色体检查可确诊，生长激素治疗可改善身高。

6. 基因异常　如Laron综合征，多由生长激素受体基因突变所致，主要表现为严重的生长发育迟缓，伴特殊面容（头发稀少、前额突出、头围偏小、鼻梁低平、下颌小等）。

7. 遗传代谢病　如黏多糖病、糖原累积病等。黏多糖病是一种以黏多糖代谢障碍为特点的遗传代谢病，多以骨骼病变为主，表现为身材矮小、头大、面容丑陋、眼距增宽、塌鼻梁、唇外翻、舌伸出、脊柱后突等，伴智力低下。糖原累积病是一类由于先天性酶缺陷所造成的糖原代谢障碍疾病，以低血糖表现为主，伴生长发育迟缓。

8. 骨骼发育异常　多为不匀称性矮小，见于软骨发育不全、成骨不全症、脊柱骨骺发育不良等。

9. 精神心理因素　精神、心理障碍性矮小儿童由于受挫，如父母离异、被遗弃、被虐待、遭遇突发事件等，精神、心理创伤导致生长激素暂时分泌不足，出现生长迟缓、骨龄落后、第二性征发育延迟，伴有行为、情绪、睡眠等问题，改善不利因素后可正常生长。

10. 其他　如严重心肾疾病、慢性消耗性疾病等。

（二）身材高大

身材高大指身高（长）大于同年龄、同性别儿童正常均值加2个标准差（$> \bar{X} + 2SD$）或超过第97百分位者。身材高大常见于以下几种情况。

1. 家族性高身材　身高主要取决于遗传因素，若父母身材高大（父亲身高≥196cm，或母亲身高≥183cm），子女一般也较高。

2. 性早熟　指儿童青春期提前，同时身高提前生长，多见于女孩。

3. 染色体异常　Klinefelter综合征又称先天性睾丸发育不全症，表现为身材高大，四肢长，第二性征发育差，睾丸小而硬，多不育，有女性化表现如乳房发育，可伴智力低下或精神异常。

4. 基因异常 见于巨人症、马方综合征等。巨人症是由于垂体生长激素分泌过多所致，垂体性巨人症儿童表现为过度生长，身材高大，四肢生长尤速，食欲亢进，臂力过人。马方综合征是一种遗传性结缔组织疾病，以管状骨细长、蜘蛛样指/趾、晶状体移位及先天性心脏病为特征的一组综合征，其四肢细长，手和膝过度伸展，身高明显超出常人。

三、头围增长的偏离

（一）头围过小

头围过小指头围小于同年龄、同性别儿童头围正常均值减 2 个标准差（$<\bar{X}-2SD$）或低于第 3 百分位以下者。头围过小常见于以下几种情况。

1. 颅脑疾病 颅脑疾病引起的小头畸形呈尖颅、前额低平、颅缝窄、前囟小且闭合早，伴有不同程度的认知异常、运动发育落后或姿势异常、社会适应能力差、视听觉障碍、癫痫发作等。

2. 染色体异常 染色体异常引起的小头畸形常有特殊面容，伴低出生体重、生长迟缓和精神发育迟滞，如 Wolf – Hirschron 综合征、常染色体部分三体综合征等。

3. 基因异常 基因异常引起的小头畸形出生时头围小，头形多为圆形，如 Cornelia De Lange 综合征。

（二）头围过大

头围过大指头围大于同年龄、同性别儿童头围正常均值加 2 个标准差（$>\bar{X}+2SD$）或超过第 97 百分位者。头围过大常见于以下几种情况。

1. 家族性头大 双亲或双亲之一头围大可遗传子女，出现正常的头围大。

2. 脑积水 出生时头围正常，2~3 月龄后头围迅速增大，前囟饱满，颅缝大而宽，严重时双眼呈"落日征"，头部 B 超和 CT 可确诊。

3. 颅内肿瘤 颅内肿瘤也会引起头围增大，但由于婴儿早期前囟未闭合，颅内压增高的表现如呕吐、抽搐、视力下降等症状不明显，需提高警惕，及早发现并干预。

4. 遗传性疾病 软骨发育不全和黏多糖病也可表现为头大，并有特征性的面容。

四、性发育偏离

性发育是青春期的重要表现，随着我国经济的快速发展，性发育越来越受到关注。女童在 8 岁前、男童在 9 岁前出现第二性征发育为性早熟。反之，女童在 14 岁、男童在 16 岁时仍未出现第二性征发育则考虑青春期发育迟缓。

（一）性早熟

性早熟按下丘脑 – 垂体 – 性腺轴（HPG）功能是否提前发动分为中枢性性早熟和外周性性早熟，还有一种性早熟的变异为不完全性性早熟。

1. 中枢性性早熟 又称真性性早熟或完全性性早熟，是由于 HPG 轴提前发动所致，性发育的过程与正常青春期发育的顺序一致，由于发育年龄提前，骨骺融合过早，虽然早期身高较同龄儿高，但成年后反而较矮。该病具体表现为：①第二性征提前出现；②血清促性腺激素水平高达青春期水平；③性腺增大；④线性生长加速；⑤骨龄超过实际年龄 1 年或 1 年以上；⑥血清性激素水平升高至青春期水平。干预目的是：①抑制或减慢性发育进程，避免女孩月经初潮过早及青春期提前带来的社会心理问题；②抑制骨骺过早成熟，改善最终身高。干预措施是：使用促性腺激素释放激素类似物，必要时联合应用生长激素改善身高。

2. 外周性性早熟　HPG轴尚未启动，性早熟的发生是外周源性如性腺、肾上腺或外源性所致。女孩常有误服含雌激素的药物、食物或接触含雌激素的化妆品，常有不规则阴道出血和乳房发育不对称，乳头、乳晕着色加深。男孩若仅第二性征明显，而睾丸未见增大应警惕肾上腺疾病，如肾上腺皮质增生症、肾上腺肿瘤等；单侧睾丸增大需警惕性腺肿瘤。

3. 不完全性性早熟　为性早熟的变异，包括单纯性乳房早发育、单纯性阴毛早现和单纯性早初潮等。其中，单纯性乳房早发育比较多见，其特点为单侧或双侧乳房发育，不伴乳头和乳晕发育，生长速率及骨龄正常，无阴道出血，子宫和卵巢均处于青春发育前水平，血清雌二醇和促卵泡激素基础值常轻度增高。乳房早发育具有自限性，可于数月或数年后自行消退，少数持续到青春期，也有部分患儿发展成真性性早熟，故对此类患儿应注意追踪检查。

（二）青春期发育延迟

青春期发育延迟按发病机制可分为低促性腺激素性性发育不良、高促性腺激素性性发育不良和体质性青春发育延迟。

1. 低促性腺激素性性发育不良　此类疾病是由于中枢神经系统、下丘脑或垂体病变引起促性腺激素分泌减少所致，与遗传和环境因素有关。目前已发现20多种致病基因，同时环境内分泌干扰物等因素也参与和促进该病的发生。其主要特征为第二性征缺失和不育。干预目的是诱发和维持第二性征，诱导生殖功能发育成熟。常见的疾病有Kallmann综合征、Prader-Willi综合征、Laurence-Moon-Biedl综合征和多垂体激素缺乏症等。

2. 高促性腺激素性性发育不良　女孩主要见于Tuner综合征，男孩主要见于Klinefelter综合征。Tuner综合征又称先天性卵巢发育不全，是由于全部或部分X染色体完全或部分缺失所致，典型的表现除了女性第二性征缺乏和闭经外，还有身材矮小及特殊躯体特征，激素水平检测促黄体生成素和促卵泡激素增高，雌激素水平低，一般12岁开始用雌激素替代治疗，必要时联合使用生长激素，期望改善最终身高及性征发育。Klinefelter综合征又称先天性睾丸发育不全，系体内多了一条额外X染色体所致，除男性第二性征不明显以外，还伴有体型瘦高、乳房女性化、心理行为异常、智能发育落后等，性激素水平检查睾酮低于正常，一般11~12岁开始用雄激素治疗，期望改善第二性征发育、性功能及智力发育等。

3. 体质性青春期发育延迟　是正常青春期发育的一种变异类型，男孩多见，常有家族史。出生时体重和身长正常，学龄期逐渐偏矮，青春期前生长速度明显变缓，青春期发育延迟，待青春期发动后有正常的生长加速，最终身高可达遗传靶身高，绝大多数患儿无需治疗。若女孩12~13岁、男孩14~15岁仍无明显性征出现，或因青春期发育延迟造成患儿及家长严重精神负担并影响学习与生活时，可用小剂量性激素诱导性发育。

（杨　敏）

✎ **练习题**

答案解析

一、选择题

[A型题]

1. 小儿生长发育的特点不包括（　　）

　A. 连续性、非匀速性、阶段性　　　　　　　B. 存在个体差异

　C. 发育顺序一般自下而上　　　　　　　　　D. 生殖系统发育较晚

E. 淋巴系统发育先快后回缩

2. 正常发育小儿，1 岁时头围与胸围分别为（　　）

   A. 46cm，48cm   B. 34cm，32cm   C. 32cm，34cm

   D. 46cm，46cm   E. 48cm，46cm

3. 反映骨骼发育最重要的指标是（　　）

   A. 体重   B. 身高（长）   C. 头围

   D. 胸围   E. 上臂围

4. 下列小儿前囟的描述，不正确的是（　　）

   A. 出生时为 1.5～2.0cm（两对边中点连线）

   B. 生后数月随头围增大而略增大

   C. 前囟闭合过早见于小头畸形

   D. 前囟饱满、紧张、隆起提示颅内压增高

   E. 2 岁后闭合为前囟闭合延迟

[B 型题]

5. 女童，发育正常，身高 115cm，体重 20kg，已换第一恒牙，其最可能的年龄是（　　）

   A. 4 岁   B. 5 岁   C. 6 岁

   D. 7 岁   E. 8 岁

6. 幼儿，男，2 岁，体重 10.5kg，身长 85cm。0～18 岁儿童青少年体重/年龄百分位数值提示：2 岁男童 P_3 为 10.22，P_{25} 为 11.65，P_{50} 为 12.54，P_{75} 为 13.51，P_{97} 为 15.46。0～18 岁儿童青少年身高/年龄百分位数值提示：2 岁男童 P_3^{th} 为 82.05，P_{25} 为 86.19，P_{50} 为 88.55，P_{75} 为 90.94，P_{97} 为 95.31。评价该幼儿体重、身长的生长水平，用五等级划分法表示体重、身长的评价结果分别为（　　）

   A. 中下，中下   B. 中下，中   C. 中，中下

   D. 下，中下   E. 中下，下

二、实例解析题

男孩，4 岁，体重 17kg，身高 102cm，头围 50cm，胸围 53cm，乳牙已出齐，前囟已闭合。

问题：该小儿发育是否正常？理由是什么？

书网融合……

本章小结   微课   题库

第三章　儿童神经心理发育

心理发展与体格生长是儿童生长发育过程中同等重要的两个方面。体格的生长奠定了心理发展的物质基础，在一定程度上制约着心理发展；而心理发展既依靠生理结构、功能的完善，又受社会、生活环境及教育的影响。和体格生长一样，神经心理发育的异常可能是某些系统疾病的早期表现，因此，了解儿童心理发育规律对疾病的早期诊断很有帮助。

心理行为发育包括认知、语言、情绪情感、人格和社会化适应等多个方面。儿童的心理行为发育是一个非常复杂的过程，每一个年龄段都表现出不同的心理行为发育特征，既表现出连续性，又表现出发育的年龄阶段性。儿童心理发育的总趋势是从简单到复杂、从低级到高级的上升过程，各种心理过程和行为特征相互联系、相互影响、共同发展。在整个发育过程中，脑发育是各种心理行为发育的基础。

第一节　儿童神经系统发育

PPT

一、脑发育 🄴微课

在儿童的生长发育过程中，神经系统发育最早，速度最快。神经系统的发育决定着儿童神经心理行为的发展。脑发育是神经系统发育的关键，脑发育包括形态结构的发育和功能的成熟。

（一）脑结构发育

1. 大脑发育　中枢神经系统在孕3周就开始发育，神经胚开始形成，神经管发育并于孕7周闭合；孕6周时，大脑即可分出前脑、中脑、后脑及两半球；大脑皮质在胎儿第8周开始形成；孕2~3个月，前脑发育，面部形成，大脑半球和侧脑室分裂；孕3个月开始，神经元增殖，呈放射状移行至皮质和小脑；孕5个月后，神经组织全面发育，轴突、树突、突触联结形成，神经胶质细胞生长，神经元出现选择性修剪（图3-1）。

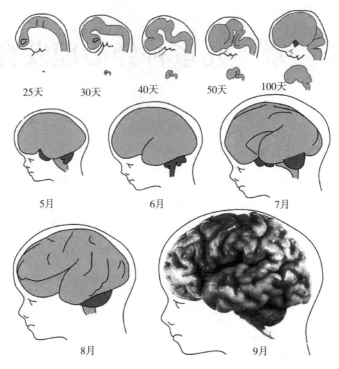

25天	30天	40天	50天	100天

5月	6月	7月

8月	9月

图 3 - 1　胚胎和胎儿期大脑发育

　　新生儿脑重已达成人脑重的 25% 左右，此时的神经细胞数已与成人接近，但其树突与轴突少而短。出生后脑重增加主要是神经细胞体积的增大和树突的增多、加长，以及神经髓鞘的形成和发育，2 岁时脑重可达成人的 75%。2～6 岁儿童脑的重量增加仍较快，6 岁达到成人的 90% 以上。其重量增加的背后是诸如细胞增殖、移行和分化，功能的复杂化和专门化等更深刻的质变。此时，神经突触联系进一步加强，神经纤维髓鞘化从脑干、小脑开始向大脑皮质发展。7～8 岁时脑神经突触分支变得更密集，神经环路形成增加并复杂化，其额叶增加迅速，前额叶皮质的抑制功能提高。

　　2. 小脑发育　　出生时小脑发育较差，2～3 岁发育尚未完善，因此随意运动不够准确，共济运动也较差；6 岁时小脑发育达成人水平。

　　3. 脊髓　　胚胎期已经开始发育，出生时形态结构已经比较完善，2 岁时近似成人。婴幼儿脊髓与身长的比例较成人大，胎儿期脊髓可达骶管，新生儿期达第二腰椎下缘，4 岁时到达第一腰椎。出生后大脑皮质神经细胞间的突触数量迅速扩增，2 岁后神经纤维开始向水平、倾斜和切线方向延伸，形成网状结构，使神经系统的联系、传导作用随着大脑形态及结构的不断发育，而逐渐成熟和完善。

　　4. 髓鞘　　神经纤维髓鞘化是大脑功能发育的重要过程，是脑成熟的重要标志。随着脑细胞的分裂、生长，一些神经胶质细胞开始产生被称作髓磷脂的蜡性物质，在单个神经元周围形成一层髓鞘（图 3 - 2）。与神经系统的成熟过程相一致，髓鞘化也遵循一定时间顺序。胎儿第 16 周脊神经髓鞘开始形成；出生后 1～2 个月形成视和听神经髓鞘；锥体束在胎儿期 20 周～2 岁形成；皮质本身则较迟，故儿童神经精神发育较其他功能晚，6 岁末所有皮质传导通路都已髓鞘化。髓鞘化第一年内进展迅速，但大脑一些区域可能

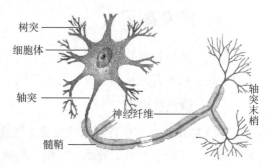

图 3 - 2　神经纤维

直到 15 岁、16 岁尚未完成髓鞘化，而前额叶的髓鞘化甚至可能持续到 30 岁。

（二）脑功能发育

1. 大脑　随着脑重量增加和大脑皮层高度分化，大脑功能发育随之产生。但大脑各部位并非以相同速度生长。出生时发育相对最完善的区域是脑的低级中枢（皮质下中枢），这些中枢控制着觉醒、新生儿反射和其他生命所必需的功能，如消化、呼吸和排泄。围绕在这些结构周围的是脑皮质的各个脑区，与自主性身体运动、感觉、学习、思维、言语产生等高级智力活动有关。大脑最先发育成熟的部位是初级运动区、初级感觉区，前者控制着诸如挥动胳膊等简单的动作活动，后者则控制视、听、味和嗅等感觉过程。婴儿出生时大脑的这些感觉、运动区域功能良好，故新生儿能对外界刺激做出反射，具有感知运动能力。6个月时，脑皮质初级运动区的发展已达到可引导婴儿大部分活动的水平，像抓握反射、巴宾斯基反射这样的先天反射将消失，意味着更高级的皮质中枢已能很好地控制那些较初级的皮质下区域中枢。随着大脑与骨骼肌、肌肉间通路的髓鞘化完成，儿童开始掌握越来越复杂的动作活动，如抬头、挺胸、伸胳膊、伸手、翻身、站立、行走和跑动。

2. 小脑　胎儿期小脑发育速度较慢，出生后6月龄达到生长的高峰期，15月龄时小脑的大小接近成人水平。2～3岁前小脑发育不成熟，随意运动和共济运动比较落后，6岁左右小脑功能发育达到成人水平。

3. 脑干　出生时脑干已发育较好，管理呼吸、循环等维持生命的中枢已经发育较为成熟。

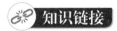 **知识链接**

中国"脑计划"

为加快中国脑科学研究，国家"十三五"规划纲要将"脑科学与类脑研究"列为"科技创新2030重大项目"，也被称为中国"脑计划"。中国"脑计划"分两个方向：以探索大脑奥秘、攻克大脑疾病为导向的脑科学研究和以建立、发展人工智能技术为导向的类脑研究。各领域科学家提出了"一体两翼"的布局建议，即以研究脑认知的神经原理为"主体"，研发脑重大疾病诊治新手段和脑机智能新技术为"两翼"。目标是在未来15年内，在脑科学、脑疾病早期诊断与干预、类脑智能器件三个前沿领域取得国际领先的成果。

二、神经反射

神经反射是最基本的神经活动，分为非条件反射和条件反射两种。

（一）非条件反射

非条件反射（unconditional reflex）与生俱有，即在人类进化过程中形成的反射，是对外部生活条件特有的稳定的反应方式，是最基本的生存能力，又称原始反射（primary reflex）。原始反射是早期正常婴儿中枢神经系统对特殊刺激的反应，当大脑额叶发育后原始反射消失。若新生儿未能引出原始反射或3～4月龄后特有的原始反射尚未消退，提示婴儿的神经发育异常或颅内疾病。儿童非条件反射出现及消失月龄见表3-1。

表3-1　非条件反射出现及消失月龄

反射名称	出现月龄	消失月龄	反射名称	出现月龄	消失月龄
觅食反射	出生	4～7月	握持反射	出生	2～3月
吸吮反射	出生	4～7月	颈强直反射	出生	3～4月
拥抱反射	出生	4～5月	踏步反射	出生	2～3月

（二）条件反射

条件反射（conditioned reflex）是大脑的高级功能之一，为高级神经活动的基本方式。条件反射以非条件反射为基础，是在出生后经过反复的刺激逐渐形成的。

儿童行为发育中有很多习得性行为的发展基础也是基于条件反射。新生儿期第一个习得性条件反射与进食有关。每次以一定姿势哺乳新生儿时，姿势刺激新生儿感觉器官，到 2 周龄左右后，新生儿开始逐渐形成姿势刺激＋哺乳相关的条件反射。2 岁以前主要依赖第一信号系统建立条件反射，2 岁以后的儿童已可以利用第一信号系统，即以具体事物为条件刺激建立的条件反射；也可利用第二信号系统，即以词语为条件刺激建立的条件反射。条件反射可以帮助儿童建立较好的生活习惯，如睡眠、进食、如厕训练。条件反射形成和稳定性有个体差异。儿童 2～3 岁时皮质抑制功能发育完善。随着条件反射的形成和积累，其综合分析能力逐渐提高，智力发展也逐渐趋于复杂和完善。

三、遗传与环境对脑发育的影响

（一）遗传与脑发育

儿童行为发育的基础是神经系统，尤其是中枢神经系统。与行为发育密切相关的神经元和胶质细胞的发育和分化，以及最终形成的生理生化性能和行为功能都受到基因调控。研究表明，儿童攻击性行为可能与单胺氧化酶 A（MAOA）功能缺陷有关。遗传连锁分析证实有冲动攻击性行为儿童的家系遗传性缺陷位于 X 染色体，连锁位点位于 Xp11－21，而 MAOA 的结构基因也位于该区域中，导致 MAOA 编码区出现 936C 突变为 T，谷氨酰胺密码子被终止密码子所置换，引起 MAOA 结构改变，从而导致儿童生理功能异常。

（二）环境与脑发育

脑发育缺陷不仅由遗传决定，环境的改变也可通过影响突触连接、修剪乃至神经细胞生发、迁移等多个环节影响神经系统的发育。研究提示，营养、毒物、化合物等理化环境会影响健康成长及发育。如母亲孕期叶酸缺乏与神经管缺如有关，铅暴露可导致注意力缺陷多动障碍、攻击性行为等。此外，社会环境可影响神经发育和行为塑造。研究发现，婴儿缺乏抚养者的关爱与极度社交剥夺均可负面影响儿童早期运动、认知及情感发育。此外，研究显示，社会经济地位较低家庭出生的儿童，因过多暴露于疾病、家庭环境压力等，早期认知发展也降低。

（三）脑的可塑性

脑的可塑性（plasticity）是指各种因素和条件经过一定的作用时间，导致神经系统的变化。神经系统结构和功能的可塑性是神经系统的重要特征，从神经元到神经环路都可能发生适应性变化，即可塑性变化。

儿童不同发育阶段神经系统可塑性存在差异，通常发育早期可塑性程度较大，易受内外环境因素的影响。许多研究表明，中枢神经系统可塑性有关键期，在关键期前神经组织对各种因素敏感，关键期后神经组织可变化的程度则显著降低。以猫视觉神经通路发展为例，猫视觉皮层内突触发育的可塑性关键期为生后 18～36 天，关键期前后分别进行视觉剥夺研究，发现猫视觉皮层棘突形态结构改变不同。

第二节　心理与行为发育

PPT

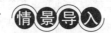

情景描述： 传统观念里，我们总认为心理问题只会发生在成人身上，至少应该发生在大孩子身上，但事实并非如此。里奇曼等人于 1975 年曾对英国伦敦的 3 岁儿童做过随机抽样的流行病学调查，发现这些儿童的行为问题中最常见的问题是夜间尿床，其中男童占 44%，女童占 11%。另外，14% 的儿童在夜间经常惊醒，12% 的儿童有各种程度的过分恐惧，8% 的儿童注意出现困难，5% 的儿童易发脾气，3% 的儿童心情不愉快，2% 的儿童过分忧虑等。

讨论：
1. 如何描述和解释儿童出现的这些行为？
2. 儿童心理发展包括哪些方面的内容？

一、感知觉发育

感知觉（sensory perception）是人脑对作用于感觉器官的客观事物的反映。感觉（sensation）是通过各种感觉器官从外界环境中选择性地取得信息的能力，是儿童心理发育的基础。可分为视觉、听觉、嗅觉、味觉和触觉。知觉（perception）是对整体事物的知觉活动，依靠大脑皮质参与，是在感觉的基础上发展起来的。可分为时间知觉、空间知觉和运动知觉。

（一）视觉发育

胎儿 32～34 周视觉发育，新生儿已有视觉感应功能，瞳孔有对光反应。安静状态下新生儿可以短暂注视物体，15～20cm 距离最清楚。婴儿 1 月龄出现手眼协调，头可以跟随移动的物体做水平方向的转动。2 月龄左右的婴儿视觉集中明显形成，视线首先集中在活动或者色彩鲜明发亮的物体上，尤其对人脸容易产生视觉集中，并能追视水平方向运动的物体，也能通过目光接触与家长交流。3～4 月龄时头眼协调好，开始对颜色有分化反应，出现辨色视觉。6 个月以前是视力发展的敏感期，在环境的刺激下，视力和立体视觉都逐渐发育。6～8 月龄婴儿可与成人一样看到周围世界，并可有目的地用手抓物。8～9 月龄开始出现视深度，即通过视觉估计对象的距离，能看到小的物体，可区别生人和熟人。2 岁时视力达到 0.5，能区别垂直线与水平线，逐渐学会辨别红、白、黄、绿等颜色，并出现双视觉。4～5 岁时视深度充分发育，视力达到 1.0。到了学龄期，儿童眼的结构发育基本完成，进入功能发育的敏感期，容易受内外因素影响。其中，屈光状态的变化最为显著，学习等近距离用眼负担增加，容易产生视觉疲劳，而导致近视的发生。

（二）听觉发育

胎儿 20 周左右听觉系统开始发育，胎儿后期听觉已经比较灵敏，正常新生儿不仅能够听见声音，而且还能区分声音的频率、强度和持续时间。婴儿 2 月龄时能辨别不同的语音；3～4 月龄婴儿头可转向声源；5 月龄的婴儿能感知音乐旋律的变化；6 月龄婴儿已经能区别父母的声音，能对发声的玩具感兴趣；7～9 月龄婴儿头眼协调转向声源并注视，区别语言的意义；10 月龄婴儿两眼可迅速转向声源，对铃声及人的声音有应答。幼儿到 2 岁以后，听力已经很灵敏，几乎达到成人水平，并能判断声响的发生方位，对声音节奏的变化已经相当敏感。学龄初期儿童比学龄前儿童的听觉感受性更有明显提高，对连续的言语进行信息处理、利用情景解释听觉信号、发音等方面均较学龄前儿童更为正确。儿童听觉的发育一直持续到 10 岁左右，到了青少年时期，听觉能力已经基本达到稳定。

（三）嗅觉发育

胎儿 8 周龄形成初级嗅觉受体，24 周龄已具有功能。出生时，新生儿的嗅觉发育已经比较成熟，能辨别多种气味，具有初步的嗅觉空间定位能力。出生后 1～2 周已可识别母亲与他人的气味，3～4 月龄婴儿能区别愉快与不愉快的气味，7～8 月龄能分辨出芳香的气味，2 岁左右已能很好地辨别各种气味。

（四）味觉发育

胎儿 7～8 周龄形成味觉细胞，13～15 周龄味觉受体成熟，17 周龄后具有功能，出生时味觉发育已经很完善。出生 2 小时的新生儿已经能分辨出甜味、酸味、苦味和咸味，出现不同的面部表情。4～5 月龄婴儿对食物轻微的味道改变已经很敏感，能区别食物的味道，拒绝吃不喜欢的食物。6～12 月龄可以区别乳类与其他食物。

（五）触觉发育

视觉、听觉、嗅觉、味觉、触觉是五种基本感觉，触觉是这五种基本感觉中发展最早、最基本的感觉。触觉在胎儿期已经开始发育，到新生儿时期，全身的神经细胞能接收触觉信息，尤其在眼、前额、口周、手掌、足底等部位特别敏感。触觉是新生儿认识世界的手段之一，对婴儿抚触就是通过对触觉的刺激，增强婴儿触觉的敏感性，加强对外界的反应，促进其发育。

（六）知觉发育

知觉是人脑对直接作用于感觉器官的各种客观事物属性的整体反映。学龄儿童知觉能力的发展主要体现在身体定位、空间和时间认识三方面。

空间知觉是个体对物体空间特性的反映，包括大小、形状、距离、体位和方位等。婴儿在 3 个月时具有了分辨简单形状的能力，6 个月的婴儿能够辨别大小，9 ~ 12 个月的婴儿能够知觉形状。美国心理学家埃莉诺·吉布森和理查·沃克的视觉悬崖实验表明，6 个月前的婴儿已经具备了深度知觉。随着感觉功能的完善，促使幼儿的感知觉进一步发展，主要表现为在空间知觉上辨别形状的能力逐渐增强。3 岁儿童能分辨上下方位，4 岁开始辨认前后，5 岁以自身为中心辨认左右方位。学龄儿童能察觉更复杂、更详细的空间环境中的定位关系。

时间知觉较空间知觉发育迟。因时间无法直接感知，儿童需借助于直接反映时间流程的某个媒介物来认识时间。4 岁儿童的时间概念需要依靠具体事物发展，如早晨起床，晚上睡觉。5 岁开始使用标志时间的词语，如早上、中午、晚上、昨天、今天等。6 岁儿童掌握周内时序、四季季节等概念。7 岁儿童开始学习使用时间标尺，主要是使用外部时间标尺（如钟表）。基本能区分空间和时间的关系，掌握相对性的时间概念，如早上、上午、下午、晚上、昨天、今天等。8 岁儿童能主动使用时间标尺，判断时间的准确性和稳定性接近成人。

二、运动发育

运动本身不是心理活动，但与心理活动的发展有着密切联系，并对婴幼儿的心理发展具有明显的促进作用。运动发育包括大运动和精细运动。

（一）动作发育的规律

运动发育与脑的形态、功能发育部位、神经纤维髓鞘化的时间与程度有关。婴儿抬头、翻身、爬行、走等运动发育与自上而下、由近至远的脊髓髓鞘化有关。

1. 由整体至局部 最初的动作发育是全身性的、笼统的、散漫的，以后逐渐分化为局部的、准确的、专门化的动作。

2. 由上至下 早期运动发展是从身体上部开始，如先抬头；其次是躯干动作，如翻身、坐；最后是下肢的动作，如站、走。任何一个婴幼儿的动作总是沿着抬头－翻身－坐－爬－站－走的方向发育。

3. 由近至远 头和躯干的发育先于臂和腿，臂和腿又先于手指和脚趾；上肢是先能抬肩和上臂，继而是肘、腕，手指拿取小物体的动作最晚。

4. 由大至小 婴幼儿的动作是先从大肌肉、大幅度的粗动作开始，逐步向手的小肌肉、精细动作发展。

5. 由无意到有意 婴幼儿动作发展与其心理发展规律吻合，即从无意向有意发展，越来越受意识支配。

（二）大运动发育

大动作指抬头、翻身、坐、爬、站、走、跳。它是人类最基本的姿势，是移动能力的基础。大动作发育与脊柱颈曲、胸曲、腰曲和骶曲的逐渐形成，以及相关肌群的发育密切相关。

1. 抬头 颈后肌发育先于颈前肌，故婴儿最早出现的是俯卧位抬头。新生儿期能抬头 1 ~ 2 秒；3 ~ 4 月龄婴儿俯卧抬头约 45°，扶坐时竖颈稳，并能自由转动；5 ~ 6 月龄婴儿俯卧抬头 90°（图 3 - 3）。

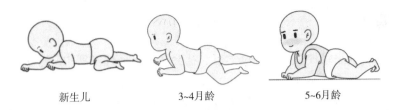

新生儿　　　　　　3~4月龄　　　　　　5~6月龄

图3-3　俯卧抬头发育

2. 翻身　不对称颈紧张反射消失后，翻身动作发育。1~2月龄婴儿可伸展脊柱从侧卧位到仰卧位；4~5月龄时可较有意地以身体为一体从侧卧位到仰卧位，但无身体的转动；6月龄时可从仰卧位翻至侧卧位，或从俯卧位至俯卧位；7~8月龄婴儿有意伸展上肢或下肢，继而躯干、下肢或上肢，分段转动，连续从仰卧至俯卧位，再翻至仰卧位。

3. 坐　新生儿腰肌无力，至3月龄可扶坐，腰背呈弧形；4月龄时扶坐能竖颈；6月龄靠双手支撑，坐稳片刻；7月龄可坐稳，双手可玩玩具，但活动幅度较大时身体会失去平衡向侧面倾斜；8~9月龄可以坐稳，背部竖直，左右转动，当活动范围较大时双手可伸出维持平衡；12月龄左右发展后向保护反射，在身体向后倾倒时出现向后伸手的保护性反射；18月龄后的幼儿可独立坐小凳，可弯腰拾物。

4. 爬　新生儿俯卧位时已有反射性的匍匐动作；2月龄可俯卧交替踢脚；3~4月龄婴儿可用手支撑上身数分钟；7月龄婴儿俯卧时，可后退或原地转动；8月龄时能匍匐运动；9月龄可跪爬；10月龄后可熟练爬行。

5. 站、走、跳　新生儿双下肢直立时稍可负重，出现踏步反射和立足反射；5~6月龄扶站时，双下肢可负重，并可上下跳；8~9月龄可扶站片刻；10~12月龄可独站片刻，并可扶走；18~24月龄可以跑；24~30月龄可单足站立1~2秒，原地并足跳；3岁能上下楼梯、并足跳远、单足跳；4岁可沿直线行走；5~6岁可脚尖对脚跟走、跳绳、溜冰。

（三）精细运动发育

精细动作是指手指的精细运动。精细运动发展具有过程性，与上肢正中神经、尺神经、桡神经自上而下的髓鞘化进行关系密切，从上臂粗大活动逐渐向下发展至手部的精细运动功能。精细运动发育需要视觉参与，使眼-手协调。婴幼儿精细运动发展见表3-2。

表3-2　婴幼儿精细运动发展

年龄	精细运动
新生儿	手握拳紧
3月龄	注视双手，可胸前玩手，用手抓拨物品
4月龄	欲伸手够物，当够到物品时出现抓握动作，但手掌触碰与抓握动作不超过肢体中线；全手抓握动作逐渐精细化和准确化
5月龄	大拇指参与抓物，抓物入口探索
6月龄	开始单手活动，伸手活动范围可越过身体中线；开始在水平和垂直方向塑造自己的双手
7月龄	拇指协同其他手指倾斜地捡起小物品，已可不放在手掌；换手与捏、敲等探索性动作出现
9月龄	拇指可垂直于物体表面摘起小物品
12月龄	伸手接触物品前，能将手定位在合适方向；手运动精细化，手腕参与旋转；搭积木游戏，逐渐使用工具，如勺和笔等
18月龄	叠2~3块积木，拉脱手套或袜子
2岁	叠6~7块积木，一页一页翻书，拿住杯子喝水，模仿画线和圆
3~4岁	使用"工具性"玩具，如拧瓶盖、玩泥胶
4~5岁	能自己穿鞋带、剪纸
5~6岁	用笔学习写字、折纸、剪复杂图形

三、语言发育

语言是人类特有的一种高级神经活动，是学习、社会交往、个性发展中一个重要的能力。儿童语言发育标志儿童全面发育。儿童掌握语言的过程也是儿童意识发生发展的过程。随着语言发展儿童心理发展水平逐步提高。同时，儿童对语言的掌握程度又依赖于心理发展水平。因此，儿童语言发展水平与儿童心理发展水平一致。

语言信号通过视、听感受器接受，传入中枢分析器，语言表达中枢产生语言。因此儿童语言发育需听觉、发音器官及大脑功能正常发育。儿童的语言发育可以大致划分为以下不同的阶段。

（一）前言语阶段

在婴儿掌握语言之前，有一个较长的言语发生的准备阶段，称为"前言语阶段"（prespeech stage）。一般是指从婴儿出生到第一个有真正意义的词产生之前的这一时期。在这一阶段里，婴儿的言语知觉能力、发音能力和对语言的理解能力逐步发生发展起来，6～10个月龄出现"咿呀学语"和非语言性的声音与姿态交流现象等。第9个月起，咿呀学语达到高峰，此时婴儿能发出同一音节的不同声调，并开始模仿成人的发音。大多数婴儿在10～14个月时说出第一个词语，婴儿在发音的过程中逐渐理解语言。

（二）语言的发展

1. 婴幼儿语言的发展 有学者将婴儿语音发生分为三个阶段：0～4月婴儿主要是单音节阶段、4～10个月是多音节阶段、11～13个月是学话萌语阶段。婴儿在11～13个月之间讲出的第一个能被理解的"真正的词"，标志着言语的发生。幼儿语言发展表现为先理解，后表达的特征：1～1.5岁是语言理解阶段，即学习语句的特点是对句子的理解先于句子的产生，一般每月平均增加1～3个新词，主动用语言交流的能力发展不足；1.5～3岁是主动语言发展阶段，儿童词汇量迅速增长，婴儿掌握新词的速度提高到每月25个，主动语言表达能力发展快，语言结构日趋复杂，3岁时已经基本能够表达完整的句子。

2. 学龄前儿童语言的发展 学龄前儿童的词汇数量增加、词汇内容丰富、词类范围扩大、积极词汇增加。在游戏、学习和日常生活不断丰富的基础上，在与小伙伴及成人交际的范围日益扩大的情况下，言语能力进一步迅速发展。这一时期是一生中词汇量增加最快的时期。研究表明，中国儿童词汇量3～4岁的增长速度最快，可达73%。3～4岁儿童处于语音的扩展阶段，复合句明显增加，儿童基本上都是使用完整句，这个时期易于学会当地语言。4岁时会说较多复杂的语句，儿童逐渐产生语音意识，对自己的发音很注意，并且喜欢评价成人的发音。

3. 学龄期儿童语言的发展 学龄时期是儿童学习转换语法规则的时期，口语表达能力也得到发展。到他们进入学校的时候，儿童已经掌握了母语中大多数语法规则，并且能说出各种复杂的、像成人一样的言语。随着年龄的增长，儿童词汇量的迅速增长，学龄儿童可以说出更长的句子和更复杂的语法结构，而且能够自由地、选择性地运用同义词等。

（三）口头表达能力的发展

学龄前儿童出现的一种常见的语言现象是自言自语，这是儿童语言发展过程的必经阶段，一般有游戏语言和问题语言两种形式。3～4岁时出现边活动边自言自语的游戏语言。4～5岁儿童在遇到困难产生怀疑时出现自言自语的问题语言。3岁前幼儿言语表达具有情境性特点，想到什么说什么，缺乏条理性、连贯性。随着年龄增长连贯言语比重上升，连贯言语使儿童能够独立、完整、清晰地表达自己的思想和感受。口语表达的发展有利于内部言语的产生，内部言语是儿童思维能力提高的重要基础。

入小学以后，儿童的语言能力有很大提高，在教学与生活实践的过程中，内部语言逐渐发展起来，自言自语逐渐减少，转化为积极的独立思考。内部语言的发展在各个时期，都在不断发展和完善。

（四）书面语言能力发展

一般来说学龄前儿童只能运用口头语言，还没有掌握书面语言。儿童真正掌握书面语言，是从入学学习以后才开始的。书面语言的掌握一般要经过识字、阅读和写作三个过程。识字是儿童从口头语言过渡到学习书面语言最基本的环节，也是阅读和写作的基础。低年级小学生一般只会朗读，随着年龄的增长，词汇量增多，内部语言的发展，儿童逐渐从朗读过渡到默读，阅读速度也逐渐提高。小学生的写作能力发展一般经历口述阶段－过渡阶段－独立写作阶段。在掌握书面语言的情况下，才逐步有意识地掌握语法范畴和语法规律，并自觉地组织自己的语言，这就使儿童的语言逐步规范化，也使儿童的语言发生了新的质的变化。

四、心理发展

（一）情绪情感

情绪（emotion）是个体的生理或心理需要是否得到满足的体验和表现，是一种原始简单的感情，外部表现显著，其表现程度的个体差异由遗传和早期环境质量所决定。情感（feelings）是人的内在体验，是人所特有的一种高级复杂的情绪，在情绪发展的基础上产生，与社会需要相联系。情绪、情感统称为感情（affect）。不同时期儿童情绪情感发育有较大差异。

1. 婴幼儿情绪情感发育　婴幼儿的情绪反应与其生理需要是否得到满足有直接的关系。愉快和不愉快，是新生儿最初的情感分化。婴儿时有 8～10 种基本情绪，如愉快、兴趣、惊奇、厌恶、痛苦、愤怒、惧怕、悲伤等。每种情绪有不同的内部体验和外部表现，各有不同的适应功能。新生儿可表现痛苦、厌恶和最初的自发性微笑；1～6 月龄的婴儿看人脸发出社会性微笑，逐渐从看人脸笑发展到见熟人笑；3～4 月龄的婴儿开始有愤怒和悲伤情绪；5～7 月龄婴儿出现惧怕情绪；6～8 月龄时婴儿见到陌生人出现害羞或焦虑，与母亲分离时悲伤；1 岁时见到新奇事物可表现惊奇；1.5 岁左右的儿童可表现不安、内疚、嫉妒等情绪；2 岁左右能清楚地表达骄傲和同情；2～3 岁的儿童开始认识到情绪与愿望满足的关系。

2. 学龄前儿童情绪情感发育　3～4 岁儿童能用语言、动作等方式控制自己的情绪，如电视内容情节紧张时蒙住眼睛，或自我安慰缓解焦虑，改变行动躲避不愉快的情绪发生等。但学龄前儿童易情绪冲动或发脾气，对成人的要求常回答"不"。5～6 岁儿童自我情绪的控制能力增强，可有意识地抑制不合要求的愿望或行动，有一定抗诱惑或延迟满足要求的能力，遇到挫折较少哭闹或发脾气；能理解与处理自己或他人的意愿和情绪，如可用较复杂的语言与成人协商达到改变成人的意见或要求的目的。

3. 学龄期儿童情绪情感发育　进入学龄期后，随着神经系统发育更加成熟，学龄儿童情绪已基本具有人类所具有的各种情绪表现形式，情绪稳定性逐步提高。一般来说，小学生的情感表现还是比较外露、易激动，但是情绪体验逐步深刻、情感的内容不断丰富。常用哭泣等直接的方式来表达自己的不满，逐渐学会以言语来表达自己的心情。小学高年级的学生已经逐渐能意识到自己的情感表现以及随之可能产生的后果，逐渐学会有意识地控制自己的情绪。此外，通过集体活动和学校教育，学龄期儿童的各种高级情感迅速开始发展，并在情感生活中明显表现出来，如与同伴产生友谊感，在掌握一定道德原则、形成一定道德行为习惯的基础上，开始产生道德感、理智感、美感、责任感等，情感体验不断深刻，情绪表达逐渐内化；与学习、人际关系有关的社会性情感增多；情绪的稳定性和调控能力逐渐增强。

（二）注意 🅔 微课

注意（attention）是人的心理活动集中于一定的人或物，是认识过程的开始。注意分无意注意和有意注意。无意注意是自然发生的，不需要任何努力。有意注意是自觉的、有目的的注意，需要一定的努力，两者在一定条件下可以相互转化。

1. 婴幼儿注意的发展　婴儿注意的发生表现在开始能比较集中注意某一个新鲜事物，但很不稳定，以无意注意为主，表现在对周围事物、对别人的谈话、对事物的变化等方面的无意注意。1~3岁婴儿的注意时间在逐渐延长，如1.5岁的儿童对有趣的事物只能集中注意5~8分钟，1岁9个月已能集中注意8~10分钟，2岁能集中注意10~12分钟，2.5岁能集中注意10~20分钟。随年龄增长，儿童注意的事物增多，范围也越来越广，如已能注意自己的内部状态和周围人们的活动。由于大脑神经系统抑制能力和第二信号系统的发展，注意转移能力和注意分配能力也有较大发展，但仍不太成熟。近3岁左右，儿童有意注意开始出现。

2. 学龄前期儿童注意的发展 学龄前期儿童注意的特点仍以无意注意为主，有意注意正在发展中。学龄前期儿童注意的稳定性提高，可较长时间地将注意集中在感兴趣的事物上，如图画书、电视等。注意的范围扩大，如3岁儿童只注意事物外部较鲜明的特征、事物间的关系；5岁后儿童能够注意事物的内部状态、因果关系，逐渐发展注意的策略使用，即从事一项活动时，能逐渐有计划地分配注意以指导自己的行动方向。

3. 学龄期儿童注意的发展 学龄期儿童的注意发展以有意注意为主，主要表现在能控制自己的注意去适应任务的要求（注意的分配和转移），更有计划地获取有关信息，提高活动的效率。注意的时限与年龄有关，如5~7岁儿童能集中注意的平均时间为15分钟左右，7~10岁为20分钟，10~12岁为25分钟左右，12岁以后为30分钟。注意的持久性与儿童自身的神经活动特点、兴趣、被注意信息的强度、连续性等有关，如儿童有明确的要求，并积极参加紧张的操作活动，注意能保持较长时间。注意的范围随年龄不断发展，学龄初期注意的分配发展比较缓慢，如6~7岁儿童不能同时听讲、记笔记与思考问题。学龄期儿童注意的转移能力发展较快，逐渐能根据任务的要求主动地转移注意，指向不断变换的任务目标。

（三）记忆

记忆（memory）是人脑对客观现实的反映，即将过去的经验通过识记、保持、再认和回忆的方式在大脑中反映出来，是比感知觉更为复杂的心理现象。记忆和注意密切相关，提高有意注意可以增强记忆能力。

1. 婴幼儿记忆的发展 研究表明，出生3天的新生儿反复听一个词直到习惯化，他不会再有转头倾听的反应；如果再呈现新的词，新生儿就会再次把头转向声源。2~3个月能用眼睛去寻找从视野中消失的玩具，表明有短时记忆。3~4个月出现对人或物的认知，5~6个月认知较明显，如能辨认自己的母亲与陌生人。随着年龄的增长，再认能力增加。1岁以内的婴儿能再认几天以前的事情；2岁可延长到几个星期；3岁可以再认几个月以前感知的事物，再现在1岁左右出现，2岁时再现潜伏期只有几天，3岁时延长至几个星期。一般来说，运动性记忆出现最早（生后2周左右），其次是情绪性记忆（6个月左右），最后出现的是形象性记忆（6~12个月）和词的逻辑性记忆。记忆出现的第一个高峰在1~3岁，此期间产生符号的表征和延缓模仿，再现和模仿能力迅速发展，机械记忆能力剧增。

2. 学龄前儿童记忆的发展 随着语言迅速的发展和神经系统不断的成熟，3~6岁儿童的记忆开始全面发展，记忆以形象记忆和机械记忆为主，即只能按事物表面的物理性质对事物进行分类、编组，而不能根据事物的本质特征来概括。3岁儿童可再现几星期前的事情，4岁可再现几个月前的事情，5岁以后能运用重复、联想或喃喃自语等简单的方法帮助记忆。由于认知能力与生活经验所限，其逻辑记忆的能力还较差，记忆的内容和效果往往取决于事物的外部特征能否使他感兴趣。其记忆特点是记得快，忘得也快，并带有很大的无意性，极易受成人语言的暗示。

3. 学龄儿童记忆的发展 学龄儿童的记忆，既有量的快速发展，也有质的变化，记忆力更加准确、持久。小学高年级的注意、记忆与低年级比，有了质的飞跃，其转折的关键期是在三、四年级。

（四）思维

思维（thinking）是客观事物在人脑中概括的、间接的反映，是借助语言实现的，属于认知的高级阶段，是人类认知活动的核心。

1. 婴幼儿思维的发展 婴幼儿思维为有直觉行动性（intuition‐action），即思维与对事物的感知和儿童自身的行动分不开，缺乏计划性和预见性。根据皮亚杰的认知发生论，儿童在感知运动阶段（0~2岁）依靠感知动作适应外部世界，开始认识客体永存性（object permanence），幼儿后期出现智慧。如8月龄婴儿客体永存观念初步形成（思维萌芽标志），即客体消失后婴儿依然认为是客体存在的。客体永存性的建立是婴幼儿认知活动发展的基础。12~18月龄婴儿学习有目的地通过调节手段来解决新问题。

2. 学龄前儿童思维的发展 按照皮亚杰的研究，学龄前儿童的认知发育是前运算阶段（ore‐operational stage），认知主要是出现了符号功能或象征性功能。所谓符号，即事物的代表。语言就是一种符号，儿童用语言表达需求，传递信息。心理表象也是一种符号，属于个人头脑中的，例如儿童想起"猫"，头脑中立即浮现"猫"的表象。动作姿势也是一种符号，如儿童两手掌合放头的一侧示意睡觉。符号功能的产生代表儿童认知能力新的发展水平。因此，学龄前儿童用词语和表象相结合的方式思考问题，使思维带有概括性和间接性，是一种表象性思维。4~6岁儿童属于前运算阶段的直觉思维时期。直觉思维是思维来自知觉的事物的显著特征，即感知对儿童的行为的影响超过事实；同时思维具有"自我中心"特征，即看待事物完全是从自己的角度出发。事实上，学龄前儿童并非完全以自我为中心。如3岁的儿童已能认识到他人有自己的内心想法，他人的需要或情绪与自己可不同。4~5岁时开始理解他人的想法，意识到错误信念等，能进行简单的抽象思维和推理。

3. 学龄儿童思维的发展 学龄期儿童的抽象概念思维得以发展，并随年龄增加不断提高。所谓抽象概念思维是运用概念，通过判断、推理的思维形式达到对事物本质特征和联系的认识过程。学龄儿童到青春期的儿童思维发展的目的性、方向性、灵活性以及评判性得以加强，在此基础上逐步发展了独立思考的能力。

（五）想象

想象（imagine）是对已有表象进行加工改造，形成新形象的过程。即在刺激的影响下，将过去感知的旧经验经过加工，重新组合成新形象的过程。想象是随着语言的发展而产生的。

1. 婴幼儿想象的发展 1.5~2岁儿童出现了想象的萌芽，主要通过动作和口头语言表达出来。2~3岁是想象发展的最初阶段，但想象是没有目的的即兴发挥，比较简单、贫乏。2岁左右的幼儿象征性思维开始，即幼儿能理解简单的新问题，在心理内部将几个动作联合起来以产生所期望的结果，而不再是仅仅依靠外在的行为尝试。2~4岁阶段为前概念或象征性思维阶段，即凭借象征格式在进行思维，如进行各种象征性游戏。

2. 学龄前儿童想象的发展 3~4岁儿童想象能力迅速发展，但想象基本是自由联想，内容贫乏，数量少。学龄前期想象活跃，存在儿童的各种活动中，幻想或假想是儿童想象的主要形式，如有常常沉湎想象的情景，把自己当成游戏中的角色。学龄前儿童想象的特点是夸张，将幻想或假想与现实混淆，常被成人误认为是在说谎，如3~4岁的儿童常常说自己要长大了想成为"公主"或"超人"。5~6岁儿童有意想象和创造想象的内容进一步丰富，有情节，新颖程度增加，更符合客观逻辑。6岁前儿童在游戏时的有意想象水平较高，而在非游戏时的想象水平较低。

3. 学龄儿童想象的发展 学龄儿童创造性的想象在不断丰富，小学高年级创造性想象能力远高于小学低年级。

（六）意志

意志（will）是自觉地克服困难来完成预期的目的、任务的心理过程。随着学龄儿童的学习活动逐渐成为其主导活动，对儿童的意志努力提出了更高的要求，促使儿童的意志品质迅速发展起来。学龄儿童的意志自觉性水平较低，易受暗示性，有一定独断性。儿童对自己行动的因果及意义缺乏认识，不能自己提出活动的要求，不能独立调节、支配自己的行动以实现某种有目的的行动。因而儿童易形成任性、执拗或过分依赖成人的不良品质。学龄儿童意志的果断性有了初步的发展，但受知识经验和智力发展水平的限制，尚缺乏理智的思考和果断处理问题的能力，尤其是行动往往受外界因素或情绪因素影响。学龄儿童的意志坚持性逐步发展，主要与儿童延迟满足的能力的发育有关，即不需立即的奖励或激励而能坚持完成困难任务的能力提高。学龄儿童对任务的坚持性逐渐增强，开始有意识地排除与自己行动目的不一致的主观诱因的干扰，做到有始有终。

（七）个性和社会性发展

个性（personality）一词是由拉丁语 persona 而来，是个每个人处理环境关系与他人不同的习惯性和倾向性，是比较稳定的心理特征的综合，包括思维方式、情绪反应和行为风格等。不同的人表现为不同的个性，表现在兴趣、能力、性格、气质等方面，其中最重要的心理特征是性格。

1. 兴趣（interest） 兴趣是人的认识需要的情绪表现。兴趣在日常活动中起到很大的作用，能使人积极地寻找满足认识需要的途径和方法。稳定的情绪能充分显示一个人的个性特征，能使人对某一项活动表现出持久性。儿童期兴趣的特点是暂时性和不稳定性。随着年龄的增长，儿童的兴趣会趋于稳定。

2. 能力（ability） 能力是制约人们完成某项活动的质量和数量的心理特征。能力在活动中体现和发展。

3. 性格（character） 性格是在长期生活环境和社会实践中逐渐形成的，是人对客观现实稳定的态度和习惯的行为方式，是具有核心意义的心理特征。性格一旦形成，具有相对稳定性，但也有一定的可塑性。心理学家埃里克森的"心理社会发展"学说认为，性格的形成中心是冲突。肯定、积极的评价会使儿童产生满意感、自信感；而否定、消极的评价会让儿童产生自卑感、孤独感。随着年龄的增长，儿童的内在动力和外在环境会产生一系列的矛盾，如果矛盾不能得以解决，则会形成消极的性格；反之，则会形成积极的性格。因此，埃里克森认为儿童性格发展必须经历5个阶段，每阶段都有一对待解决的心理 - 社会矛盾，各阶段矛盾的解决状态决定下一阶段或将来性格发展的趋向。

（1）信任感 - 不信任感（婴儿期） 此时期主要表现在生理需要是否得到满足，当生理需要（如吃、抱等）得到及时满足时，婴儿产生信任感；反之，婴儿产生对人和世界的不信任感和不安全感。

（2）自主感 - 羞愧及怀疑（幼儿期） 幼儿有一定的生活自理能力，当幼儿的自我实现得到满足和鼓励时，扩展了认识范围，培养了自理能力，幼儿的自主感得到发展；反之，幼儿自主能力受限，则会产生怀疑。

（3）主动感 - 内疚感（学龄前期） 儿童能按照父母的要求引导自己的行为，即产生行为的主动性。当儿童的主动性行为失败，则会产生失望和内疚。成人的态度对发展自信心起到非常重要的作用。

（4）勤奋感 - 自卑感（学龄期） 儿童勤奋学习并取得成就，得到了表扬，就会更加勤奋的学习；相反，如果学业失败，得到成人的批评，则会产生自卑感。

（5）身份感 - 身份混淆（青春期） 个人对自己的体格、智能、情绪等品质感到满意，有明确的意志和目标，得到成人的认可，则认为已经达到了个人身份的建立。青春期体格发育的变化、认知能力及社会要求的改变，如处理感情问题、伙伴关系、道德价值等问题不恰当时，又会产生身份混淆。此时期重点是发展身份感。

4. 气质（temperament） 气质又称禀赋，是人生来就有的心理特征，受遗传控制，不随环境改变。气质是性格的核心，是人格发展的基础，主要表现在心理活动的强度（情绪、意志）、速度（操作、适应）、稳定性（情绪、注意）、灵活性（反应性）和指向性（内、外向，兴趣）等方面。托马斯（Alexander Thomas）和切斯（Stella Chess）的研究发现，婴儿在出生后几周就表现出明显的个体差异，据此提出儿童气质包括活动水平、节律性、分心、探究与退缩、适应性、注意广度和持久性、反应的强度、反应阈和心境等9个气质特征。并根据儿童气质的9个维度，将气质分为易养、难养和启动缓慢三种主要类型。

（1）易于抚养型　生物功能的规律性强，心境比较愉快、积极，乐于探究新事物，在新事物和陌生人面前表现出适度的紧张，对环境变化适应快。该类型儿童易于抚养，占儿童的40%。

（2）难于抚养型　生物功能不规律，而且不容易预测和把握；对新环境和陌生人反应敏感，反应强烈，适应较慢，经常表现出消极的情绪且情绪反应强烈为特点。该类型儿童难以抚养，约占儿童的10%。

（3）启动缓慢型　行为表现居上述两型之间，对新事物和陌生人的适应性慢，反应强度低，消极情绪较多为特点，属于慢性子。这类儿童约占15%。

5. 社会行为发展　动作的发育使婴幼儿对自己的行动产生认识，随着自我行动调控的发育，逐渐产生独立性、自主性。随着心理发展，儿童形成"自我"概念，将自己慢慢作为思考对象而逐渐构建起来。随着自我意识的进一步发展以及成人的不断教育，幼儿对自己的行为是否符合社会道德准则逐渐产生了体验。但此时期受生活范围的局限及生活经验缺乏，道德体验还很肤浅、短暂。因此需要经常提醒、鼓励和要求儿童，使他们的道德体验在萌芽、易变阶段，及时得到正确的教育和指导，为日后的道德判断及道德行为奠定良好基础。

知识链接

美国田纳西大学与德国和英国两位学者合作，开展了一项早产儿的抑制控制力与其8岁时的认知表现关联性的追踪研究。通过两者的关联性分析发现，早产儿越早出生，其抑制控制力越差，其8岁时的注意力调控和学业成绩也表现得越差。

同样，来自于美国威尔康乃尔医学院的研究也表明，儿童期和成人期的自我控制能力有很强的一致性。他们发现，那些在幼儿时高延迟满足的孩子，在其成年后面对外界的诱惑及奖励时仍会表现出良好的自律性。

通过以上两项研究证明，儿童期的行为表现某种程度可预测成年后的行为能力。

第三节　青春期心理行为发展

PPT

儿童从青春发育开始到成人有一较长时期的过渡，称青春期（adolescence）。青春期是人类生长发育的最后阶段，也是儿童发育的特殊时期。青春期的青少年经历体格第二次生长高峰、第二性征发育，直至停止身高生长、性发育成熟。但青少年心理、行为发育不成熟，社会经历不足与生理的变化、成熟不平行，心理冲突和心理危机是青少年的某种心理发展阶段特征。青少年如果缺乏引导或问题处理不当，容易出现迷茫、混乱以及偏差，例如学业失败、吸烟、怀孕、抑郁和自杀、品行问题等发生率都比青春期之前要高。认识青少年心理行为的发展特点，正确处理研究青少年的特殊问题对促进青少年的健康生长十分重要。

一、认知发展

青少年知觉的有意性、目的性及观察水平有了很大提高。有意记忆、逻辑记忆发展，即能自觉主动、有目的地对具体信号或抽象信号的意义进行理解记忆，在语言及抽象思维的充分发展的基础上可通过推理、概括，认识事物本质特征达到记忆。

注意力的集中性和稳定性进一步加强，接近成年人水平，可保持有意注意40分钟。控制力提高，能根据预先提出的目的和任务，随意地、较长时间地将注意力转向特定的活动和特定的对象。16～18岁的青少年自我控制能力强，学习技能技巧提高使注意分配能力达到新的水平。

思维变化是其认知发展的核心，皮亚杰研究认为，11～14 岁的青少年多为具体思维方式，14 岁后逐渐有抽象思维能力，思维的有意性和目的性较过去显著发展，观察事物能力提高，开始出现逻辑性知觉。此阶段青少年喜欢进行丰富的、奇特的幻想，喜欢标新立异，具有较强的求知欲和探索精神，独立学习的能力显著增强。

二、情绪情感发展

青春期是情绪和情感迅速发展时期，各种身心变化和发展的急剧性和过渡性，使青少年的心理特征既带有童年期的痕迹，又出现成人行为的各种萌芽，体现出半成熟、半幼稚的矛盾性特点。青少年在情感方面也显得十分错综复杂，情感虽已趋于成熟、稳定，但与成人相比又显得热情有余而理智不足，自尊心都很强，不善于处理情感和理智的关系，常容易感情冲动。但随着生活经验的丰富，青少年的情绪和情感体验也逐渐走向稳定。

三、意志发展

13～14 岁的青少年意志发展还不成熟，不善于正确鉴别意志品质的良莠优劣。因此，青少年的意志行动轻率表现更为突出，随着学习对意志调节过程的更高要求以及成人感的发展，青少年逐渐能服从于一个长远的目标，动机更具有概括性和社会意义。如对动机、行动目的及其后果的认识更加自觉，开始能自觉地考虑未来，行动之前能冷静地思考，自觉地遵守纪律与约束自己的行为。但青少年的坚持性、恒心和毅力还不成熟，易见异思迁。

四、青春期心理矛盾状态

（一）逆反心理和行为的盲从性

青春期开始有独立意识和成人感，这使青少年在心理上渴望别人认同自己的成熟，能够尊重和理解自己。但由于社会、生活经验不足，再加上经济不能独立，青少年不得不从父母那里寻求帮助，父母的权威性又迫使其依赖父母，从而产生了独立性与依赖性的矛盾，使其对父母在生活上过多的照顾或干预产生厌烦情绪。青少年在行为和社会交往等方面都希望按照自己的意愿行事，带有明显的幼稚性，对行为后果的考虑欠慎重，因此盲从性较大。青少年心理和行为上的盲从性，可导致不良后果的发生。

（二）人格问题

青春期是人格障碍的多发期。有人格障碍的青少年由于在人格结构和人格发展方面偏离正常，形成了特有的行为模式，因而很难适应正常的社会生活，甚至可能在不良情绪支配下做出违法越轨的行为。因此，如不及时进行疏导，这些人格问题会影响青少年的情绪以及人际关系，有些还可能会发生伤害自己的行为，或因挫折为逃避现实而做出极端举动。

（三）性生理成熟与心理不成熟的矛盾

青春期性发育的加速成熟，使青少年的性意识骤然增长，性心理的快速发育是青春期心理发育的主要特点。性心理是指围绕性特征、性欲望和性行为而展开的所有心理活动，是由性意识、性感情、性知识、性经验、性观念等结构而成。青春期性意识的急剧发展有力地激荡、改变着青少年的心理内容和结构，从对异性的好奇逐渐转化为对异性的眷恋和向往。而思想观念、社会环境、生活条件制约影响着他们的行为形成了青春期少年生理发育成熟与社会心理发展不同步的局面，导致他们心理发展过程中常出现各种矛盾现象，如性心理发育成熟与性心理相对幼稚的矛盾、自我意识迅猛发展与社会成熟度相对迟缓的矛盾、情感激荡释放与外部表露却趋向隐的矛盾。如果青少年缺乏正确的、科学的性知识，易形成一些不健康的观念和性行为。正确认识青春期心理发展阶段和特征，对开展青春期心理健康教育和心理咨询、维护青春期心理健康有重要意义。

第四节　儿童神经心理发育的影响因素及发育偏离的早期识别

PPT

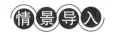

情景描述： 3 岁的阳阳，从小跟奶奶生活在一起。刚上幼儿园时，奶奶每次送他到幼儿园准备离开时，阳阳总是又哭又闹。当奶奶的身影消失后，阳阳很快就平静下来，并能与小朋友们高兴地玩。由于担心，奶奶每次走后又折返回来。阳阳再次看到奶奶时，又立刻抓住奶奶的手，哭泣起来。

讨论：

针对上述现象，请结合材料进行分析：

（1）阳阳的行为反映了幼儿情绪的哪些特点？

（2）阳阳奶奶的担心是否有必要？

一、神经心理发育的影响因素

（一）遗传

遗传因素不仅决定脑组织结构和功能的形成，还影响大脑对环境做出选择和反应的方式。遗传因素控制从胚胎期到青少年期的脑发育、智力发育潜力等神经心理、行为的发展。遗传因素使儿童神经心理发育有较大的个体差异。

（二）环境

胎儿在母体内有良好的胎内环境，如母亲有良好的营养、心理状态，避免疾病、饮酒、抽烟、药物及放射性因素暴露，使胎儿神经系统得到正常发育。这是出生后儿童神经系统发育和心理行为发展的基础。

生活环境（家庭、学校、社会等）是儿童获得经验的物质环境，早期经验使儿童神经系统发生重要的修饰，即保留重要功能的神经元和连接方式，改善脑结构和脑功能，影响儿童神经系统发育和心理行为发展。

家庭环境是儿童接触的第一社会环境，家长教育儿童的态度、方法、情绪、文化修养与儿童的心理行为发展密切相关。如家长利用环境中各种条件对儿童生活能力的早期训练，可以促进儿童认知的发展和环境适应能力的发展。经常暴露在关系紧张的家庭氛围中，可导致儿童缺乏安全感，容易产生焦虑和行为问题。因此，应创造温暖、和谐的家庭氛围，促进儿童认知和社会行为的发展。

二、儿童神经心理发育偏离

儿童神经心理发育偏离是一个与儿童心理发展普遍性和特异性相关的问题。早期的神经心理发育偏离在临床上很难判断，因为正常和异常之间没有一条截然的分界线。但是，了解并与正常儿童比较，既可以早期发现偏离问题，又可以评估问题的发展方向。

（一）儿童精神症状的特点

精神活动方面的异常表现称为精神症状，是脑功能紊乱的表现，即认知、情感意志和行为方面的异常。评定儿童精神活动的表现是否正常，必须以儿童不同年龄阶段的生理、心理特征为基准，同时还要结合儿童生长所处的家庭社会环境、文化背景、风俗习惯等作为评定参考。一般来说，儿童精神疾患的临床表现与儿童的发育水平、生活经历的体验以及环境、教育等均有密切的关系。此外，儿童精神活动异常往往会以突出症状为表现，如语言功能障碍、运动和行为异常、感知觉障碍、抽动和意识障碍等。年幼儿童的精神症状较为单一、贫乏。随着年龄的增长，心理行为的发展，其精神症状也逐步呈现复杂化、多样化。由于儿童时期形象性知识多于抽象性的理论知识，所以一般精神症状以行为改变、感知障碍多见。

（二）儿童神经心理障碍或异常的表现

儿童神经心理障碍是指在儿童期因某种生理缺陷、功能障碍或不利环境因素作用下出现的心理活动和行为的异常。按照表现形式大致可以分为以下 8 类。

1. 学习问题　对学校（幼儿园）适应困难、自控能力差、学习困难（障碍）、注意缺陷多动障碍、智力低下等，多发生在小学阶段。

2. 情绪问题　儿童情绪障碍很难界定，初期表现为情绪不稳定、紧张焦虑、孤僻抑制、过度任性、屏气发作、暴躁易怒、胆小退缩等，严重时可发展为儿童情绪障碍或心理障碍。

3. 品行问题　此问题在男童中更常见，表现为攻击、斗殴、偷窃、撒谎、逃学、离家出走等，严重时可为品行障碍。青春期后品行问题还可以发展为违法犯罪等。

4. 心身疾病　多为心理因素导致，在躯体上表现出来，如神经性厌食、消化障碍、睡眠障碍、高血压、哮喘、过敏性疾病、偏头痛等。

5. 不良行为习惯　如出现抽动症、吮指、咬指甲、习惯性交叉腿、手淫、偏食等。

6. 孤独症谱系障碍　发病原因不明，但发病率呈上升趋势，易导致儿童终生残疾。

7. 青春期心理行为问题　青春期有吸烟、酗酒、攻击性行为、性乱、家庭暴力、药物依赖、网络成瘾、违法犯罪、自杀等。

8. 儿童虐待与忽视　指父母或监护人或其他年长者对儿童施以躯体暴力、性暴力，造成儿童躯体与精神的伤害，或对儿童日常生活、情感需求、生活监护、医疗和教育忽视的现象。

三、常见儿童心理行为问题

（一）吮手指

吮手指是指儿童自主或不自主地反复吸吮拇指、示指或其他手指的行为。正常 0 ~ 4 个月婴儿吸吮碰到唇周的任何物体，是一种正常的生理反射，7 月龄时增强，8 月龄达到高峰状态，2 岁以后逐渐消退。2 ~ 3 岁后，随着年龄的增长，儿童对外界环境的兴趣增加，对自身刺激的注意力则渐渐减少，吸吮手指的行为会在不知不觉中自行消退，到学龄期以后则逐渐消失。

吸吮手指的病因可能是多方面的，儿童在饥饿、疾病、孤独无伴、缺乏玩具或者不良情境经常存在的情况下，吮手指行为可能从最初的生理反射性行为发展成不良行为习惯。预防和矫正儿童吸吮手指的关键在于从小就养成良好的习惯，纠正不良的喂养方式，避免如一哭就塞乳头之类的错误哺乳方法，应让儿童有充分时间接触周围环境，更多地参加游戏，把注意力从吸吮手指上转移开。4 岁以后儿童习惯性吮手指可影响下颌发育，导致牙列排列异常，甚至错颌畸形而影响咀嚼、吞咽或发音，可使用行为治疗来矫正其行为。

（二）咬指甲

咬指甲指儿童反复出现自主或不自主咬指甲和指甲周围皮肤的行为，严重时可咬足趾。儿童可伴有紧张不安、情绪焦虑及其他行为问题，如吸吮手指、睡眠障碍、多动等。咬指甲是儿童一种常见而持久的缓解心理压力的方式，多在情绪紧张不安、心理压力大、焦虑、恐惧时发生。咬指甲大部分开始于 3 ~ 6 岁儿童，个别可持续至青春期。咬指甲行为一般随着年龄的增加发生率下降。

长期咬指甲可将指甲下积攒的致病细菌吃进嘴里，随唾液进入体内而导致儿童生病。因而要从小培养儿童良好的卫生习惯，养成经常剪指甲的良好习惯，增强自我控制能力。此外，应查找使儿童感到紧张、焦虑不安的原因，以减轻压力，缓解这种行为。对较严重的咬指甲的儿童，可采用厌恶疗法矫治。

（三）习惯性交叉腿

习惯性交叉腿又称情感交叉综合征，是指小儿通过手或其他物体摩擦外生殖器引起兴奋的一种习惯性动作。可见于周岁的婴幼儿，多数在 2 岁以后的幼儿至学龄前儿童，上学后消失，女孩较男孩多见。至青春期后可演化为主观性的自慰行为，即手淫，男孩多于女孩。诱发该行为的原因可能有：①会阴及生殖器局部刺激引起瘙痒（如外阴部炎症、湿疹、包过长）使儿童出现摩擦外阴的行为，继而在此基础上发展成习惯动作；②还有些儿童用玩弄生殖器来缓解紧张情绪，从而形成不良习惯。

具体表现为患儿在父母的怀抱中两腿交叉，或于入睡前或醒后两腿夹裹被子、枕头、或骑于小凳子上，双腿交叉内收、互相紧贴，上下摩擦，并有面色潮红、两眼凝视、轻微出汗、气喘等，一般可持续数分钟或更长时间方能停止。女童伴有外阴充血，男孩可出现阴茎勃起。在发作过程中，儿童始终神志清楚，对周围环境反应正常。家长强力制止会引起儿童不满或哭闹。

儿童出现这种不良习惯时，家长要冷静对待，勿惩罚打骂。若发现以上现象应及时去除局部刺激的因素，协助儿童做好个人卫生，不要穿过于紧身的内裤，减少对外阴部的局部刺激和摩擦。可分散其注意力或让儿童站起来及做其他事情。培养儿童上床即睡、睡醒即起的睡眠习惯。该症预后良好，随着儿童年龄增长，大多数可自行减少和消失。对于顽固性手淫，可采用行为治疗，同时适时地开展性教育。

（四）屏气发作

屏气发作是指儿童发脾气或需求未得到满足而剧烈哭闹时，突然出现呼吸加快加深的过度换气症状，以致呼吸暂时停止，口唇发绀，严重者还会出现短暂的意识丧失及抽搐。发作过程一般短暂，持续30 秒 ~1 分钟，出现全身肌肉松弛，随后再哭出声来。一般发生于 6 月龄 ~3 岁的婴幼儿，3 ~4 岁以后逐渐减少，可自发缓解，6 岁以上儿童很少发生。

儿童出现屏气发作时，家长要采取疏导的方式帮助孩子学会控制情绪。一旦发生意识丧失，可立即将孩子平躺于床上，保持环境安静，以减少脑部缺氧，减少或避免一切不良刺激。患儿发作一般在数分钟内自行恢复，不需特殊用药。个别严重的孩子如持续时间长时，可以用手指按压人中、印堂、合谷穴，使孩子很快苏醒。如屏气发作频繁，应及时送医院就诊。

矫正屏气发作重点在于预防。告诫家长不要溺爱迁就，要正确对待孩子的要求，既要耐心说服教育，又不要溺爱，过于严格的教育方式也易造成儿童性格的偏异。该症预后良好，随着年龄的增长发作次数会逐渐减少或消失。诊治需与癫痫发作区别。

（五）夜间磨牙

夜间磨牙是指人在夜间入睡后咀嚼肌仍较强有力持续地非功能性收缩，从而使上下牙列产生磨动，并发出磨牙声音的行为。夜间磨牙通常发生在眼球快速运动睡眠期。15% 的 3 ~ 17 岁儿童有此表现，男孩较女孩更多见，常有家族内多发倾向。

病因尚未明确，原因可能有：①日间焦虑、各种心理压力、紧张恐惧；②中耳渗液、过敏性鼻炎、肛门瘙痒、蛲虫感染、慢性腹部疾患、神经系统疾病以及口腔疾患等亦可诱发磨牙症状。

长期夜间磨牙可引起日间咀嚼肌紧张、颞下颌关节痛、紧张性头痛、面部的疼痛、颈部僵硬以及牙和支持组织的损害和咀嚼肌疼痛。

对于无明显器质性病变引起者，则应仔细查明困扰儿童情绪的原因，并及时给予解除，使其磨牙行为自行停止。对于顽固者可进行行为治疗和生物反馈治疗。对于疾病引起的磨牙应以治疗原发病为主。

（六）遗尿症

遗尿症指儿童 5 岁以后反复发生、不适宜不自主的排尿。该症状无明显的器质性病因，10% ~ 15%

的 5~7 岁儿童会出现，男童多见，有些可持续至成年期。一般分为原发性和继发性两类，前者约占全部遗尿症的 80%。

有遗尿症的儿童，清醒时虽有尿意但因不能控制而遗尿，或在睡眠中经常性尿床。儿童遗尿症多具有家族遗传性，也有部分因心理和紧张因素导致。性格焦虑内向的儿童，感受压力时可出现日间尿频现象，并常伴有情绪问题、注意力不集中、抽动障碍、或多动症等问题。

对发生遗尿症的儿童应给予心理支持，同时训练掌握排尿规律，不应训斥或羞辱。症状无缓解者应进行行为疗法和药物治疗。

四、精神发育迟滞

精神发育迟滞（mental retardation，MR）又称智力低下，指个体在 18 岁以前发育过程中出现的智力明显低于同龄正常儿童水平，并伴有社会适应行为显著缺陷的一组综合征。精神发育迟滞儿童不仅有智力问题，其他精神活动也有缺陷，主要现为认知、语言、情感、理解、思维、记忆、逻辑推理、运动和社会化等方面的缺陷，也可伴随精神障碍或躯体疾病，是一种病因复杂的疾病和残疾。

（一）病因

精神发育迟滞是由多种因素引起的发育时期的脑功能障碍，致病因素错综复杂，涉及范围广泛。近年来，由于医学和分子生物学的发展，每年均有新的致病因素被发现。精神发育迟滞的病因可分为：①出生前：遗传；代谢异常（如基因突变、染色体畸变、遗传性代谢缺陷等）；其他遗传异常（常染色体显性、隐性及伴性遗传等）；母亲妊娠期间受到有害因素的影响（如妊娠时感染风疹病毒、放射线、药物、毒物等）；孕妇严重营养不良、严重躯体疾病、内分泌异常、妊娠中毒症、先兆流产、多胎妊娠、胎盘功能不足等。②出生时：早产、低出生体重儿、产伤、颅内出血、宫内缺氧或出生时窒息等。③出生后：中板神经系统感染，如脑膜炎、脑炎；胆红素脑病；颅脑外伤、颅内出血；脑缺氧、代谢性或中毒性脑病；甲状腺功能减退；幼年时重度营养不良；早期刺激和教育剥夺；重金属或化学品中毒等。

（二）临床表现

1. 智力发育落后 主要可表现为感知、记忆、语言和思维方面的障碍。婴幼儿时期表现为语言发育迟缓，与正常同龄儿童相比，语言发育落后 4~5 个月，甚至长达 1 年；学龄前期主要表现为大运动、精细运动、语言等全方面落后；学龄期主要表现为学习成绩差。

2. 运动发育迟缓 运动发育比正常儿童迟缓，表现为俯卧、抬头、坐、爬、站、走等系列动作发育都比正常儿童落后。

3. 喂养困难 婴儿期间出现喂养困难，可表现为不吸吮、容易吐奶。

4. 特殊体征 可表现为先天愚型面容（眼距增宽、塌鼻梁、通贯掌等）、毛发枯黄、皮肤白皙、咖啡色斑、身材矮小、小头畸形、关节畸形及视、听力障碍。

5. 心理行为特征 可表现为性格内向孤僻、缺乏主动性和兴趣、感知速度慢、思维肤浅。重度患儿会有明显语言障碍、情绪不稳定、难以形成道德感和责任感，还常伴有歪嘴、咬手指、焦虑、恐惧等。

根据智商（IQ）水平，可将精神发育迟缓分为轻度、中度、重度和极重度，见表 3-3。

表 3-3 精神发育迟缓分度及表现

程度	智商（IQ）	临床表现
轻度	55~70	儿童早期发育较正常儿童略迟缓或相似，但不像正常儿那样活泼，对周围事物缺乏兴趣。言语发育略迟，抽象性词汇掌握少。分析能力差，认识问题肤浅。入学后学习成绩较一般儿童差，尤其是数学。通过特殊教育可以完成小学教育。成年后做简单的具体工作。

续表

程度	智商（IQ）	临床表现
中度	40～55	婴幼儿期较正常儿发育迟缓，多数患儿在学龄前表现为语言功能发育不全，吐词不清，词汇贫乏，理解力差，计算力差，显著的学习困难，只能进行简单的具体思维，缺乏抽象思维能力。对周围环境认识和适应能力差，只能对事物有表面认识。经过长期的特殊教育和训练，部分患儿可以学会简单的人际交往、基本卫生习惯、安全习惯和简单工作，基本可独立生活。部分患儿伴有多发畸形。
重度	25～40	婴幼儿期各方面发育迟缓较显著。语言发育明显落后，自我表达能力很差，动作笨拙，抽象概念缺乏，理解能力低下。有一定的自我保护能力，能躲避明显的危险。少数经过系统的习惯训练，可养成极其简单的生活和卫生习惯。但不能独立生活，需要他人照顾。
极重度	<25	婴儿期已表现出显著的发育落后。如缺乏语言功能或仅能说单字；运动能力显著落后，手脚不灵活或终生不能行走；缺乏自我保护的能力，不能躲避明显的危险。多数患儿伴有多发畸形和其他神经系统疾病，如癫痫。个人生活不能自理，部分患儿早年夭折。

（三）诊断

由于造成精神发育迟滞的原因很多，应综合病史、躯体和神经系统检查、神经心理测量（智力及行为评价等）、实验室检查、神经电生理和神经影像学等检查，尽可能作出病因学诊断。

（四）治疗

目前尚无精神发育迟滞的特效药物，因此，该病的预防和早期干预非常重要。

1. 病因治疗 精神发育迟滞大部分不能查明病因，对于少部分有明确病因的，如患苯丙酮尿症、甲状腺功能减退等遗传或内分泌代谢性疾病，应早期诊断和治疗。对于由社会因素造成的发育迟滞，应改变其生活的环境条件，使其能在健康的环境中成长。

2. 对症治疗 对于精神发育迟滞并伴随精神症状和行为异常的患儿，可进行相应的对症治疗。如伴有狂躁、情绪障碍等，可采用抗精神病治疗；对伴随注意缺陷多动症障碍者可给予哌甲酯对症治疗。但治疗时需注意剂量及药物的副作用。

3. 训练和康复 是目前发育迟滞患儿主要的治疗方法。治疗时需根据儿童智力损伤的程度、年龄、条件等，安排特定的以各种认知能力训练为主（而不是运动训练为主）的训练计划，有步骤地进行。学龄前患儿康复训练以早期干预为主，促进患儿智力发育；学龄期患儿，应早期试行普通学校学习，如因症状较重无法跟上学习进度，则应尽早接受适合其发育水平的特殊教育，并在康复机构接受以基本生活能力训练为主的训练。

（五）预防

1981 年联合国儿童基金会提出了精神发育迟滞的三级预防措施。

1. 一级预防 消除导致发育迟滞的病因，如做好婚姻咨询和计划生育工作；加强孕期保健，做好产前检查；开展遗产咨询及产前诊断，做好围产期保健；定期进行发育评价。

2. 二级预防 早期发现、尽可能早期干预，防止迁延成更严重的疾病，如脑损伤。

3. 三级预防 对于已经发生脑损伤的患儿，正确诊断、合理治疗。

五、注意缺陷多动障碍

注意缺陷多动障碍（attention deficit hyperactivity disorder，ADHD）又称多动症，是指发生于儿童时期，表现为持续的与年龄不相符的注意力不集中、多动和冲动为核心症状，伴有认知障碍和学习困难。属于破坏性行为障碍，同时可合并品行障碍、情绪障碍、学习障碍等多种表现。我国流行病学调查表明，ADHD 患病率在 3%～10% 之间，男女童发病率比例为 4∶1～9∶1。约 20% 的 ADHD 可持续至成年期。

（一）病因

目前对 ADHD 的病因和发病机制还不完全清楚，大多数研究认为该症是由多种生物－心理－社会因素共同作用所致。

1. 遗传因素　家族研究显示，ADHD 具有家族聚集性，患儿父母或同胞患病危险率明显高于正常对照组。双生子研究发现，ADHD 遗传率为 0.6%~0.9%，双生子同病率高达 70%~80%。遗传学研究发现，与 ADHD 关联的易感基因与多巴胺、肾上腺素、5 羟色胺等关联，尤其是多巴胺 D4 受体。

2. 孕期及围产期因素　研究显示，母亲孕期因素，如妊娠期高血压、营养不良、高龄产妇、病毒感染服药等；母亲围产期因素，如分娩过程损伤、早产、难产、颅内出血、围产期缺氧等与该症的发生有关。

3. 神经系统异常　ADHD 儿童存在大脑额叶、扣带回、纹状体、基底节等部位结构与功能异常。此外，还有单胺类中枢神经递质的改变，如多巴胺与去甲肾上腺素等活动异常。

4. 心理社会因素　家庭和社会因素对该症的发展和结局产生影响。儿童家庭关系不和睦或在学校受不当体罚及歧视等，都能使儿童受到较大精神创伤，导致行为异常；管教不当，溺爱会使孩子变得十分任性、骄横，不愿或不能自控；对孩子苛刻、粗暴则会导致成长期过分心理紧张，情感压抑，出现行为紊乱。

5. 重金属中毒　儿童神经系统处于发育完善阶段，轻微铅负荷增高即可引起儿童神经生理的损害，导致儿童多动、注意力不集中、易激惹、运动失调、反应迟钝等。儿童高血铅常与空气污染、接触含铅量比较高的玩具等有关。

（二）临床表现

1. 注意集中困难　ADHD 的核心症状是注意缺陷，表现为注意力涣散、学习或做事粗心大意而常出错误，注意维持时间极短，易受无关刺激吸引，难以组织活动或任务，逃避学习或需要注意力集中的任务，丢三落四、作业马虎潦草、难完成作业等，因而表现学习不良。

2. 活动过度　表现为与年龄不相称的活动过度。不分场合多动、课堂上难安宁、擅自离开座位或捣乱、难以遵循规则参与集体游戏或活动，精力充沛、不知疲倦、话多、插嘴或显得喋喋不休，活动有始无终、缺乏计划性、不顾后果、难以自控、冲动任性，因而其行为常带有破坏性、危险性，易发生意外事故。

3. 情绪和行为异常　情绪变化剧烈、易兴奋，对挫折耐受能力低，易对不快刺激做出过激反应，甚至伤害他人，如好起哄、恶作剧、欺负同学、打架斗殴，易发展为品行障碍，青春期后易构成少年犯罪。有学者提到，ADHD 儿童"心灵见解能力"偏低，难以理解别人内心活动、表情或无恶意的玩笑，因而常做出与场景不符的反应。

4. 学习困难　ADHD 儿童智力虽正常，但因注意力分散、多动而难于学习和记忆，可伴有语言理解与表达困难。具体表现为视听辨别能力低下、手眼协调困难、短时记忆困难；可能出现写字凌乱、时间方位判断不良、辨别立体图形困难，不能把握整体、精细动作。

5. 社交问题　多数 ADHD 儿童存在社交问题，不受同学欢迎、遭受团体排斥、缺乏朋友、恃强凌弱、以自我为中心、干扰别人。社交不良也与其语言表达能力不佳有关。

（三）诊断

ADHD 的诊断主要依据注意缺陷、多动冲动和相关行为症状，结合病史、躯体和神经系统检查、精神检查、辅助检查的结果予以诊断。以下心理测评工具常用于 ADHD 辅助诊断：①注意功能的测定：经典的测试方法有持续性操作测验、注意力变量检查、数字划消等，ADHD 易出现注意力持续短暂、注意分配吃力、测试分值低下表现。②行为评定：常用 Conners 父母问卷（PSQ）、Conners 教师问卷（TRS）、学习困难筛查量表（PRS）以及 Achenbach 儿童行为量表（CBCL）。

（四）治疗

ADHD 是一种慢性神经和精神疾病，需要通过医生、家庭、学校和患儿一起合作，针对患儿不同的情况制定个性化的治疗目标。2007 年出版的《中国儿童 ADHD 防治指南》以循证医学为基础，参考欧美等地的防治指南，结合中国国情，为中国 ADHD 儿童的防治提供了较规范、系统和科学的建议。ADHD 的治疗主要是药物治疗结合行为干预。

1. 药物治疗 用于减少 ADHD 核心症状的药物有：中枢神经系统兴奋性药物盐酸哌甲酯、选择性去甲肾上腺素再摄取抑制剂托莫西汀、α_2 肾上腺素受体激动剂可乐定等。

2. 心理行为治疗 心理行为治疗需要家长和儿童共同参与。①家长培训：通过家长培训，提高家长改善和塑造儿童行为的能力。②儿童训练：通过认知训练提高儿童自我控制、自我约束、多加思考和解决问题的能力，增强自我调节能力；通过行为训练来强化或消除患儿某些需要强化或消除的行为。一般结合奖惩原则，如代币制、活动奖赏、漠视法等，奖赏和惩罚要与任务难度相匹配。

（五）预防

预防 ADHD 的要点是避免已知的各种出生前后危险因素，对于有高危出生史的儿童进行早期观察和养育指导，如低出生体重儿、早产儿、出生缺氧、"难养型"气质类型婴幼儿培养指导等。对婴幼儿期和学龄前期表现好吵闹、少睡、注意力难以集中、活动过多、冲动任性等表现的儿童，应听取医师指导，适时地进行行为矫正干预的同时，可适当地开展注意力集中训练、情绪控制训练、加强睡眠等。

六、孤独症谱系障碍

孤独症谱系障碍（autism spectrum disorders，ASD）也称自闭症，是一组以社会交往障碍、言语和非言语沟通障碍、狭隘兴趣及重复刻板行为为主要特征的神经发育障碍性疾病。ASD 于 1943 年由美国 keo kanner 医师首次报道，1982 年我国南京脑科医院的陶国泰教授首次诊断并报告国内案例。孤独症已经成为世界范围内极为关注的疾病，2021 年美国疾控中心（CDC）发布孤独症患病率的筛查数据，根据发布的报告显示：2018 年，在 11 个孤独症和发育障碍监测站点（ADDM）中，孤独症谱系障碍（ASD）的总体患病率高达 2.3%，即每 44 名 8 岁儿童中就有一名被确认患有孤独症谱系障碍。孤独症的患病率从 2016 年的 1/54 上升到 2018 年的 1/44，增长了 24%，其中男女生比例为 4∶1。目前我国还没有全国性的 ASD 流行病学调查数据，但一项对 0~6 岁残疾儿童的抽样调查显示，ASD 在儿童致残原因中占首位。

（一）病因

ASD 的病因至今尚不清楚，但可以肯定的是遗传因素在 ASD 的发病中起着非常重要的作用。另外，环境因素也被认为参与 ASD 的发生。

1. 遗传因素 研究发现，同卵双生共患 ASD 的发生率高达 60%~82%，异卵双生的共患率为 3%~10%；ASD 的同胞患病率为 3%~5%，是群体中 ASD 患病率的 50~100 倍，存在家族聚集现象。近年来大量研究集中在查找与 ASD 相关的基因，但结果不一致，多数研究认为 ASD 不是一个单基因遗传性疾病，而是多基因遗传，涉及多种遗传变异。虽然，目前已知的 ASD 易感或致病基因已达 100 多个，但这些发现仍然只能够解释约 30% 的 ASD。事实上，超过 70% 的 ASD 患儿病因依然不明。此外，单纯遗传因素不能解释 ASD 近年来发病率持续增高的现象。

2. 环境因素 ASD 发病与多种环境因素有关，包括母亲孕期和围产期压力、接触有毒化学物质、先天性感染、免疫和代谢疾病等。此外，母孕期遭受家庭不和、社会压力等也认为与 ASD 的发生有关。有研究发现，孕期病毒感染后子代患 ASD 的几率增大，提示孕期感染可能与 ASD 发生相关。ASD 患儿的炎症因子、细胞调节因子和细胞激素水平较对照组显著增加，脑部组织小胶质细胞和星形胶质细胞的免疫反应增强。

3. 神经系统异常　神经解剖和影像学研究发现，ASD 患儿存在小脑异常，如小脑体积减小、浦肯野细胞数量减少，海马回、基底节、颞叶、大脑皮层异常。匹兹堡大学脑影像学研究发现，孤独症患者不同脑区之间的连接下降，也就是说大脑不同的区域不能有效地连接。美国北卡罗来纳州的一项研究发现，孤独症患者不仅是脑区之间，他们单个脑区的脑细胞之间的连接也缺乏，这提示可能有神经细胞之间的连接受损。

4. 神经心理学异常　有学者提出，缺乏"心理理论"是导致 ASD 儿童语言、交往和社会功能缺陷的原因。所谓"心理理论"是指能够反映人所具有的体察自己和他人心理状态的一种能力，如需要、愿望、信念、意图、感知、情绪等。ASD 患儿的"心理理论"明显不足，因此表现为日常行为、学习技能及社会交往活动等方面存在困难。执行功能理论认为，ASD 患儿缺乏对事物的组织、计划等能力，从而出现相关的行为混乱、多动等。中枢集合功能失调理论认为，ASD 患儿偏重事物的细节而常常忽略整体，以致行为刻板或具有某些特殊能力。然而，上述假说或理论均不能完整解释 ASD 患儿的临床表现。

（二）临床表现

ASD 患儿的主要临床表现为：社会交往障碍、语言发育及交流障碍、兴趣和行为方面障碍。同时，患儿在智力、情绪等方面有相应的特征表现。

1. 社会交往障碍　社会交往障碍是 ASD 的核心症状，包括社会交往意愿、技能和快乐等多方面的缺陷。患儿自幼就出现对人缺乏兴趣和关注，如喜欢独自玩耍，对父母的多数指令常常充耳不闻，无视周边人的存在，不愿意或不懂得如何与人互动，不能参加合作性游戏，与父母之间似乎缺乏安全的依恋关系或是表现为延迟的依恋，不会用语言或姿势来表达需求。

2. 语言发育障碍　社交沟通技能领域，非语言和语言沟通能力落后。如语言发育较同龄儿童晚，甚至无语言。多数 ASD 患儿因语言发育落后就诊，如 2 ~ 3 岁时还不会说话，或者在正常的语言发育后又出现语言倒退。部分 ASD 患儿具备语言能力甚至语言过多，但其语言缺乏交流性质，表现为多使用"指令"语句，单向交流，自我为中心；或为无意义、重复刻板的语言或是自言自语。稍大的患儿可能会拉着大人的手走向他们想要的东西。面部表情淡漠，很少用点头、摇头、摆手等体态语言表达他们的意愿。

3. 狭隘的兴趣和重复刻板行为　ASD 患儿对一般儿童所喜爱的玩具和游戏缺乏兴趣，尤其不会玩有想象力的游戏。常对某些特别的物件或活动表现出超乎寻常的兴趣，并有重复、刻板的行为或动作，例如转圈、玩弄开关、来回奔走、排列玩具和积木、挥舞双手、特别依恋某一物件、反复观看电视广告或天气预报、爱听某一首或几首特别的音乐，但对动画片通常不感兴趣。几乎所有的 ASD 患儿都拒绝学习或从事新的活动。

4. 感知觉障碍和动作异常　ASD 患儿对某些刺激过于敏感或麻木，如对疼痛感觉迟钝、对突发巨声缺乏反应，对某些微弱的声音或刺激有异常应答。多数 ASD 患儿不喜欢被人拥抱。本体感觉异常，例如喜欢长时间坐车或摇晃，但不觉头晕。还常装腔作势做出些奇怪动作，用脚尖走路或以跑代走，东张西望，眼神飘忽，注意力难以集中。

5. 智力障碍和认知偏异　过去认为 50% 患儿处于中、重度智力低下（IQ 低于 49），25% 为轻度智力低下（IQ 为 50 ~ 70）。现在认为 ASD 患儿智商从明显低下到天才能力呈谱系分布。30% ~ 50% 的 ASD 儿童智力落后，50% ~ 70% 智力在正常或超常。智力正常或超常的患儿称为高功能 ASD。有些 ASD 患儿可以在音乐和记忆方面，尤其是机械记忆数字、路线、车牌、年代等方面显现较强的能力，而在象征性、抽象思维和逻辑程序方面能力显著低下。

6. 其他　大多数 ASD 患儿表现为明显的多动和注意分散。此外，发脾气、攻击、自伤等行为在 ASD 患儿中均较常见。少数儿童表现温顺安静，肌张力不足。

（三）诊断

由于导致 ASD 的病因尚未明确，因此缺乏实验室指标进行诊断。目前主要根据临床表现进行诊断，医生需要通过询问病史、体格检查以及对儿童的行为观察和量表评定。可参考 ASD 诊断访谈量表 - 修订版（ADI - R）和 ASD 诊断观察量表（ADOS），参照 DSM - V 作出诊断。

（四）治疗

ASD 目前尚无明确的治疗方法，主要采取早期干预，以教育和训练为主，药物为辅的方法进行干预。

1. 教育训练 ASD 患儿的教育属于特殊教育，其目的是教会他们有用的社会技能。教育训练要特别注意个性化训练，根据患儿具体的症状、程度，制定个性化的详细的步骤和计划。在教育的过程中要特别注意父母的作用，家长参与是治疗成功的重要因素。ASD 患儿的教育或训练的原则有：①宽容和理解患儿的行为；②对异常行为进行矫正；③发现、培养和转化患儿的特殊能力。

2. 行为训练 行为训练的重点是促进 ASD 患儿的社会化和语言发育，并尽量减少干扰患儿功能与学习不协调的行为，如刻板、自伤行为等。ASD 行为干预方法包括：行为分析法、结构化教育疗法、综合训练、关系发展疗法和地板时光等。其中行为分析法和结构化教育疗法已经经历了较长时间的发展，并在欧美等国家获得了较高的评价，是目前运用最为广泛的综合性干预模式。

3. 药物治疗 药物治疗不是主要的干预方法，而是需要与其他治疗结合在一起，起到改善患儿活动过度、攻击性行为、自我伤害、焦虑和刻板动作等的作用。常用的药物有氟哌啶醇、哌甲酯、利培酮、纳曲酮等。

（五）预防

ASD 的发病机制目前尚不明确，预防措施主要从遗传和环境两方面考虑。孕前做好遗传咨询；加强妊娠和围产期卫生保健，进行遗传学辅导及生产过程中危险因子的预防、避免感染等；出生后，进行正常的发育体检和心理发育体检；一旦发现发育异常，及时到医院诊断，便于早期干预治疗，减少残疾程度。

七、语言和言语障碍

言语和语言障碍（speech and language disorder）又称沟通障碍，是指儿童在发音准确性和保持适当地言语流畅性及节律性方面表现的缺陷及困难。语言障碍是指语言的理解、表达及交流中出现的障碍，或语言能力发展明显落后于同龄儿童水平。言语障碍指口头语言中的发音、发声及言语流畅性和节律性的障碍。

在学龄前儿童中，7%～10% 的儿童语言和言语发育低于正常标准，3%～6% 儿童有语言感受或表达障碍。语言和言语障碍可影响儿童阅读和书写、交流和社会关系，因此，早期发现、早期诊断和及时治疗语言和言语障碍至关重要。

（一）语言发育迟缓

语言发育迟缓是指儿童口头语言的发育明显落后于同龄正常儿童的发育水平。

1. 病因

（1）遗传因素 语言发育延迟儿童中，约 85% 为男童，患儿家族中常有语言发育迟缓者。研究提示，同卵双生子阅读障碍的同病率（33%～100%）高于异卵双生子（29%～52%），阅读障碍可能与 15 号和 6 号染色体存在特异性关联。

（2）听力障碍 无论传导性还是感觉神经性听力受损均可产生程度不等的语言发育迟缓，其程度与听力损害的程度、发生的年龄、矫治听力的年龄等因素有关。此外，慢性中耳炎、经常慢性的耳部感染等导致的听力障碍，也会导致语言发育迟缓。

（3）认知损害　认知受损的儿童语言发育进程的顺序与正常儿童相同，但发育速度慢，尤其是在沟通需求增加时，语言障碍更明显。Williams 综合征、脆性 X 染色体综合征、Dwon 综合征等均伴有语言障碍表现。

（4）语言环境脱离　在儿童发育的早期，被剥夺或脱离正常的语言环境可以导致语言发育障碍。

（5）其他　如孤独症、脑性瘫痪、大脑损伤等因素都可以导致儿童语言发育延迟。

2. 临床表现

（1）语言发育迟缓　语言发展遵循正常顺序，但比正常速度慢。

（2）语言障碍　指儿童语言发育偏离正常的发育顺序，表现为：①表达性语言发育迟缓：言语和语言理解好，但表达困难。患儿在 18 个月后可以听懂和理解别人的讲话内容，可能做出相应的情感反应或举动，只是语言表达欠佳，不能正确使用语言。到学龄期以后，往往伴阅读学习困难，学习成绩较差；②感受性语言发育迟缓：听觉辨析障碍，能听到声音，但理解困难，能理解姿势或手势，能学习阅读，但不会表达。

3. 诊断　ICD – 10 研究用诊断标准如下：

（1）表达性语言障碍　①采用标准化测验，表达性语言能力低于同龄人两个标准差，或者表达性语言能力至少低于非言语智商一个标准差，或者感受性语言能力在同龄人两个标准差范围内；②非语言交流的应用于理解及语言想象能力在正常范围内；③排除直接影响口语应用的神经系统。

（2）感受性语言障碍　①采用标准化测验，语言理解能力低于同龄人两个标准差，或感受性语言技能至少低于非语言智商一个标准差；②排除直接影响语言感受性的神经系统、感官或躯体损害，广泛性发育障碍。

4. 防治

（1）创造丰富的语言环境　婴儿期是语言发育的关键期，应该让儿童生活在语言丰富的环境中，并经常与其交流，如讲故事、唱歌、游戏、看图画书等。大人在与儿童交流时，要注意语言的准确和清晰。对于 2~3 岁口语学习关键期的儿童，应让其感受不同的声音，并用语言告知其声音的涵义，加强记忆，为口语学习打下基础。

（2）及时识别语言发育异常　在语言的发育阶段，早期识别语言发育的异常，及时干预，对改善语言障碍有重要的作用。语言发育异常的警告信号见表 3 – 4。

表 3 – 4　语言发育异常的警告信号

年龄	临床表现
1 岁以内	2 个月对熟悉的声音无微笑 3 个月对他人无微笑 4 个月不会试图模仿声音 8 个月无牙牙学语 12 个月不能说一个字的词，或无任何手势，或不能指点任何物品或图片
1~2 岁	18 个月不能使用 15 个单词，或用手势代替说话表达需求，或不愿意模仿声音或有限地运用辅音和元音 2 岁不能模仿说单词或动作，或不能听从简单的指令
2~3 岁	3 岁不能将单词组成短语或句子，或不能自发与人进行交流，或不能正确发"b、p、m、f、d、t、n、l、g、k、h" 与人进行交流时常常表现受挫 局限于玩某些玩具或反复玩某些玩具 词汇有限 不能与他人交往和游戏 不能理解或回答简单的问题
4 岁	外人（非家庭成员）不懂其说的话 不能复述简单的故事或不能清楚地回忆近期发生的事件

（3）早期进行干预　语言训练要由浅入深、由易到难、由简单到复杂，循序渐进地进行。对表达性语言发育迟缓者要训练他们模仿声音，培养他们的跟读能力。对感受性语言发育迟缓者，要训练他们对别人讲话的理解能力，同时也要训练他们讲话，以增强对语言的理解深度。

（二）口吃

口吃（stuttering）又称为结巴，是儿童时期常见的一种语言流畅性功能障碍，主要表现为言语不自主的重复、发音延长或中断，无法连贯地表达清楚自己所想表达的内容。大多数在5岁前起病，男孩较女孩常见。

1. 病因

（1）遗传因素　国内调查报告显示，口吃儿童中，20.1%的有家族史，多见于父母及兄弟。同卵双生子的患病率明显高于异卵双生子。

（2）心理因素　突然的刺激或环境改变可引起儿童精神紧张，导致口吃，如：①当孩子遭受突然的刺激或过度的惊吓，甚至强烈的声音；②生活环境的改变，如家庭搬迁、转园、转校；③受到老师或家长严厉的批评或惩罚；④家庭教养不当或者遭遇家庭变故等。

（3）发育性因素　儿童在语言学习阶段，会因为掌握的词汇量有限导致表达时不能快速准确地选择词汇，从而讲话时出现犹豫或重复使用词语或停顿的现象。或者因为发音器官和表达能力跟不上思维速度，发音器官肌肉痉挛，可能会出现口吃现象。

（4）模仿学习　儿童模仿能力较强，如果经常与口吃的患者接触，会因为好奇心而有意地模仿其讲话，久而久之养成口吃的习惯。

2. 临床表现　口吃临床表现主要为言语节律的异常，说话不流畅，部分词或音节重复等。在紧张、受到别人嘲笑时口吃现象会更加严重。当儿童处于放松状态时，如唱歌、耳语、独自阅读，口吃现象会减轻或消失。

3. 防治

（1）早期发现　父母应注意孩子发音器官的发育，是否有舌系带过长或过短，是否有唇腭裂等影响发音吐字情况的存在，发音是否清晰、准确。如发现有口吃的倾向，应尽早干预，防止延伸为慢性口吃。

（2）早期矫正　一旦发现儿童有口吃的倾向，就要积极采取干预措施，切忌过于严厉斥责和批评，态度要温和有耐心，给予积极引导，慢慢养成不急不忙的讲话习惯。给患儿设计一种缓慢说辞或短语的游戏，经常进行发音训练，如"ba、ka、la、ta"等。

（3）营造良好的环境　为患儿营造和谐温馨的家庭环境，帮助患儿克服心理障碍及紧张情绪。重视周围环境中不利因素对患儿口吃的影响，尽量消除环境中的紧张因素，帮助患儿树立信心。

（4）药物治疗　针对合并有情绪行为障碍的患儿，可适当给予抗焦虑、抑郁的药物，常用舍曲林、劳拉西泮，并给予必要的心理疏导。

八、儿童情绪障碍

儿童情绪障碍发生于儿童、青少年时期，是以焦虑、恐惧和强迫等症状为主要表现的一组心理障碍，主要包括焦虑症、学校恐怖症、分离焦虑、忧郁症、恐怖症和强迫症等。由于此类障碍与正常焦虑、恐惧情绪难以区分，家长不易察觉，常常被忽视。

（一）儿童焦虑障碍

儿童焦虑障碍是指无明显客观原因下，儿童出现发作性紧张和莫名的恐惧感，伴有明显的自主神经功能异常的表现，主要有分离焦虑障碍和广泛性焦虑障碍。

1. 病因

（1）环境因素　儿童在早期社会化过程中，容易受到周围环境的影响，其所处的家庭及学校环境如果存在急性应激事件或者身处矛盾无法应对，就会出现情绪波动。如果问题经常得不到解决，情绪波动就会转为情绪疾病。

（2）遗传因素　遗传学研究发现，子女不但可以遗传父母的外貌、体型，也可以遗传父母的个性及情绪反应。父母的焦虑情绪可以影响儿童的情绪，从而导致儿童出现情绪不稳定、遇事多疑、焦虑不安、紧张等。女孩发生率高于男孩，随着年龄的增长发生率会增加。

2. 临床表现　焦虑障碍是一组以焦虑不安为主的情绪表现，从而引发相应的行为表现。学龄前儿童主要表现为情绪烦躁，爱哭闹、难以安抚和照顾、怕黑、不敢独处、纠缠大人、对幼儿园生活拒绝、难以适应；学龄儿童表现为上课不专心听讲、注意力不集中、易与老师或同学发生冲突、夜间入睡困难、容易惊醒、失眠多梦等。

3. 防治　儿童焦虑症以综合治疗为原则，以心理治疗为主要手段。

（1）行为治疗　有目的性地咨询交谈，通过认知疗法将焦虑思维调整到正常，以形成适应行为方式。

（2）心理治疗　了解导致患儿焦虑的原因，解除诱发焦虑的心理应激因素。为父母提供咨询，提高对疾病的认识，创造良好的家庭环境和氛围，克服父母自身的弱点或神经质倾向。

（3）放松疗法　家长多带孩子参加户外活动，适当体育锻炼，多听一些让人放松的音乐等，缓解紧张、焦虑的情绪。

（4）药物疗法　以抗焦虑药为主，常用药物有阿普唑仑、劳拉西泮、地西泮等。

（二）儿童抑郁障碍

抑郁障碍（depression）是指一种不快乐的弥散性心境或感受，患儿通常会表达自己既感到悲伤又对很多事物失去兴趣，并且易怒。童年期男女发病水平相当，青春期后女性发病率多于男性。美国研究者的一项调查发现，抑郁在儿童中的发生率为 0.4%~2.5%，在青少年中这一比率可能上升至 5%~10%。重型抑郁障碍一般发生于青春期以后，且易发展到成年期。

1. 病因

（1）遗传因素　有结果显示家族内发生抑郁症的概率约为正常人口的 8~20 倍，且血缘越近，发病率越高。异卵双生子同病率为 19.7%，自幼分开抚养的同卵双生子后期同病率高达 66.7%，且遗传因素的影响随着年龄增加而增加，女孩比男孩更易受遗传影响，青少年受遗传因素影响大于儿童。

（2）社会心理因素　社会支持与抑郁有较高的负相关。有研究表明，同伴关系差的小学生与具有良好同伴关系的小学生相比，更易患抑郁。抑郁大学生对社会支持的感受较低，未能发展有效的人际关系，在交往中将自己认知为人际交往无能，体验着焦虑和社会拒斥感。

（3）家庭因素　家庭因素是导致儿童青少年抑郁的重要因素之一。有研究表明，儿童抑郁与母亲有关，而与父亲无关。对于家庭关系的研究均表明儿童青少年抑郁与父母婚姻关系破裂之间存在明显关系，女孩较男孩更容易受父母离异的困扰而出现抑郁。

（4）应激事件　儿童青少年抑郁的促发因素主要源自于生活和学习中所遇到的压力，即各种应激生活事件，如健康状况的变化和生活环境的突然转变。有研究者发现身体健康水平低下的儿童更易产生抑郁及焦虑情绪问题。生活环境的突然转变也可能引起儿童青少年抑郁的发生。

2. 临床表现　表现为情绪低沉和不愉快，容易发脾气或哭泣，自我评估过低，不愿上学，对日常活动失去兴趣，想死或自杀。患儿经常有头痛、头昏、疲乏无力、胸闷气短、食欲不振等症状。行为上表现为动作和思维迟缓、行动减少、精神萎靡、自责自卑；也可表现为反社会行为，如不听管教、冲动、对抗、离家出走等。

3. 防治 治疗通常采用认知 – 行为疗法结合抗抑郁药物治疗。认知 – 行为疗法是将行为与认知疗法相结合的方法，以心理支持为主，旨在通过指导和训练，帮助患者改变消极悲观的思维。药物疗法主要采用 5 – 羟色胺再摄入抑制剂类抗抑郁药进行治疗。

（三）儿童强迫障碍

儿童强迫障碍（children obsessive – compulsive disorder）又称强迫症，是以强迫观念和强迫动作为主要症状，伴有焦虑情绪和适应困难的心理障碍。在儿童中，强迫症约占1%，男孩多于女孩。

1. 病因 强迫症的病因复杂、尚无定论，目前认为主要与心理社会、个性、遗传及神经 – 内分泌等因素有关。

（1）遗传因素 具有遗传的易感性，同卵双生子强迫症同病率高于异卵双生子，家族遗传学研究发现，该症患者家庭成员患病率明显高于一般人群。

（2）环境因素 环境的突然改变及精神压力，或家庭成员的影响，是该症的诱发因素。如父母做事讲求完美、过分拘谨、过分整洁干净、对学习过于固执，都可能影响儿童强迫症的发生。

（3）神经递质影响 研究发现，5 – 羟色胺功能的异常与强迫症发生有关。

2. 临床表现

（1）强迫观念 表现为非理性的不自主重复出现的思想观念、表象、意念、冲动等，如强迫怀疑、强迫性回忆、强迫性意向等。

（2）强迫动作和行为 强迫动作表现为重复的、有目的的、有意图的行为动作，如强迫洗涤、强迫计数等。强迫行为常导致做事耗时、拖拉和过度关注自身症状，正常活动减少，社交、学习和家庭关系受影响。

3. 治疗 治疗必须心理治疗和药物治疗相结合。

（1）心理治疗 了解患病的经过、发病的原因，家庭状况，父母的教育方法和教育特点等，需要父母的积极配合，帮助患儿建立克服疾病的信心，营造良好的家庭氛围。鼓励患儿尽可能多参加集体活动、文体活动和游戏等。可以选择系统脱敏疗法、代币疗法、漫灌疗法或厌恶疗法等。

（2）药物治疗 目前多选择 5 – 羟色胺再摄取抑制剂，主要有氟西汀、舍曲林、帕罗西汀等。

（四）创伤后应激障碍

创伤后应急障碍（posttraumatic stress disorder，PISD）指儿童遭受严重的创伤性体验后出现的持续性焦虑和无助感状态。该病发生率约为8%，女性约是男性的2倍，其中1/3可持续至成年。

1. 病因 该病多因突发灾难事件、目睹恐怖场景、遭受虐待、战争、强烈应激等所致。

2. 临床表现 创伤后应激障碍可以发生在儿童期的任何年龄段，表现为强烈的恐惧和无助感，症状通常在创伤事件发生一个月后出现，表现为：

（1）闯入体验 不可控制地回想创伤经历，反复做跟创伤有关的梦，反复出现错觉或幻觉重现创伤事件经历。

（2）过度警觉 难入睡或易惊醒，注意力集中困难，易激惹，坐立不安，遇到与创伤事件相似的场景或事件时情绪反应激烈。

（3）持续回避 极力试图忘却创伤性经历，避免接触可能引起痛苦回忆的活动或场所，反应迟钝，情感麻木，试图与人疏远。

3. 防治 创伤后应激障碍的治疗主要包括：心理治疗、药物治疗或联合治疗。

（1）心理治疗 对于症状轻者，可以通过自我调节不断提高患儿适应应激的阈值水平，有意识地减轻生活、学习及工作的压力；对于年龄较小、应激反应明显者，可通过游戏、角色扮演等来了解患儿的心理状态，再针对其内心的困扰去进行分析和治疗。在治疗过程中，要寻求家庭及社会的支持，同时要尊重患儿，既不要过分迁就，也不要过于严厉。

（2）药物治疗　抗焦虑、抑郁的药物可以改善患儿应激反应带来的情绪行为异常，可起到改善睡眠、调节情绪、控制行为问题的作用。

第五节　儿童神经心理发育评价

PPT

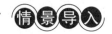

情景描述：周老师宝宝4岁，主要由奶奶照顾。平时很少出门玩耍，跟同龄孩子接触少。因父母工作繁忙，对孩子的陪伴较少，只有晚上下班后有短时间的陪伴。孩子9个月开始无意识地发"babamama"，一岁多能发出打、走等音，其他都是嗯嗯啊啊的。妈妈教孩子发音，孩子表现出不愿学、学习速度慢等特征。直到2岁了还是只会说"爸爸""妈妈""奶奶""打打""去去"这样简单的叠字，丝毫没有学话的欲望，什么都听得懂就是不肯说，整天拿手比画，要吃东西就指指自己的嘴巴，再指指零食，要去尿尿，就指指他的小马桶。

讨论：

根据周老师孩子的情况，应选择何种类型的心理发育评价方法进行测评？

一、概述

儿童神经心理发育的水平表现为儿童在感知、运动、语言和心理等过程中的各种能力，对这些能力的评价称为心理测试。心理测试仅能判断儿童神经心理发育的水平，没有诊断疾病的意义。任何一种评定都有其目的性和适应范围，因此选用某种评定必须根据需要认真取舍。心理测试需由专门训练的专业人员根据实际需要选用，不可滥用。

（一）选用心理测验的基本原则

1. 根据目的选择　心理测验量表繁多，应根据应用目的、要求进行选择。

2. 选用可靠的　选择的测验应经过标准化，并具有较好的信度和效度。

（二）心理测验方法的可行性检验

有效的心理测量量表需具备以下基本要求。

1. 标准化　心理测量的项目或内容是选择有代表性的、能够反映人的心理行为特征的问题或任务，按统计学抽样和测试规则测查样本，并通过统计学方法分析处理，建立心理发育的正常值，又称常模（norm）。其他地区使用该心理测量量表，应重新标准化。心理测量方法的标准化提高了测验的科学性，保证测验的有效性和可靠性。

2. 信度　即测验方法的可信程度，代表测验方法的稳定性。常用的有两人信度和再测信度。两人信度是比较两个测试者对同一儿童的测试结果，再测信度是比较同一儿童测试间隔一定时间的两次测定结果。如果两种信度测定结果符合率达90%，相关率为0.8，表示测验方法可信度高。

3. 效度　将测验方法与经典测验方法比较，检验测验方法本身在设计上有无针对性。效度越高，说明测得的结果越能代表该方法所要测量的某种心理行为的真正特征。

（三）心理测验量表的种类

常用的儿童心理测验方法包括发育量表、智能测验、适应行为、成就测验、神经心理测验和人格测验等多种类别。国内所采用的量表多是将国外量表结合国内情况略加修改，再予以标准化（表3-5）。

表3-5 我国常用的儿童发育筛查与心理测评量表

测验名称	试用年龄	我国应用情况
发育量表		
丹佛发育筛查测验（DDST）	2月龄~6岁	全国标准化常模
盖塞尔发育诊断量表（GDDS）	1月龄~6岁	全国标准化常模
贝利婴儿发育量表（BSID）	1月龄~3.5岁	全国标准化常模
早期语言发育量表（ELMS）	0~35月龄	区域标准化常模
Peabody运动发育量表（PDMS-2）	0~5岁	无全国标准化常模
智能量表		
绘人测验	4~12岁	区域标准化常模
图片词汇测验	4~8岁	区域标准化常模
学前儿童能力筛查（50项测验）	4~7岁	全国标准化常模
中小学团体智力筛选测验	小学3年级~高中2年级	区域标准化常模
瑞文测验联合型（CRT）	5~75岁	全国标准化常模
韦氏学前儿童智能量表（WPPSI）	4~6.5岁	全国标准化常模
韦氏儿童智能量表（WISC）	6~16岁	全国标准化常模
麦卡锡儿童智能量表（MSCA）	2.5~8.5岁	全国标准化常模
斯坦福-比萘智能量表（S-B）	2岁~成人	全国标准化常模
适应行为量表		
新生儿行为评定量表（NBAS）	0~28日	无全国标准化常模
儿童适应行为评定量表	3~12岁	全国标准化常模
婴儿-初中生社会生活能力量表	6月龄~14岁	全国标准化常模
Achenbach儿童行为量表（CBCL）	4~16岁	全国标准化常模
儿童孤独症评定量表（ABC）	8月龄~28岁	无全国标准化常模
Conners儿童行为量表	3~17岁	全国标准化常模
人格测验		
明尼苏达多项人格问卷（MMPI）	14岁~成人	全国标准化常模
艾森克人格个性问卷（EPQ）	7岁~成人	全国标准化常模
洛夏测验（Broschach test）	5岁~成人	全国标准化常模

（四）基本术语

智龄和智商是智力测验最常用的基本术语。

1. 智龄（mental age，MA） 1908年法国实验心理学家比奈（Alfred Binet，1857~1911）在比奈-西蒙量表（2版）首次提出用智龄（mental age，MA）的概念描述一个人智力发育水平的年龄。如一个人智力测试的结果是7岁智龄，则智力水平相当于7岁儿童。若智龄大于实际年龄，则被认为智力水平高。智龄等于实际年龄的智力是中等。智龄低于实际年龄，则智力落后。采用智龄表示使智力测验的结果变得简单明了，易于理解，有益于临床制订康复干预计划和评估效果。但智龄只表示一个人智力的绝对水平，难以进行不同年龄儿童智力水平比较，也难以进行儿童群体间的评估。

2. 智商（intelligence quotient，IQ） 智商以智龄为基础，在1916年由美国斯坦福大学Terman教授修订Stanford Binet（S-B）时提出，IQ用MA与CA（chronological age，实际年龄）的百分比来表示，IQ =（MA/CA）×100，所得结果称为比值。实际应用中发现IQ分布标准差不稳定，不同年龄的IQ无法比较。不同年龄的儿童有相同的IQ，但意义并不相同。IQ只表示智能发育水平，但不是心理发育水平的唯一重要指标。心理测验所得的IQ值在12~14岁以前直线上升，以后上升速度减慢，17岁左右达到顶点。

3. 发育商（developmental quotient，DQ） 婴幼儿处在中枢神经系统和感知、运动、语言发展迅速而日趋完善的时期。因此用发育测验来评价其神经心理的发展，以了解被测儿童神经心理发展所达到的程度，测验结果用发育商来表示。DQ =（DA/CA）×100，式中 DA 表示发育年龄（development age，DA）。发育商只表示该儿童在该阶段的智能发育水平，既不能在发育正常与异常间划出明显的界限，也不是心理发展水平的唯一标准。

（五）心理测验的基本要求

1. 测试者的要求 测试者具有儿童生长发育基础与临床知识和儿童心理学理论知识，经过系统的心理测验培训，并取得心理测验师资格。选择自己熟悉的量表，并严格按照相应的心理测验指导手册进行。与受试儿童建立友好、信任的关系，能根据儿童的不同情况及时调整交流方式。能正确解释测试结果，并注意保护个人隐私，不得随便议论或向他人或学校公布测试结果。

2. 受试儿童的要求 受试儿童在测验时无急性疾病，如发热等。测试时精神状态正常，儿童应无饥饿感，排空大小便。根据情况可适当允许中间休息、走动、喝水、上厕所等。原则上测试时避免父母或老师在身边。如儿童难以离开父母，可允许母亲或父亲一人在旁，但要告诫家长不要给儿童任何指导或暗示。

3. 测试环境的要求 儿童心理测验的场所应该光线柔和、安静、温度适宜。房间相对封闭，布置简单、色调单一，以免使儿童注意力分散。使用的桌椅高低大小要适宜舒适。测试开始后应避免他人进出测试房间。

4. 测试工具的要求 儿童心理测试方法设计中有较多玩具和图片作为测试工具，为保证结果的可靠性与一致性，应统一制作测试工具。

二、心理测验方法

儿童心理测验依据其用途和作用分为筛查性测验和诊断性测验。筛查性测验是用简单的试验项目，在较短的时间内把神经心理发育可能有问题的儿童从人群中筛查出来，有较高的可靠性，但不能测出智商，也不能作为智力低下的诊断。诊断性测验是用周密严谨的方法和测验项目测出智龄和智商，费时较多，主试人员必须经过训练。

（一）筛查性测验

1. 丹佛发育筛查测验（Denver development screening test，DDST） 1967 年，美国儿科医师 WK Frankenberg 和心理学家 JB Dodds 在美国丹佛市制定的儿童发育筛查量表，命名为丹佛发育筛查测试（Denver Development Screening Test，DDST）。我国于 20 世纪 70 年代末对该量表进行修订，已在儿科和儿童保健临床常规使用（图 3-4）。该量表项目易于理解与操作。

（1）测试目的 该量表主要用于早期发现 2 月龄~6 岁（最适年龄 <4.5 岁）儿童发育筛查及高危儿的发育监测。

（2）测试工具 直径 10cm 的红色绒线球 1 个、类似葡萄干大小的糖丸若干粒、细柄拨浪鼓 1 个、8 块边长 2.5cm 的正方形木块（红色 5 块，蓝色、黄色、绿色各 1 块）、瓶口直径 1.5cm 的无色透明玻璃瓶 1 个、小铃铛 1 个、直径 7~10cm 的小皮球 1 个、红铅笔 1 支、白纸 1 张。

（3）测试内容 国内修订的 DDST 共 104 项，分四个能区：个人社会技能、精细运动与适应性动作、粗大运动、言语。每个项目用一横条表示，横条的两端代表 25% 和 90% 的正常儿童可以通过该项目的百分比（图 3-5）。横条内有"R"的表示该项目允许向家长询问获得结果，横条内有"1，2，3…"的表示该项目测试时需参考注解。表的顶线与底线均有年龄标记。

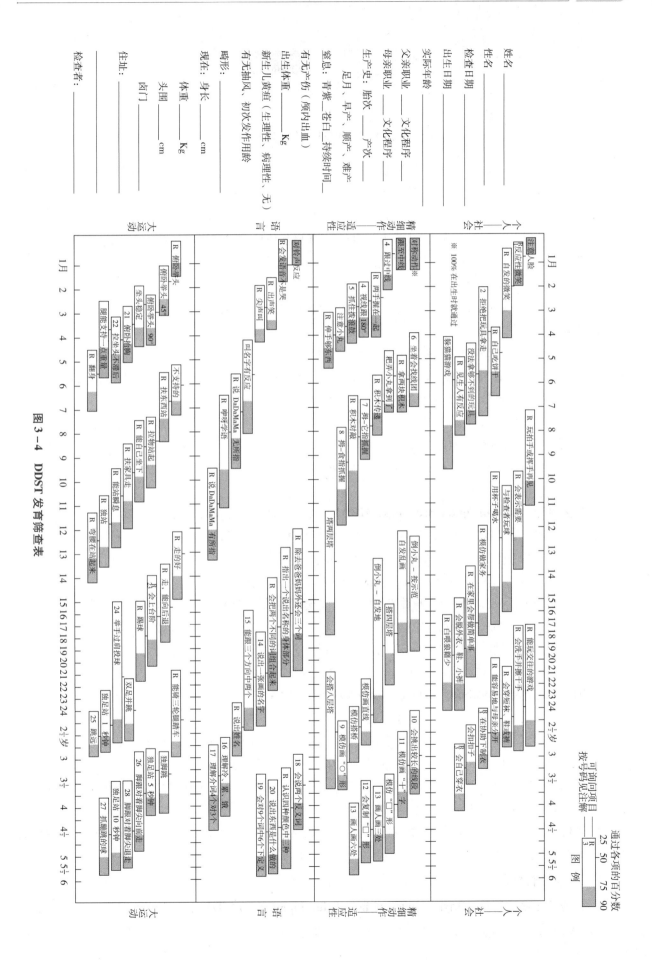

图 3-4 DDST 发育筛查表

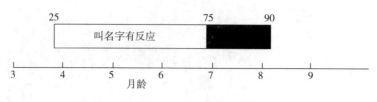

图 3-5 DDST 横条示意图

（4）测试方法 ①准确计算出儿童的年龄（早产儿需矫正胎龄直到追上正常儿童发育水平，过期产不作调整），先确定儿童出生年、月、日，用测试日期减去儿童出生日期得出实际年龄。如一 34 周龄的早产儿，现在 14 月龄，则矫正后的生理年龄为 12 月龄 $^{+15日}$。②从年龄线左侧开始测试，每个能区应测试至少 3 个项目，然后向右测试，且年龄线的所有项目都要检查。每个项目可重复 3 次测试。项目的测试结果以 "P" 表示 "通过"、以 "F" 表示 "失败"、以 "R" 表示儿童 "拒绝测试或不合作"、以 "NO" 表示 "儿童无机会或无条件表演"。总评时 "NO" 不予考虑。用红色 "F" 标记年龄线左侧未通过项目。检查者不能暗示询问的项目。测试过程中检查者要观察儿童的行为、注意力、自信心、有无神经质或异常活动、与家长的关系等等。

（5）结果判断 如果在年龄线左侧的项目未通过，用红笔标记 "F" 表示该项 "发育延迟"。年龄线上的项目未通过，用 "F" 表示，不用红笔标记，不能认为发育延迟。测试结果有异常、可疑、无法解释、正常 4 种。①异常：2 个或更多的能区有 2 项或更多的 "发育延迟"（红色 "F"）；1 个能区有 2 项或更多的 "发育延迟"，加上另 1 个或更多能区有 1 项 "发育延迟"，且该能区年龄线上的项目都为 "F"。②可疑：1 个能区有 2 项或更多 "发育延迟"；1 个或 1 个以上能区有 1 项 "发育延迟"，该能区年龄线上的项目均为 "F"。③无法解释：评为 "NO" 的项目太多，以致最后无法判定。④正常：无上述情况。

2. 绘人试验（human figure drawings，HFD） 美国心理学家 Goodenough 于 1926 年发展绘人法作为儿童智力筛查方法。我国于 1979 年由上海第二医科大学、首都儿科研究所进行修订并标准化。

（1）测试目的 用于筛查 5~9.5 岁儿童认知水平。

（2）测试工具 一张 27cm×21cm 的白纸、一支铅笔、一块橡皮。

（3）测试内容 分析儿童绘人身体部位完整性、比例协调性判断儿童认知水平以及情感。

（4）测试方法 要求被测儿童根据自己的想象在白纸上画一个人物的全身像。

（5）结果判断 国内采用改良的日本小林重雄评分法（50 分），根据画像的完整性、协调性和各部位的组合情况对 73 个具体内容进行评分。计分内容包括身体部位、各部位的比例、表达方式等。

3. 图片词汇测验（peabody picture vocabulary test，PPVT）

（1）测试目的 评估 3.5~9 岁儿童听觉、视觉、知识、推理、综合分析、注意力及记忆力等。

（2）测试内容 测试由 120 张图片组成，每张图片印有 4 幅不同的图画，每组按照表达的词义由易到难排列。主试者读其中一个词，要求被测者指出其对应的那幅画。

（3）结果判断 根据每张图应答正确与否评分，答对 1 个计 1 分，测到连续 8 张中有 6 张答错时测试终止。将答对分相加得粗分，查表得智龄、智商和百分位数。

4. 其他 国内常用的用于儿童智能筛查的测验方法还有 "学前儿童能力筛查" "瑞文测验" "0~6 岁智能发育筛查测试" 等。

（二）诊断性测验

1. 贝利婴儿发育量表（Bayley scales of infant development，BSID） 1933 年美国儿童心理学家贝利根据对数千名婴幼儿的测试，对其 1930 年发布的加州 1 岁婴儿量表进行修订，并取名为 "贝利婴儿发育量表"。1969 年发表第一版本，并于 1993 年和 2006 年进行了 2 次修订。我国根据 1969 年版本进行修订和标准化，目前已广泛用于临床发育检查。

（1）测验目的　对 1 月龄~3.5 岁婴幼儿心理发育水平进行检查，确定发育迟缓程度以及干预后的效果。也用于研究儿童神经心理发育。

（2）测验内容　本量表包括三部分内容：①智能量表 163 项：检测感知觉、记忆和解决问题的能力等；②运动量表 81 项：检测粗大和精细运动能力，如行走、拾物；③婴幼儿行为记录 24 项：观察记录小儿在测验过程中表现出的社会化、胆怯、紧张等行为。

（3）结果判断　每个条目分通过和未通过。将各量表通过的条目数相加，分别得到运动量表粗分和精神发育量表粗分，查表后得总量表分。据此判断儿童心理发育水平和偏离常态的程度。总分在 115 分以上为加速完成测试，85~114 分为正常范围，70~84 分为测试轻度延迟，69 分及以下为测试明显延迟。

2. Gesell 发育诊断量表（Gesell developmental scales，GDS）　1940 年美国著名儿童心理学家 Gesell 和他的同事正式发表了盖塞尔发育量表，1974 年进行修订。我国对 1974 年美国修订的盖塞尔量表进行标准化。

（1）测验目的　评价和诊断 1 月龄~6 岁婴幼儿神经系统发育及功能成熟情况。

（2）测验内容　Gesell 根据儿童生长发育顺序和规律，选择 4 周、16 周、28 周、40 周、52 周、18 个月、2 岁、3 岁、4 岁、5 岁、6 岁，用作反映小儿生长发育阶段和成熟程度，将不同年龄段新出现的行为作为价差项目与诊断标准。测验内容包括适应性行为、大运动、精细运动、语言和个人社会行为 5 个方面。

（3）结果判断　根据测验结果得到每个能区的成熟年龄水平，然后代入发育商（DQ）公式得出 DQ 值。通常情况下，适应性的成熟水平可代表总的发育水平。DQ 在 85 分以下表明可能有某些器质性损伤，75 分以下表明发育落后。

3. 其他　国内常用的用于诊断儿童心理发育的量表还有"韦氏学前及初小智力量表""韦氏儿童智力量表"、"斯坦福-比奈智力量表"等。

三、适应性行为评定

适应性行为指适应外环境的能力。对儿童行为的评估，传统的方法是以临床观察分析为主。近年来，出现了大量评估儿童行为的评定量表，可以评估具体的行为，如多动-冲动；也可以评估想象的行为，如性格。量表分可以表示损害的严重程度，也可以表示能力的高低。根据量表的使用对象，可分为父母用、教师用、儿童自评以及观察者用。

1. 新生儿行为评定量表（neonatal behavioral assessment scale，NBAS）　1973 年，由美国著名儿科医生 TB Brazelton 制定，是目前适用于新生儿的行为量表。

（1）评定目的　用于评价 0~28 天新生儿行为发育水平。早产儿需矫正胎龄。

（2）评定内容　NBAS 包括 28 项行为项目和 18 项反射项目。行为项目包括 4 个方面：①相互作用：非生物视觉定向、听觉定向和视觉定向，生物性视觉定向、听觉定向和视觉定向，醒觉状态、怀抱反应、安慰性微笑等；②状态控制：对光、咯咯声、铃声、针刺重复刺激、使自己安静活动、建立速度、激动高峰、激惹性、状态稳定性等；③运动能力：一般肌张力、运动成熟性、运动活动性、手到口能力、防御运动、拉成坐位；④生理应激反应：震颤、惊跳、皮肤颜色稳定性。反射项目包括：足抓握、手抓握、踝阵挛、巴宾斯基征、站、自动走、放置、侧弯、爬、眉间反射、紧张性头眼偏斜、眼球震颤、张力性颈反射、拥抱反射、觅食（加强）、吮吸（加强）、左右侧的上肢及下肢被动运动。

（3）结果判断　每项行为项目有 9 个分度，可根据标准给分。每项反射项目有 3 个分度：反应低下（1 分）、反应中等（2 分）、反应增强（3）分；此外还有未引出（0 分）和未检查（X）。大多分度的中点为正常值，最后还有评论。

2. 婴幼儿－初中学生社会生活能力量表 由北京医科大学左启华和张致祥等人根据日本"S－M社会生活能力检查"量表修订，并建立了我国的常模。

（1）测验目的 评定6月龄~15岁儿童社会生活能力，协助精神发育迟滞的诊断。

（2）测验内容 全量表共132项，包括6个行为能力：①独立生活能力，包括进食、穿衣、料理大小便、个人和集体清洁卫生状况等；②运动能力：包括走路、上阶梯、过马路、认识交通标志、遵守交通规则等；③作业能力：包括抓握物品、涂画、倒水、剪图形等；④交往能力：包括言语反应、言语表达和理解、日常言语应用等，懂简单指令、交往、打电话等；⑤参加集体活动：包括游戏和同伴玩耍、参加文体活动等；⑥自我管理能力：包括独立性、自律、关心他人等。

（3）结果判断 受检儿童每通过一项计1分。根据年龄与总分查表得标准分。按标准分将儿童适应能力分为：非常优秀（≥13分）、优秀（12分）、高常（11分）、正常（10分）、边缘（9分）、轻度低下（8分）、中度低下（7分）、重度低下（6分）、极重度低下（≤5分）。

3. 其他 此外还可用于儿童适应行为评定的有"Achenbach儿童行为筛查量表""Conners儿童行为量表"等。在工作中可以结合具体的情况进行选择。

（张学艳 卢小敏）

答案解析

✎ 练习题

一、选择题

[A型题]

1. 儿童脑的大小达到成人的80%的年龄期是（ ）

    A. 新生儿期   B. 婴儿期   C. 幼儿期

    D. 学龄前期   E. 学龄期

2. 促进婴儿感知觉发展的目的主要是（ ）

    A. 促进体格发育   B. 促进神经精神发育   C. 促进消化吸收功能

    D. 促进代谢功能   E. 促进内分泌功能

3. DDST可早期发现智力发育问题，可对高危儿进行发育检测，适用于以下年龄段的儿童（ ）

    A. 2~3岁   B. 0~5岁   C. 0~8岁

    D. 3~6岁   E. 0~6岁

4. 儿童心理发育不包括（ ）

    A. 语言   B. 思维   C. 情绪

    D. 独立性和自我意识   E. 唱歌、音乐、技巧等才能教育

5. 不属于儿童心理健康"标准"的是（ ）

    A. 心理特点与年龄相符   B. 行为协调，反应适度

    C. 智力发育超常   D. 人际关系良好

    E. 情绪稳定

[B型题]

1. 1岁小儿体格生长正常不能扶物站立，不会有意识叫爸妈，最可能是患（ ）

A. 脑性瘫痪   B. 佝偻病   C. 聋哑

D. 克汀病   E. 营养不良

2. 一位男童，性格内向，自 4 岁起咬指甲，现已 8 岁仍有遗尿现象，学习成绩一般，近 2 个月出现口吃。该儿童最可能的问题是（   ）

A. 心理卫生问题   B. 泌尿系统疾病   C. 贫血

D. 弱智   E. 神经系统疾病

3. 某 3 岁幼儿，在急切的时候有口吃的表现，还出现抽鼻、跺脚等动作，此时家长应该（   ）

A. 着重心理疏导   B. 着重言语矫治   C. 立即表达自己的不满情绪

D. 对其忽视   E. 药物治疗

二、简答题

1. 简述精神发育迟滞的可能病因。

2. 简述精神发育迟滞与孤独症的鉴别要点。

书网融合……

本章小结   微课   题库

第四章　儿童营养与膳食

营养是人类维持生命、生长发育和促进健康的物质基础，对儿童生长发育具有十分重要的作用。生命早期1000天营养健康行动对提高人群营养健康水平起到重要作用；良好的营养及喂养知识能促进儿童的生长发育，而营养缺乏或营养过剩都可能导致儿童出现营养障碍、增加成年期感染各种疾病的风险。因此，需要根据儿童时期生长发育的特点对儿童进行合理营养指导，培养儿童良好的饮食习惯，并重视预防营养相关疾病的发生。

第一节　儿童营养与健康

PPT

《国民营养计划（2017~2030年）》提出，要推动生命早期1000天营养健康行动，提高婴幼儿的营养健康水平。从受孕到生后2年是儿童早期生长发育的关键阶段，包括胎儿期约280天，婴幼儿期约720天，如婴儿期体格生长经历第一个生长高峰，神经系统发育处于优势地位，既是认知发育的关键时期，又是人类高级情感、社会交往能力萌芽及快速发展的重要阶段。在此期间，人体重要器官的生长发育依赖于良好的营养，如能量和蛋白质与儿童体重增加密切相关，许多必需微量营养素与儿童生理功能密切相关。临床研究表明，生命早期营养和代谢等诸多因素，对儿童乃至成人期的健康将产生深远的影响，而早期营养缺乏或营养过剩造成的损害可能在2岁以后将无法逆转。

一、营养与体格生长

婴儿期是出生后体格生长发育第一个高峰期，1周岁时体重将增加至出生时体重的3倍，体重可以达到10千克，而身长则比出生时增加约25cm，达到75cm，因此婴儿期单位质量的营养需求远高于其他时期。研究表明，4月龄婴儿摄入能量的30%~35%用于支持体格生长；随着年龄的增长，生长速度减慢，用于体格生长的能量逐渐下降，1岁左右儿童用于体格生长的能量才5%左右，到3岁时此值下降到 2%。因此，能量摄入不足对于生长发育的损害在婴儿期更为常见和明显，母亲孕期及婴儿出生后早期营养素缺乏可引起体重、身高等体格指标增长不足或不增，感染发生概率增加。

二、营养与免疫功能

免疫功能指机体对疾病的抵抗力，机体的免疫功能是在淋巴细胞、单核细胞和其他有关细胞及其产物的相互作用下完成的；免疫功能是免疫系统根据免疫识别而发挥的作用。营养不良是继发免疫功能缺陷最常见的原因。对两岁以下的婴幼儿而言，营养不良会削弱免疫系统功能，使幼儿容易受到常见的疾病（如肺炎、腹泻和疟疾）的威胁，严重营养不良往往可危及生命。严重营养不良对机体的防御机制产生严重的损害，如影响细胞免疫功能、中性粒细胞杀菌力、分泌型 IgA 反应性等；这些损害在早期营养不良者中影响持久。研究表明，营养素缺乏对免疫功能有重要影响，如补充维生素 A 可以降低感染性疾病发病率和死亡率；患儿在腹泻发生时补充锌有助于肠黏膜修复和缩短腹泻病程。

三、营养与脑发育

脑是人体结构和功能最为复杂和精细的重要器官，人类的大脑由大量高度分化的神经元和神经胶质细胞组成。从受精卵形成至出生后 2 年，大脑生长速度惊人，婴儿出生时脑的重量是成人的 25%，2 岁时达到 75%，6 岁时达到 90% 以上。有研究表明，在生命早期营养素供给对中枢神经系统发育具有长期及重大影响。生命早期蛋白质 - 能量营养不良干扰脑功能发育，导致认知发育异常；生命早期发生贫血的儿童可造成认知和行为缺陷，而且这种影响通常不可逆转，即使到学龄期，贫血虽得到纠正，但其学习能力仍然较差。生命早期发生轻度碘缺乏，即使在生后接受了治疗，也可导致 IQ 值下降 5 ~ 7，由此而产生的学习能力受损和生长能力下降，最终会转化为影响收入的经济学指标。加大对脑发育的研究投入，对提高儿童身心发育水平和促进健康具有积极作用。

四、营养与代谢

《中国居民营养与慢性病状况报告（2020 年）》显示，我国慢性非传染性疾病，如心脑血管疾病、内分泌及代谢性疾病，是我国疾病死亡比重比较大的疾病。国内外学者通过流行病学调查发现，孕期营养、出生体重等生命早期营养状况与成年后血压、血脂、血糖及胰岛素敏感性，以及肥胖、骨质疏松和肿瘤疾病发生率具有相关联。低出生体重儿在出生后出现快速"追赶生长"现象，有研究表明，孕期营养能量过剩会导致孕妇体重增长多及巨大儿娩出，也会增加不良妊娠结局的发生；巨大儿与成年期胰岛素抵抗、2 型糖尿病发病率增高有关。

因此，儿童营养促进应当从孕期开始，从出生到青春期结束，贯穿于整个生长发育时期，重点为生命早期。

第二节　儿童营养需求

PPT

儿童需要合理的营养素以支持正常的生长发育。人体所需的能量主要来自食物中碳水化合物、脂类和蛋白质。营养素经消化转变成可吸收的小分子物质被机体吸收入血，吸收入血的这些小分子物质一方面经合成代谢构成机体组成成分；另一方面经分解代谢释放出其所蕴藏的化学能，这些化学能经转化便成为生命活动过程中的能量来源。婴幼儿的能量需要除了包括基础代谢、食物的特殊动力作用和排泄耗能外，还包括快速生长发育所需的能量储存。维持能量摄入与消耗的正平衡是婴幼儿健康成长的基础。

一、儿童营养需求特点

儿童正处于生长发育阶段，全面、充足的营养是其正常生长发育乃至一生健康的物质保障。儿童时期是建立健康信念和形成健康饮食行为的关键时期，从小养成健康的饮食行为和生活方式将使其受益终生。

人体需要的各种营养素都需要从每天的饮食中获得，若某种营养素长期摄入不足或摄入过多都可能产生相应的营养不足或过多的危害，安全地摄入各种营养素，避免可能产生营养不足或过多。营养学家根据有关营养素需要量，提出适用于各年龄阶段人群的膳食营养素参考摄入量。

二、儿童各种营养素需求 <img_1>微课

（一）能量

生命过程实际上就是一个能量摄入的动态平衡过程。体重是衡量能量代谢的敏感指标，当能量摄入等于能量消耗时，机体维持原有状态与功能；当能量摄入过多表现为超重与肥胖，能量摄入过少表现为体重减轻，体形消瘦。成年人的能量摄入主要用于维持基础代谢、体力活动和食物热效应；儿童还需要部分的能量用于维持生长发育。人体可利用的产热营养素主要由碳水化合物、脂肪和蛋白质组成，乙醇也可以被机体利用产热。

1. 基础代谢 基础代谢是维持人体基本生命活动所需的最低能量，人在清醒、安静、空腹，室温适宜时维持呼吸、心跳、体温、循环等基本生理过程所消耗的能量。在单位时间内每平方米体表面积所需的基础代谢能量称为基础代谢率。人体基础代谢所需能量受年龄、性别、体表面积、生长发育、内分泌及神经活动等多种因素影响。儿童基础代谢率较成人高10%～15%，一般占总能量的50%，并随着年龄增长、体表面积的增加而逐渐减少。与成人相比，婴儿脑重占体重比例大，其代谢率也较成人高；婴幼儿期脑代谢占总基础代谢的1/3，而成人期则减少到1/4；肌肉活动耗能在婴儿期较少，仅占8%，成人期则占30%。婴幼儿期基础代谢的消耗基本无性别差别。

2. 生长发育 在儿童时期，能量摄入要维持正常的生长发育，生长发育所需能量与生长的速度成正比，即随年龄增长逐渐减少，如0～3月龄时约35%的能量用于支持生长发育，4～6月龄降到约17.5%，1岁时约3%，青少年期生长发育所需能量占总能量需要量的1%左右。能量供应不足可使儿童生长发育速度减慢，甚至停滞。

3. 体力活动 除基础代谢外，体力活动是人体能量消耗的主要构成部分。活动量及强度越大，消耗能量也越多。用于活动的能量波动较大，是儿童能量平衡中最易发生变化的一部分，与儿童身体大小、活动强度、持续时间、活动类型等均有密切关系。好哭、多动的婴儿比安静、少哭婴儿消耗能量多；年长儿自由活动增多、强度增加，需要消耗的能量也会增多。

4. 食物热效应 食物热效应是指进食后机体用于消化食物、吸收、运送、储存及代谢所利用营养素消耗的能量。不同营养素的食物热效应也有差别，一般碳水化合物为5%～10%，脂肪为0～5%，而蛋白质最高，为20%～30%。进食混合食物后，能量代谢值相当于基础代谢率的10%左右。

5. 排泄消耗 正常情况下未经消化吸收的食物的损失约占总能量的10%，腹泻的增加。

（二）蛋白质

蛋白质是构建组织和细胞的基本物质，与各种形式的生命活动密切相关，是生命存在的物质基础。蛋白质主要由碳、氢、氧、氮四种元素组成，有些蛋白质还含有硫、磷、碘、硒、铁、铜、钴等元素。

所有组成元素中氮元素的含量在各种蛋白质中均很接近，约为16%。即每克氮相当于6.25g蛋白质。蛋白质主要参与机体的组织、器官构成和组织修复；参与调节生理功能；释放能量，是人体能量来源之一。人体所需蛋白质来源于多种食物，凡是蛋白质中各种必需氨基酸的构成比例与人体蛋白质的氨基酸模式接近的食物，其必需氨基酸在体内的利用率就高，称为优质蛋白，如动物蛋白、大豆蛋白；反之则低，如植物蛋白。

蛋白质的生理需要量受经济条件、生活水平及饮食文化背景的影响。蛋白质长期摄入不足会减少组织增长和修复，导致生长发育迟滞、组织功能异常，甚至威胁生命；蛋白质摄入过多则可能增加肾溶质负荷。2023年中国居民膳食营养素参考摄入量，蛋白质供能应占总能量的8%~20%。婴幼儿生长旺盛，保证蛋白质的供给量质量非常重要，因此食物中应有50%以上的优质蛋白质。

知识链接

氨基酸模式与蛋白质互补作用

氨基酸模式是指某种蛋白质中各种必需氨基酸的构成比例。只有当食物蛋白质的氨基酸模式与人体蛋白质接近，才能被人体充分利用，其营养价值相对也越高。如肉、奶、蛋、鱼等动物蛋白质及大豆蛋白质，与人体蛋白质的氨基酸模式就很接近，被称为优质蛋白质。其中鸡蛋蛋白质的氨基酸组成与人体蛋白质氨基酸模式最为接近，被称为参考蛋白质。而在植物蛋白质中，赖氨酸、蛋氨酸、苏氨酸和色氨酸含量相对较低，所以营养价值也相对较低。在膳食中将多种食物混合食用，可使必需氨基酸互通有无，互相补充，使氨基酸模式更接近人体的需要，提高蛋白质的生物学价值，这种作用称为蛋白质互补作用。要达到良好的蛋白质互补作用，需要蛋白质生物属性相差越远越好，蛋白质种类越多越好，最好同时进食。养成良好的饮食习惯有利于提高食物蛋白质的营养价值。

（三）脂类

脂类是脂肪和类脂的总称。脂肪由甘油与脂肪酸构成，类脂包括磷脂、糖脂和固醇类。脂肪约占脂类的95%，大部分分布于皮下、大网膜、肠系膜等脂肪组织中。脂类是人体必需的宏量营养素之一，是机体的第二供能营养素；也是构成人体细胞的重要成分，如细胞膜、神经髓鞘等。此外，还与多种生理功能，如促进脂溶性维生素吸收、维持体温、促进碳水化合物代谢及内分泌作用等有关。

研究表明，脂肪摄入量和脂肪酸组成（如脂肪摄入量过高，尤其是饱和脂肪酸摄入量过高）与多种慢性病有关，如肥胖、心血管疾病，甚至是某些肿瘤。因此，在制定合理膳食计划时，既要考虑膳食脂肪摄入量，又要考虑膳食脂肪酸组成。在儿童时期，由于大脑快速发展，神经纤维的髓鞘化，故对脂肪的需求量高于成人。2023年中国居民膳食营养素参考摄入量建议婴儿期脂肪所提供的能量应占总能量的35%~48%；随着年龄的增长，脂肪占总能量比例下降，4岁以上建议脂肪供能比为20%~30%。

（四）碳水化合物

碳水化合物包括单糖、双糖、低聚糖和多糖，是人类获取能量最经济、最主要的来源。其在体内释放能量较快，是神经系统和心肌的主要能源，也是肌肉活动时的主要能量来源。碳水化合物也是构成细胞和组织的重要成分，参与细胞的多种生理活动。核糖及脱氧核糖又是构成核酸的重要成分。

膳食中碳水化合物的主要来源是粮谷类和薯类食物，然后依次是水果、蔬菜、豆类及乳制品。婴儿尤其是6月龄内婴儿的碳水化合物主要是乳糖，其次为蔗糖和淀粉。膳食中碳水化合物比例过少，可造成膳食蛋白质浪费、组织蛋白质和脂肪分解增强以及阳离子的丢失等；比例过高，则引起蛋白质和脂肪的摄入减少，造成不良后果。2022年中国居民膳食指南中碳水化合物适宜摄入量指出，2岁以上儿童碳水化合物所产的能量应占总能量的50%~65%。

（五）维生素

维生素是维持人体正常生理功能所必需的一类小分子有机化合物，其主要功能是调节人体的新陈代谢及生长发育，在体内不能合成或合成量极少，必须由膳食供给。维生素根据其溶解性可分为脂溶性维生素（维生素 A、D、E、K）和水溶性维生素（维生素 C、B 族维生素）两大类。脂溶性维生素易溶于脂肪和脂肪溶剂中，可储存在体内，不需每天供应，排泄缓慢，缺乏时症状出现较迟，但过量易致中毒。水溶性维生素易溶于水，其多余部分可迅速从尿中排泄，不易储存，故需每天供给，缺乏后症状迅速出现，过量时一般不易发生中毒。

人体维生素不足或缺乏是一个渐进过程，当膳食中长期缺乏某种维生素，最初表现为组织中维生素的储备下降，继而出现生化代谢和生理功能异常，引起组织学上的缺陷，最后出现各种临床症状。某些维生素的边缘性缺乏（亚临床缺乏），如亚临床维生素 A 缺乏，并不一定出现临床症状，但可引起机体不适或对疾病的抵抗力下降等，应引起重视。当缺乏维生素时需要食用富含某种维生素的食物，或使用维生素制剂补充和治疗。

虽然维生素是人体不可缺少的营养成分，维生素制剂也已成为治疗和预防其缺乏症的有效药物，但摄入量并不是多多益善。过多的摄入反而会导致中毒，尤其是脂溶性维生素 A、D 中毒在临床上并非罕见。因此，应当重视合理地使用维生素。

（六）矿物质

人体内除了碳、氢、氧、氮以外的元素统称矿物质（无机盐），可分为常量元素和微量元素两大类。在体内含量大于体重的 0.01% 的元素为常量元素，包括钙、磷、镁、钠、氯、钾、硫等。在体内含量小于体重的 0.01% 的元素为微量元素，包括铁、铜、锌、钴、锰、铬、硒、碘、镍、氟、钼、钒、锡、硅、锶、硼等。

矿物质不能在体内生成，必须由食物和水供给，在新陈代谢的过程中也不会消失，必须通过各种途径（皮肤、黏膜、粪便等）排出体外。常量元素和微量元素在体内都有适宜的范围。在一定范围内有益于人体的正常生理活动和保持健康，摄入量缺乏或过多都会导致疾病的发生和发展。儿童时期由于消化功能发育不完善，对这些物质的消化吸收比较差较易出现矿物质、微量元素缺乏，导致新陈代谢失常和生长发育滞后。如低钙导致婴儿手足搐搦症、佝偻病；铁缺乏引起贫血；碘缺乏导致甲状腺功能减退症等。

（七）水

水是人类赖以维持最基本生命活动的物质，参与构成身体成分，作为各种物质的溶媒。参与营养素在体内的转运和代谢，并构成细胞赖以生存的外环境。所有的新陈代谢和体温调节等活动都必须有水的参与才能完成。人体内水分含量随年龄增长逐渐减少，新生儿体内含水量为体重的 70%～75%，随着年龄的增长，机体水分逐渐减少，10～16 岁后，减至成人水平，为 60%～65%。长期饮水不足易引起体内失水，当体内损失 10% 的水分即可导致代谢紊乱，损失 20% 的水分即可引起死亡。当出现肾脏疾病、充血性心力衰竭以及输液不当等情况可能发生机体出现水中毒，机体水过量时可致代谢紊乱，严重时可引起颅内压增高，甚至死亡。

体内水的来源包括饮水、食物中的水和内生水三部分。水的排出以肾脏为主，约占 60%，其次是经肺、皮肤和粪便。正常情况下，水的摄入量与排出量处于动态平衡中，以保持体液的恒定性。水的需要量受代谢情况、年龄、体力活动、环境温度、膳食、疾病和损伤等多种因素影响，故个体间水需要量的变化很大。

PPT

第三节　儿童营养与膳食指导

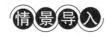

情景描述： 学校门口总是热闹非凡，学生们总是三三两两地到小卖部和一些小摊点买零食吃。注意观察就会发现，校园周边的饮食状况实在令人担忧。如：油炸食品大都摆在自制的小推车上，没有遮挡，灰尘满天。商贩为吸引食品安全辨别能力较弱的中小学生，在食物上往往添加一些非法添加剂，比如一些不允许添加的人工食用色素，它可以让食品更好看，还可以掩盖腐败变质现象。校外商店卖的麻辣小吃较多，一些袋装零食的外包装上只是很模糊地印上一个食品名和厂名，却没有标注具体的厂址，生产日期更是空白，基本上都属于"三无"产品，有的甚至是过期产品。学生正在发育阶段，经常吃那些不卫生的含有化学色素、香精的食品，直接影响孩子的发育和健康。

讨论：

1. 请从食品营养的角度分析学校门口"不卫生食品"对儿童健康的影响。

2. 联系自己或周围的事例，谈谈应如何科学地选择食物。

儿童在整个生长发育期都需要充足均衡的营养支持，在不同的年龄阶段营养搭配各有不同。早期营养与喂养通过培养儿童良好的进食行为习惯，保证儿童目前及将来的健康，熟悉各年龄期生长发育及营养需求的特点，进行营养及喂养咨询指导。

一、平衡膳食的概念及要求

平衡膳食是指每日膳食中人体所需各种营养素种类齐全、数量充足、相互间比例适当，并与机体的需要保持平衡，即全面而均衡的营养。人体需要不断从外界摄取食物，从中获得能量和营养素，不仅用于维持机体正常生长发育和新陈代谢，而且要满足机体从事工作、学习、生活的需要。如果营养素、能量摄入不足，就会引起机体生长发育障碍和生理功能的改变，长期缺乏还会导致营养缺乏症，出现各种临床症状。合理营养是健康的物质基础，而平衡膳食是合理营养的唯一途径，平衡膳食才能保证儿童的正常生长发育。

儿童要学习食物营养相关知识。充分认识食物，了解食物与环境及健康的关系，了解并传承中国饮食文化；充分认识合理营养的重要性，建立为自己的健康和行为负责的信念。主动参与食物选择和制作，并会进行食物搭配。鼓励和支持学龄儿童提高营养素养并养成健康饮食行为。吃好早餐，合理选择零食，培养健康饮食行为。清淡饮食、不挑食偏食、不暴饮暴食，养成健康饮食行为。做到一日三餐，定时定量、饮食规律。天天喝奶，每天300ml及以上液态奶或相当量的奶制品。主动足量饮水，每天800～1400ml，首选白水。不喝或少喝含糖饮料，更不能用含糖饮料代替水。禁止饮酒和喝含酒精饮料。定期监测体格发育，保持体重适宜增长，监测生长发育。正确认识体型，科学判断体重状况。合理膳食、积极锻炼身体，预防营养不足和超重肥胖。个人、家庭、学校、社会共同参与儿童肥胖防控。

二、合理营养的基本原则

食物是人类活动所需热能和各种营养素的主要来源，是人类赖以生存、繁衍的物质基础。食物的主要生理作用是供给营养素维持生命、促进生长发育和修复机体组织。

食物营养价值是指某种食品所含营养素和能量能满足人体营养需要的程度。食物营养价值的高低，取决于食品中营养素的种类是否齐全、数量的多少、相互比例是否适宜以及是否容易被人体消化吸收和利用。不同食物因所含营养素的种类和数量不同，其营养价值也不同。人们应根据不同食物营养价值不同的特点，科学合理地选择多种食物食用，确保营养素均衡，满足机体的营养需要。

1. 合理膳食搭配　食物多样化，各种营养素比例要合理；提供人体所需的各种营养素和能量要合理，保证人体健康。

2. 保证食物安全　保证人们的饮食安全，食物中不应含有对人体有害物质，其各种化学物质和微生物的含量符合食品卫生国家标准的规定。

3. 合理加工和烹调　食物加工和烹调后保持良好的感官性状，尽量减少营养素的损失，保证色香味齐全。

4. 合理的膳食制度和良好的饮食环境　根据年龄和生活习惯进行调整，合理安排一日三餐的时间及食量，进餐定时定量。早餐保证营养充足，中餐吃好，晚餐要适量。保持就餐环境的整洁安静、气氛愉悦。

三、学龄前期儿童营养与膳食

学龄前期儿童生长发育速度减缓，各器官持续发育并逐渐成熟，供给足够营养、建立良好的饮食习惯是关键。

学龄前期儿童膳食与成人已基本相近，主食摄入量较成人少，能量需求每天供给，男童 1250 ~ 1600kcal，，女童 1150 ~ 1450kcal；蛋白质 30 ~ 35g，碳水化合物逐渐成为能量的主要来源。学龄前儿童骨骼生长迅速，对矿物质元素尤其是钙的需要量大，其他微量元素如锌、铁和维生素也须供给充足。

学龄前期儿童需选择并提供多种多样与其进食技能发展相适应的营养性食物。

1. 保障宏量营养素的摄入　蛋白质占总能量的 8% ~ 20%，脂肪占 20% ~ 30%，碳水化合物占 50% ~ 65%，保证充足优质蛋白质和必需脂肪酸的供给。

2. 食物种类多样，重视营养平衡　以谷类食物为主，每天饮奶，常吃大豆及其制品；同时注意荤素菜搭配、粗细粮交替；不宜多吃坚硬、油炸和刺激性食物，少吃零食和甜食。

3. 食物清淡为主，不宜添加各类调味品　提高烹调技术，注意色香味形的变换，调动儿童的进食兴趣。

4. 餐次安排合理　采用三餐两点制，每天 5 次，早、中、晚三次正餐，早餐和中餐之间，中餐和晚餐之间各加一次点心。早餐应吃饱，午餐吃好，晚餐不多吃，三餐进食热量的分配分别：早餐 20% ~ 25%，午餐 30% ~ 35%，点心 10% ~ 15%，晚餐 25% ~ 30%。

5. 养成良好饮食习惯　在许可的范围允许儿童选择食物，避免挑食、偏食等不良饮食行为。进一步培养自我服务意识、就餐的文明礼貌和口腔卫生。

四、学龄期儿童营养与膳食

学龄期儿童生长发育的速度逐渐趋于稳定，营养需求相对减少；但在小学后期，儿童生长可能进入突增时期，对营养的要求又会增高。蛋白质的需要量随活动强度的增大和肌肉发育的程度而增多，其供能应占总能量的 10% ~ 20%，仍要保证优质蛋白质的供给。

由于性别、活动强度及进入青春期早晚的不同，这个阶段儿童对营养需求的个体差异较大。此外，虽然学龄期儿童可以接受绝大部分成人饮食，但并不完全等同于成人，需要更多地关注其膳食安排。

1. 膳食应平衡　应保证足够的能量和蛋白质摄入，并根据季节及供应情况做到食物种类多样，搭配合理，以提高食物的营养价值。多供给乳类和豆制品，还要保证优质蛋白质和钙的供给。

2. 餐次安排合理 每天除三餐外，上午课间应增加一次点心。三餐能量分配为：早餐20%~25%，点心10%~15%，午餐35%，晚餐30%。

3. 培养良好的饮食习惯 注意饮食卫生，做到进食前洗手；不挑食、不偏食，不暴饮暴食，不吃零食，饮用清淡饮料，控制食糖摄入。

4. 重视户外活动 此期学习压力增大，部分儿童户外活动时间减少，故应调整饮食和增加户外活动，以减少超重及肥胖的发生。

五、青春期营养与膳食

青春期体格生长发育加速使得对营养需求增多，青春期对营养素和能量的需要量一般不低于从事轻体力劳动的成人。

1. 保证能量和蛋白质的供给 青春期的能量需求较成人高25%~30%，推荐能量摄入量男性为2050~2950kcal/d，女性为1900~2350kcal/d。青春期儿童正处于迅速发育阶段，应提供足量、优质蛋白质，每天应供给蛋白质男童50~75g，女童50~60g，动物蛋白或大豆制品应占1/3~1/2以上。

2. 提供充足的矿物质元素 青春期对各种营养素的需求亦增长，应摄入富含钙和磷的蔬菜、豆类、海产品和乳类；摄入含铁丰富的食品如肉类、蛋类、鱼类，以防止缺铁性贫血的发生；摄入含锌高的一定量的肉食促进青春期性腺器官发育；经常食用含碘量较多的紫菜、海带、海鱼等海产品预防甲状腺肿。

3. 合理分配平衡膳食 一日三餐分配要合理，三餐比例适当。早餐提供能量应占全天总能量的25%~30%，午餐占30%~40%，晚餐占30%~40%。

4. 充足的户外活动 加强体育锻炼对于改善青春期儿童健康状况及维持理想体重具有重要作用。推荐青春期儿童每天至少进行60分钟的运动，积极开展户外活动，多晒太阳有利于体内维生素D的合成。

PPT

第四节 儿童营养评估

儿童营养状态反映了各种营养素摄入与营养需求之间的平衡，以及营养素失衡后所出现的各种症状。儿童营养评估可评价儿童营养状况，确定是否健康或者营养不良的程度和类型，评估营养不良给儿童带来的危险性，监测营养治疗的效果。

对于群体儿童和个体儿童，评价营养的方法、目的并不完全相同。群体儿童营养状况的评价主要是通过体格生长水平调查进行横断面描述。调查结果与该地区或国家的经济、文化状况有关，可为政府制定决策时提供数据，但不涉及任何病因。而个体儿童营养状况评价主要是了解是否存在营养不良，病因及程度等问题，以采取相应的干预措施。

一、人体测量及评价指标

人体测量学是通过获得不同年龄阶段可比较的测量数据，运用统计学方法，对人体特征进行数量分析的研究方法，广泛应用于评价儿童生长及健康状态。通过与同性别、同年龄的参照值进行比较，帮助判断生长和发育过程中可能由营养缺乏或过剩导致的异常情况。对于体格生长的准确评价需要恰当的生长参照值、精确的测量、准确的年龄计算以及对结果的合理解释。

体格检查是评价营养状况的主要方法之一，是通过专业的检查方法，了解服务对象的脂肪、肌肉和骨骼等全身健康状况，不仅要检查有无营养缺乏疾病的特征，同时观察服务对象有无身体发育状况及营养过剩有关的问题。

（一）测量内容

儿童营养状况评价常用体格检查指标有体重、身长（高）、顶臀长（坐高）、头围、上臂围、胸围、腰围、皮褶厚度等。

（二）测量方法

测量方法见第二章第三节儿童生长发育调查。

二、膳食调查

膳食调查是采集被调查对象一定时间内，通过膳食所摄取的各种食物的品种和数量，并了解能量和各种营养素的摄入情况，以此来评定该调查对象日常营养需要能否得到满足及满足程度。膳食调查通常采用的方法有称重法、食物回顾法、记账法等。

（一）膳食调查方法

1. 称重法　食物称重法是运用各种测量工具对食物量进行称重，了解家庭或集体食堂当前食物消耗的情况，由调查对象在一定时间内完成。通常每季度调查一次，调查时间以一周为宜，最短不少于 3 天。优点是准确细致，能得到可靠的食物摄入量；但此法只能得到全家或集体人均的摄入量，且实际操作较繁杂，不适合大规模调查。称重法多用于集体儿童膳食调查，也是个体膳食调查较理想的方法。

2. 食物回顾法　食物询问法是目前最常用的一种回顾性膳食调查方法，是通过询问调查对象或家长，回顾儿童 24 小时、48 小时或数天内所有食物的摄入情况，包括食物的性状和大致重量或食谱，对其摄入量进行计算和评价的一种方法。常需配备一些食物模型或图谱，指导被调查者或其监护人能够准确描述摄入量。食物回顾法具有省时、依从性高等优点；但其有效性有赖于儿童或带养者的记忆，尤其是进行 48 小时或更多天的回顾。当食物摄入不足时，回忆的摄取量比称重的摄取量倾向于偏高；当摄入量充足的时候，倾向偏低。食物回顾法适用于个体调查及特殊人群的调查，不适宜年幼儿童使用，因为他们每天的膳食内容差异非常大。

3. 记账法　是由调查对象或研究者称量记录一定时期内的食物消耗总量，研究者通过检查这些记录并根据同一时期进餐人数，计算每人每天各种食物的平均摄入量。此方法可以调查较长时期的膳食，如 1 个月或更长。该方法适于家庭调查或托幼机构、中小学校的膳食调查。若食物消耗量随季节变化较大，不同季节内的多次短期调查结果则比较可靠。其优点在于操作较简便，适用于大样本调查；但调查结果只能计算全家或集体人均的摄入量，难以分析个体膳食摄入情况。

每种膳食调查方法都有不足和局限，并且很难真正对摄入量及质量进行准确评价。因此，在某些情况下，应几种方法结合，以提供更全面和准确的膳食评价。

（二）膳食调查结果评价

1. 总能量供给　每天摄入总能量达到推荐的同龄儿童供给量的 90% 为充足，低于 90% 为不足；长期超过推荐量可引起肥胖。

2. 蛋白质摄入量与优质蛋白质的比例　蛋白质摄入量应达推荐的同龄儿童的推荐摄入量（RNI），优质蛋白质应占总蛋白的一半以上。

3. 脂肪来源　必需脂肪酸供给不低于 1%～3% 的总脂肪量。

4. 宏量营养素供能比例　1 岁以上儿童蛋白质、碳水化合物和脂肪的供能比例应为 8%～12%、5%～

65%、20%～30%。

5. 膳食能量分布 早、中、晚三餐和点心供能量之比，早餐为25%～30%，午餐35%～45%，点心占10%，晚餐25%～30%。

三、临床评价

严重的营养缺乏易于被发现，而轻度、慢性或亚急性营养素缺乏的临床征象常无特异性，很容易被忽视。详细的病史及对提示某种营养素缺乏或过剩的表现、体征应尽量详细记录，并由人体测量、膳食调查及生化检测结果证实。因此，临床医生必须非常熟悉每种营养素的参考摄入量及由于缺乏或过剩所致的临床症状体征。WHO专家委员会建议：特别要注意以下临床体征，如头发、面色、眼、唇、舌、齿、龈、面（水肿）、皮肤、指甲、心血管系统、消化系统和神经系统等。

四、实验室评价

儿童营养评估很大程度上依赖于人体测量、临床表现及膳食调查结果。在某些情况下特定实验室生化检查可起到关键作用：①诊断亚临床营养素缺乏；②提供证实营养低下或过剩的临床证据；③为营养干预的监测提供基线值，尤其是在预防再喂养综合征时非常重要。由于营养缺乏症的各种临床症状和体征常无特异性，通常需要根据疾病和饮食史的线索，确定实验室检查项目。临床工作中应该高度关注能量、蛋白质、各种营养素和免疫指标的测定。

（一）血清蛋白测定

是临床评价蛋白质营养状况的常用指标，其灵敏度受半衰期、代谢库大小的影响。目前临床常用的指标有白蛋白、前白蛋白和视黄醇结合蛋白，其中白蛋白是评价蛋白营养状况的最常用生化指标，持续低蛋白血症是判断营养不良的可靠指标之一。血清总蛋白是反映机体蛋白质营养状况的一个重要指标。当蛋白质摄入不足时，白蛋白合成功能低下，蛋白质消耗增多以及白蛋白丢失时，血清总蛋白会下降。血红蛋白的测定是诊断缺铁性贫血的常规检查项目。

一般而言，连续多次的蛋白质测定要比单独一次检测更能反映实际情况，检测的间隔时间应根据蛋白质的半衰期而定。人血清白蛋白半衰期较长，不易发现边缘性蛋白营养不良；前白蛋白和视黄醇结合蛋白的半衰期短，故对体内蛋白质储备评价的敏感性更高，在疾病稳定期或长期营养支持时则是较理想的动态观察指标。

（二）其他营养素指标

目前临床上已常规开展其他营养素指标的测定，包括血清总胆固醇、甘油三酯（三酰甘油）、游离脂肪酸和磷脂（血液中胆固醇含量与饮食中脂肪及胆固醇的摄入有着密切的关系）锌、铜、铁、硒等微量元素；维生素B_2、叶酸、维生素D、维生素A、维生素E和β-胡萝卜素等维生素。测定血浆中维生素A反映体内维生素A的水平。有时血浆维生素A浓度低并不一定是视黄醇储备缺乏，当低蛋白血症时，使维生素A结合到视黄醇结合蛋白和前白蛋白上进入血浆中循环，而使得血浆视黄醇测定结果偏低，造成假象。儿童维生素A正常值30～70μg/100ml。测定血清中生育酚浓度可直接反映维生素E的营养情况。由于维生素E本身是一种发荧光的物质，因此，可将维生素E先从血清中萃取，然后在一定条件下进行荧光测定。儿童维生素E正常值5～20mg/L。

（三）简易免疫功能检测

营养与免疫间的关系已得到广泛证实。当长期蛋白质－能量营养不良时，可表现为血清免疫球蛋白（如IgA、IgG、IgM）和外周血总淋巴细胞计数下降，迟发性皮肤过敏试验反应低下等。

综上所述，营养评估需结合体格测量、临床表现、饮食信息及生化检查结果进行综合判断。因每一单项评价反映的可能是营养状态的不同方面，故均不能获得令人满意的敏感性和特异性。

（刘鹏飞）

答案解析

✐ 练习题

选择题

1. 下列营养素不能提供能量的是（ ）

    A. 维生素 A   B. 脂肪   C. 蛋白质

    D. 碳水化合物   E. 乙醇

2. 天然食物中蛋白质生物学价值最高的是（ ）

    A. 瘦猪肉   B. 鸡蛋   C. 牛奶

    D. 鱼   E. 虾

3. 关于维生素，下列说法正确的是（ ）

    A. 大量摄入维生素 A 一般不会引起中毒   B. 维生素 C 为脂溶性维生素

    C. 水溶性维生素不需每日供给   D. 大量摄入水溶性维生素一般不会引起中毒

    E. 缺乏水溶性维生素时，症状不明显

4. 某男孩，2 岁，查体发现方颅和串珠胸，夜间经常啼哭，最可能的原因是（ ）

    A. 受惊吓   B. 锌缺乏   C. 维生素 A 缺乏

    D. 钙缺乏   E. 铁缺乏

书网融合……

    本章小结   微课   题库

第五章　婴幼儿喂养

学习目标

知识目标

1. **掌握**　母乳的营养成分及母乳喂养的重要性；母乳喂养技巧及辅食添加的原则。
2. **熟悉**　乳汁产生和分泌机制及特殊情况下的母乳喂养。
3. **了解**　婴儿配方奶粉喂养及辅食添加方法。

能力目标

1. 能运用婴幼儿喂养相关知识进行母乳喂养指导。
2. 具备指导母亲进行母乳喂养以及辅食制作的能力。

素质目标

通过本章的学习，树立正确的喂养观念，能够利用科学严谨的方法进行婴幼儿喂养指导。

婴幼儿处于生命早期 1000 天健康机遇窗口期，营养作为最主要的环境因素对其生长发育和后续健康产生至关重要的影响。此阶段合理的喂养方式既能提供婴幼儿生长发育所需的营养素，又能适应其尚未成熟的消化能力，促进其器官发育和功能成熟，使婴幼儿获得最佳的、健康的生长速率，为一生的健康奠定基础。

第一节　母乳喂养

PPT

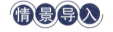

情景描述： 张女士经历了剖宫产，宝宝出生后 3 天内，母乳分泌非常少，排乳完全靠催乳师，一边忍受伤口疼痛，一边堵奶发烧，一边是丈夫的不理解，一边是婆婆的质问"你的奶这么清，没什么营养，还是给孩子吃奶粉吧！"这种情况下作为一名医师，你应该怎么做？

讨论：

1. 母乳的营养成分有哪些？
2. 母亲发烧能进行母乳喂养吗？

母乳是婴儿最理想的食物。正常情况下，纯母乳喂养能够完全满足 6 月龄内婴儿所需要的全部能量、营养素和水，可满足婴儿生长和发育需要。世界卫生组织（WHO）鼓励女性纯母乳喂养（除了母乳，不给孩子吃任何东西）至孩子 6 个月大，引入其他食物后继续母乳喂养至孩子 2 岁或更长时间，以使孩子充分获得母乳的益处，得到最佳营养，提高抵抗力。母乳喂养不仅是个人生活方式的选择，更是一种公共健康问题。

一、母乳喂养的重要性

（一）母乳的营养成分与功能 微课

母乳的成分超过200种，可大致分为营养成分和生物活性成分。营养成分即为满足婴儿生长发育所需的宏量元素和微量元素，如水、蛋白质、脂肪、碳水化合物、维生素以及矿物质。生物活性成分则包括免疫细胞和免疫活性物质，如部分具有免疫功能的蛋白质、脂肪、糖类等。营养成分与免疫成分并非完全独立，很多成分同时具备多重的角色和功能，互相促进和影响，以发挥最佳的保护作用。

1. 水分 母乳中水分的含量约占88%，无论母亲生活在炎热干旱地带还是寒冷潮湿地带，母乳中的水分足够健康婴儿的需要。WHO等权威机构均推荐，6个月内纯母乳喂养的婴儿不需要额外添加水。婴儿可以根据自己的需求，通过调节吸吮母乳的次数和吸吮量来保证水的摄取。

2. 碳水化合物 母乳中碳水化合物的主要成分为乳糖，乳糖有以下的作用。①改善婴儿肠道环境：乳糖促进肠道乳酸杆菌的生长，抑制大肠杆菌的繁殖，增加婴儿对胃肠道感染的抵抗力；同时，母乳中低聚糖较多，可以作为肠道致病菌的可溶性受体，对肠道致病菌产生的毒素起直接抑制作用，因而可以减少婴儿腹泻的发生。②促进婴儿大脑发育：乳糖可分解为半乳糖与葡萄糖，半乳糖与脂类结合形成半乳糖脂，是形成脑苷脂、促进神经系统发育所必需的。

3. 蛋白质 母乳中蛋白质含量随泌乳期延长而变化，初乳蛋白质含量最高，约为成熟乳2倍，随泌乳期延长蛋白质含量逐渐下降，至成熟乳达到平衡。母乳中的蛋白质以乳清蛋白和酪蛋白为主，其中乳清蛋白含量较高。初乳中乳清蛋白与酪蛋白的比例高达90:10，几天之后约为60:40，成熟乳中的比例是50:50。牛乳中乳清蛋白和酪蛋白的比例是20:80。乳清蛋白遇胃酸后生成的凝块较小，易于消化。

4. 脂肪 母乳中脂肪包括甘油三酯、磷脂、胆固醇等，是婴儿能量的主要来源。初乳中脂肪含量较少，到过渡乳和成熟乳后脂肪含量逐渐增加。

母乳中含有大量长链多不饱和脂肪酸，例如二十二碳六烯酸（DHA），花生四烯酸（AA）等，占乳汁中脂肪量的88%，是婴儿必需脂肪酸的来源，为婴儿髓鞘形成、中枢神经系统发育，杆状细胞的感光功能和视力成熟所必需。牛乳中必需脂肪酸的含量显著低于母乳，且牛乳中脂肪的结构与脂肪酸的组成都与母乳有显著差异，母乳中饱和脂肪酸含量虽低于牛乳，但易于吸收，牛乳中的饱和脂肪酸易在肠腔内与钙形成不能溶解的皂钙，降低钙的吸收。

母乳喂养的婴儿肠道中会有更高比例的乙酸（短链脂肪酸的一种），具有对抗细菌、真菌、病毒的作用。母乳中高浓度的脂肪酸盐使婴儿大便柔软、色浅、有轻微的味道。

母乳中胆固醇含量高于牛乳，暴露于母乳中较高浓度的胆固醇可能对心血管有长期的效益，母乳喂养婴儿成人期胆固醇水平和低密度脂蛋白水平比配方奶喂养的婴儿低。

5. 矿物质 矿物质受到母体血液中储存的影响，在母乳中基本恒定，与母亲年龄、胎次、饮食甚至是补充剂关系并不大。

（1）铁 母乳中的铁含量比较低（约0.45mg/L），但其吸收率高，婴儿对母乳中铁的吸收率是牛乳中的5倍，能满足婴儿对铁的需求。母乳中的铁足够健康足月婴儿前6个月的需要。在6个月之后，随着婴儿的生长对铁的需求量增加，母乳中的铁不能满足婴儿的需求，婴儿缺铁不仅会导致贫血，还会影响免疫力和骨骼的发育，此阶段需要适当添加富含铁的膳食或者补充剂，以减少缺铁性贫血的发生概率。

（2）钙 钙、磷是骨骼和牙齿的重要组成部分，并对维持神经、肌肉的兴奋性和细胞膜的正常功能有重要作用。母乳中的钙含量为200~300mg/L，虽然低于牛乳，但钙磷比例（2:1）合理，母乳中酪蛋白含量较少，脂肪也较易吸收而不易与钙结合，同时母乳中丰富的乳糖可在肠道中部分转变成乳酸，使肠道pH降低，也有利于钙盐溶解而易被吸收，因此母乳中钙的吸收率远高于牛乳，足以满足婴儿的需要，纯母乳喂养的婴儿一般不容易出现明显的钙缺乏。

（3）锌　锌对婴儿智力发育、免疫功能、激素调节、味觉形成等过程有重要影响。婴儿缺锌可表现为食欲缺乏、异食癖、生长停滞、性发育不良、脑发育受损、认知行为改变等。母乳中的锌含量不高，但生物利用率最佳，母乳喂养的婴儿很少会缺锌。

6. 维生素　母乳中脂溶性维生素的含量受膳食影响较小，主要靠母亲体内的储存，水溶性维生素的含量与母体的膳食摄入量有关。

（1）维生素A　母乳是维生素A的良好来源。母乳中的维生素A在出生的第一周内含量最高，以后逐渐下降，母乳中维生素A的含量平均为200IU/dL。婴儿维生素A摄入不足会影响体重的增长，并可出现上皮组织角化、夜盲症等；但维生素A过量摄入也会引起中毒。

（2）维生素D　母乳中的维生素D主要以25-OH-D存在，适合婴儿消化吸收，初乳中的维生素D含量比成熟乳高。母乳中的维生素D含量较低，婴儿出现佝偻病的主要原因是维生素D缺乏，因此母乳喂养的婴儿应适宜补充维生素D，并且应多晒太阳。

（3）维生素E　母乳中含有丰富的维生素E，是一种重要的抗氧化剂，保护视网膜和肺当中的细胞膜免受氧化损伤。初乳中含有丰富的维生素E和β-类胡萝卜素，含量明显高于牛乳或者配方奶。

（4）维生素K　是形成凝血酶原等凝血相关蛋白质的必要营养素，缺乏易引起出血性疾病。母乳中维生素K含量比较低（2~10μg/L），牛乳及配方奶约为人乳的4倍，纯母乳喂养的婴儿容易出现维生素K缺乏引起的出血性疾病。美国儿科学会建议对出生后不久的新生儿给予肌注0.5~1mg维生素K作为保护措施。

（5）维生素C　母乳喂养的婴儿不易缺乏维生素C。母乳中维生素C的含量随着膳食摄入量增加而升高，但到一定饱和量后，再增加膳食中的维生素C也不能使母乳中的维生素C含量继续提高。

（6）维生素B₁　母乳中维生素B₁的含量随着摄入量的增加持续升高，当膳食维生素B₁供应充足时，母乳中维生素B₁完全能满足婴儿的需要。母乳中其他B族维生素含量也很丰富，对于一般营养良好的母亲，身体内的水溶性维生素通常足够健康足月儿的需要，无须额外补充。

7. 生物活性成分　母乳的生物活性成分包括免疫细胞和免疫活性物质，这些成分除了构建婴儿的身体组织，还兼具了免疫调节的功能。新生儿自身的免疫物质是逐步产生的，如：婴儿sIgA的成熟时间为出生后4~12个月，而溶菌酶和记忆T细胞均在出生后1~2岁才形成，因此母乳中丰富的免疫物质弥补了婴儿自身的不足。

（1）免疫细胞　母乳中含有各种免疫细胞，有白细胞（包括巨噬细胞、中性粒细胞、淋巴细胞等）和干细胞，其种类和数量随着哺乳时间的改变而有所变化。初乳中白细胞占总细胞量的13.2%~70.4%，而成熟乳中白细胞含量为0%~2%。母乳尤其是初乳中的免疫细胞具有分泌细胞因子和趋化因子的作用，这些细胞因子释放到母乳中，通过哺乳进入新生儿和婴儿的胃肠道，直接发挥免疫效应，为易感期的新生儿和婴儿提供重要的免疫保护。

（2）益生菌　母乳中的益生菌主要包括双歧杆菌、乳酸杆菌、梭状芽孢杆菌、肠球菌等。母乳中的益生菌随着婴儿的摄入到达肠道并迅速繁殖，建立起正常的肠道环境，可以保护肠道不受有害菌的侵袭，并刺激增强肠道免疫功能。另一方面，不少人体所需的营养素（如B族维生素）是由益生菌在肠道内合成的，同时益生菌还可以大大提高钙、铁、锌的吸收率。

（3）免疫活性成分　母乳中的免疫活性成分包括部分蛋白质（如sIgA、乳铁蛋白、乳凝集素、溶菌酶、细胞因子及可溶性成分等）以及肽类、脂肪（如甘油三酯、游离脂肪酸）、糖类（如低聚糖、糖蛋白）等，这些成分除了为婴儿提供营养供其生长发育，还具有帮助消化、抑制病毒、杀灭细菌、免疫调节等功能，对婴儿有保护作用。①母乳富含sIgA，在婴儿胃中稳定，不被消化，从而可黏附于肠黏膜上皮细胞表面，封闭病原体，阻止病原体吸附于肠道表面，使其繁殖受到抑制，保护消化道黏膜，抵抗多种病毒、细菌（除麻疹、腺病毒）；sIgA含糖蛋白，为亲水性，易凝集病原体，减少病原体与肠黏膜的吸附，加速其排出体外；sIgA 可调动巨噬细胞，杀死病原体，减少溶菌内毒素对小肠的刺激。②母乳含较多乳铁蛋白，是母乳中重要的非特异性防御因子，有杀菌、抗病毒、抗炎症和调理细胞因子作用。乳铁蛋白对铁有强大的螯合能力，能与大肠杆菌、大多数需氧菌以及白念珠菌竞争赖以生长的铁，抑制细菌的生长。③母乳中的溶菌酶能水解革兰阳性细菌细胞壁中的乙酰基多糖，破坏细菌细胞壁，增强抗体的杀菌效能。④低聚糖是母乳所特有的成分，母乳中低聚糖与肠黏膜上皮细胞的细胞黏附抗体的结构相似，可阻止细菌黏附于肠黏膜。

（二）不同时期母乳的特点

在正常哺乳的情况下，乳汁的成分在产后早期变化明显，然后相对稳定，但在不同的时期，为适应婴儿各阶段生长发育的需求，乳汁的成分会在一个相对较窄的范围内略变动，母乳喂养是母婴之间相互影响的一个过程，婴儿状态在确定乳汁成分上也发挥着重要作用，如母乳中的蛋白质会根据婴儿生长模式以及生长需要做出相应的调整，以满足婴幼儿各种需求。

1. 初乳、过渡乳和成熟乳

（1）初乳 从怀孕的中后期开始到产后 2 ~ 5 天所分泌的乳汁。初乳的量有限，但可以满足婴儿最初几天的需要。初乳呈淡黄色，质地黏稠；初乳蛋白质含量最高，约为成熟乳的 2 倍，并且富含免疫物质，尤其是 sIgA 和乳铁蛋白；乳糖和脂肪含量较成熟乳少；富含脂溶性维生素，维生素 A 可达成熟乳的 5 倍，维生素 E 为成熟乳的 2 ~ 3 倍。初乳矿物质含量较成熟乳高，随哺乳时间的延长，蛋白质与矿物质含量逐渐减少。

（2）过渡乳 一般认为过渡乳是产后 5 ~ 14 天的乳汁。这个时期，乳房进入全能力产乳期，也是俗称的"下奶"，乳汁产量相比初乳有大幅度增加。过渡乳的蛋白质和免疫物质浓度逐渐下降，乳糖和脂肪的含量逐渐增加。

（3）成熟乳 产后 14 天以后的乳汁，被称为成熟乳，呈乳白色。这个时期母亲乳汁的产量由乳汁的移出量决定，此时，母亲的内分泌因素对乳汁产量影响很小，除非存在病理情况。成熟乳的成分处于相对稳定的状态，但也会根据婴儿的成长发生改变。在此阶段若母亲暴露在有病原微生物的环境中，其乳汁中相应的抗体会相应增加，以保护婴儿。

2. 第二年以后的乳汁 世界卫生组织建议至少纯母乳喂养 6 个月，并从第 6 个月开始引入固体食物同时持续母乳喂养直到婴儿 2 岁甚至更大。乳汁至少能提供 6 ~ 11 个月大婴儿所需热量的 50%，第二年之后，每 500 毫升的乳汁仍可以提供一天所需蛋白质的 1/3 以及部分维生素。第二年的持续母乳喂养可以有效预防维生素 A 缺乏。同时第二年的乳汁中仍含有相当数量的免疫物质。

3. 哺乳过程成分变化 每次哺乳过程母乳的成分亦随时间变化而变化。将哺乳过程分为前、后两部分，前乳乳汁脂肪含量低而蛋白质含量高，后乳乳汁脂肪含量高，前、后乳乳汁蛋白质与乳糖浓度基本恒定。

（三）母乳喂养的优点

1. 母乳最适合婴儿的消化、代谢能力，能满足婴儿全面营养需求 婴儿出生后需要摄入足够的能量和各种营养素，来满足其快速的体格生长、脑组织和神经系统发育、免疫系统发育和成熟的营养需求。但早期婴儿的器官特别是消化器官发育尚未成熟，功能未健全，对营养成分消化吸收能力差。母乳在营养素构成及含量上能最好地适应婴儿肠道发育特点及消化、代谢能力：母乳蛋白质含量低于牛奶，但利用率高，母乳以乳清蛋白为主，容易为婴儿消化吸收；母乳中含有的脂肪颗粒小，并且含有乳脂酶，比牛奶中的脂肪更易被消化吸收；母乳中的矿物质含量明显低于牛乳，可保护尚未发育完善的肾功能，并且钙磷比例（2∶1）适宜，钙的吸收率高。母乳喂养是解决婴儿能量和营养需要与摄食消化能力之间矛盾的最佳方案。

2. 母乳喂养能确保婴儿体格健康生长，有利于婴儿脑神经功能和认知发展 按我国乳母产后 6 个月内日平均泌乳量 750ml 估算，其所含能量及营养素，能满足 6 月龄内婴儿生长发育的营养需要。如母乳中的高脂肪含量（供能比为48%）能满足婴儿生长和能量储备的需要，且含丰富的必需脂肪酸、长链多不饱和脂肪酸及卵磷脂和鞘磷脂等，能满足婴儿脑发育的需要；母乳蛋白质含量不高，但以 α-乳清蛋白为主，有最佳的必需氨基酸组成和最佳利用率，不过多增加婴儿肠道渗透压和肾脏的负担；母乳中的牛磺酸含量较多，是牛乳的10倍，为婴儿大脑及视网膜发育所必需；母乳中的钙、锌、铜等矿物质含量更适合婴儿的需要。母乳喂养非常有利于婴儿智力和心理行为以及情感发展。

3. 母乳喂养有助于婴儿免疫系统发展，增加抗感染能力，降低过敏性疾病风险 母乳喂养可降低婴儿感染性疾病风险。母乳中的免疫活性物质，可帮助婴儿抵抗多种病原微生物的感染：各种免疫球蛋白，包括 IgA、IgG、IgM、IgD，其中 IgA 占总量的90%，多为分泌型 IgA，具有抗肠道微生物和异物的作用；乳铁蛋白是一种能与三价铁离子结合的乳清蛋白，通过与在繁殖中需要游离铁离子的病原微生物竞争铁，从而抑制这些病原微生物的代谢和繁殖，发挥抗菌作用；低聚糖，可促进肠道益生菌在肠道的定植和生长，有利于婴儿尽早建立健康的肠道微生态环境，促进免疫系统发育；溶菌酶、补体、细胞因子甚至白细胞，都可促进婴儿免疫系统的成熟。

纯母乳喂养对子代过敏性疾病有保护作用。纯母乳喂养能有效地避免婴儿过早接触异原蛋白质，减少对异原蛋白质的暴露水平。研究证明，纯母乳喂养儿1岁以内极少发生过敏反应，至少可以推迟过敏的发生。如果新生儿第一口食物不是母乳，而是其他食物，食物中的异原蛋白质可能会通过新生儿不成熟的肠黏膜细胞间隙进入体内，为可能发生的过敏或迟发型过敏埋下隐患。

4. 母乳喂养有助于降低婴儿远期慢性病的发生风险 母乳喂养对婴儿早期健康生长发育和成年期慢性病风险具有保护效应。对于谋求近期效益和远期影响之间的平衡，母乳喂养是成本-效益最高的选择。母乳可降低儿童肥胖风险，母乳喂养时间越长，儿童肥胖风险越低。母乳喂养对肥胖的预防作用，与其较低的蛋白质含量有关。越来越多的研究证实，儿童早期营养不良还会导致成年期肥胖、高血压、冠心病和糖尿病等慢性病的发生风险，而母乳喂养有利于预防营养不良的发生。

5. 母乳喂养有助于促进产后修复，增进母婴情感交流，促进婴儿行为和心理健康 母乳喂养时母亲与婴儿的肌肤接触、眼神接触、微笑和语言以及爱抚等动作，有利于增强母婴情感交流，促进婴儿的行为发展和心理健康。母乳喂养还对母亲近期和远期健康都有益处。母乳喂养促进产后体重恢复、子宫恢复以及延长恢复排卵的时间间隔，此外，母乳喂养可降低母亲肥胖、骨质疏松、2型糖尿病、乳腺癌和卵巢癌的发病风险。

6. 经济、方便、卫生 母乳自然产生，无需购买，故母乳喂养与人工喂养相比可节省大量的资源。乳母在任何时间都可直接用温度适宜的乳汁喂哺婴儿，十分方便。母乳本身几乎是无菌的，且可直接喂哺，不易发生污染。

二、乳汁的产生与分泌

（一）乳汁分泌机制

泌乳与乳汁的合成、分泌的调节和乳汁的排出有关。

1. 腺垂体分泌的催乳素与乳腺细胞受体结合刺激乳腺细胞合成乳汁 妊娠期母体血中高水平的雌激素和孕酮与催乳素竞争乳腺细胞受体，故妊娠期的乳腺泌乳极少。产后胎盘娩出，乳汁的分泌进入以下过程：孕激素的消退→血液中催乳素水平上升→乳糖含量升高增加了渗透压→水分大量地进入→乳汁的产量快速增加。

2. 婴儿吸吮、及时排空乳房有利于乳汁合成 婴儿吸吮母亲乳头，乳头的传入神经将冲动经脊髓传入下丘脑，使腺垂体分泌大量催乳素入血。母体血中高水平的催乳素使乳腺细胞不断产生乳汁，维持泌乳作用。若增加哺乳期哺乳次数并及时排空乳房，便能使催乳素维持在较高的水平，不哺乳的产妇血中催乳素的浓度常在分娩后1周降到妊娠早期的低水平。

婴儿吸吮对母亲乳头的刺激同时可传到下丘脑的室旁核，反射性地引起神经垂体分泌催产素，催产素使包绕在腺泡和乳小管周围的肌上皮细胞收缩，将乳汁挤到乳导管，迅速从双侧乳头射乳，喷乳反射发生在婴儿吸吮 30～45 秒后，可让婴儿在短时间内获得大量乳汁。婴儿吸吮越多，乳汁移出越多，乳汁生成越多。

（二）与哺乳相关的激素

1. 孕激素　孕激素维持妊娠，在整个孕期都维持在较高水平。催乳素在孕期被母亲体内高水平的孕激素所抑制，阻碍了乳腺细胞大量泌乳。产后胎盘娩出，母体孕激素浓度迅速降低，催乳素水平急剧上升，甚至可达到非孕时的 20 倍，促使乳腺开始大量产生乳汁。

2. 催乳素　催乳素由垂体前叶分泌，对启动和维持泌乳都至关重要。孕期催乳素水平有所上升，从非孕期的 10～20ng/mL，到临近足月分娩时的 200～400ng/mL。催乳素在孕期促进乳腺导管、乳腺腺泡和乳腺小叶的分化和成熟，但其水平不足以让女性的乳腺细胞分泌大量的乳汁。直至产后，胎盘娩出，孕激素急速下降，解除了对催乳素的抑制，催乳素在 24 小时内，脉冲式分泌 7～20 次，血浆催乳素水平在产后还会持续上升，它的脉冲式上升和下降与乳头受到刺激的频率、强度和持续时间有关。频繁吸吮会让母亲血浆中的催乳素水平成倍增加，并大约在 45 分钟后达到峰值。

当乳汁分泌进入稳定阶段，随着哺乳期的进展，催乳素水平会逐渐下降。此时决定乳汁生成量的关键因素是乳汁的移出量，即婴儿吸吮越多，乳汁移出越多，乳汁生成越多。但是如果母亲持续哺乳，催乳素的水平仍要高于不哺乳的女性。在这个阶段的哺乳期女性当中，催乳素水平的高低并不完全决定乳汁量的多少，增加移出量比提升催乳素水平对乳汁量的增加更有效。

3. 催产素　又称缩宫素，在泌乳里也扮演着重要的角色。婴儿的吸吮会激发催产素，催产素作用于乳腺腺泡的肌上皮细胞，使肌上皮细胞收缩，引发喷乳反射，此时，乳腺导管扩张，乳汁喷出。乳汁分泌进入稳定阶段后，每一次哺乳可能会有多个喷乳反射。

催产素的分泌也呈脉冲式，在乳头受到刺激后的 1 分钟，催产素水平上升，在停止乳头刺激后的 6 分钟，催产素降到基线水平。这种脉冲式的分泌，在母亲的每次哺乳均会出现。当吸吮次数减少，母亲体内的催产素水平也会下降。

催产素还能促进母亲子宫收缩，预防母亲产后出血。母亲想到婴儿，或者听到婴儿的哭声，体内催产素都可能上升，引发喷乳反射。剖宫产术后、经历分娩期压力等情况下，催产素分泌会减少。帮助母亲增加她的自信，使其获得放松而自然的状态，以及与婴儿紧密接触，都有助于催产素分泌。母乳喂养在一定程度上能降低妈妈产后抑郁症的风险，其机制或许与催产素分泌带来的良好感觉有关。

4. 其他激素　在哺乳期，许多激素在泌乳方面共同发挥着作用，例如生长激素、胰岛素在乳腺导管发育中发挥作用，糖皮质激素和甲状腺激素对乳汁分泌也很重要，这些激素可能会改变乳房对生育激素的反应，并通过改变哺乳期乳腺的营养供给来调节乳汁的合成和分泌。

（三）乳母的营养对乳汁分泌的影响

产后第一天的泌乳量约为 50ml，第二天约分泌 100ml，到第二周增加到 500ml/d 左右。正常乳母产后 6 个月内平均每天泌乳量随时间而逐渐增加，成熟乳量可达 700～800ml/d。乳母泌乳量与乳汁的营养成分有个体差异。一般产后 6 个月乳母泌乳量与乳汁的营养成分逐渐下降，通常根据婴儿体重增长率、尿量多少与睡眠状况等作为判断奶量是否足够的指标。应劝告母亲不要轻易放弃哺乳。

乳母营养状况的好坏将直接影响乳汁营养素的含量，从而影响婴儿健康状况。乳母膳食蛋白质质量差且摄入量严重不足时将会影响乳汁中蛋白质的含量和组成。母亲膳食中的脂肪量不会影响乳汁脂肪的总量，但摄入的脂肪类型会影响乳汁脂肪酸的构成以及脂溶性维生素含量。脂肪的含量还与多种因素相关：喂养间隔越长，乳汁中脂肪含量越低；乳房排空度越高，脂肪浓度越高；与同一次泌乳的时段相关，例如，后奶中含有高达 2 倍的脂肪。

三、母乳喂养技巧

（一）母乳喂哺方法

1. 尽早开始母婴肌肤接触，生后1小时尽早开奶 初乳富含营养和免疫活性物质，有助于婴儿肠道成熟和功能发展，并提供免疫保护。母亲分娩后应即刻开始观察新生儿觅食表现并进行母婴肌肤接触，在生后1小时内让新生儿开始吸吮乳头和乳晕，尽早第一次吸吮可减轻新生儿生理性黄疸。同时，婴儿频繁吸吮还可刺激乳头和乳晕神经感受，向垂体传递其需要母乳的信号，刺激催乳素的产生，促进乳汁分泌（下奶），这是确保母乳喂养成功的关键。

如果顺利分娩，母子健康状况良好，婴儿娩出后应尽快吸吮母亲乳头和乳晕，刺激乳汁分泌并获得初乳。开奶时间越早越好，正常新生儿第一次哺乳应在产房开始。当新生儿娩出断脐和擦干羊水后，即可将其放在母亲身边，与母亲肌肤接触，并开始让婴儿分别吸吮双侧乳头和乳晕各3~5分钟，可吸吮出初乳数毫升。刚出生的婴儿已具备很强烈的觅食和吸吮能力，母亲也十分渴望看见和抚摸自己的婴儿，这种亲子接触有利于乳汁分泌。

应让母亲知道不是用"乳头喂养"婴儿，而是"乳房喂养"。如方法正确，即使是扁平或内陷乳头，大部分婴儿仍可吸吮乳汁。哺乳时母亲可选择不同的哺乳姿势，如坐位、侧卧位、仰卧位等均可。

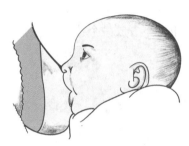

正确的吸吮应该让婴儿下颌贴在乳房上，嘴张大，含住乳头和大部分乳晕，婴儿的嘴唇上下分开，牙龈紧挨着乳晕的边缘位置，舌头环绕在乳头周围形成一个导流槽，然后通过波浪一样的挤压动作，将乳腺管内积存的乳汁排空（图5-1）。正确的母婴喂哺姿势可刺激婴儿的口腔动力，有利于吸吮。两侧乳房轮流喂，吸尽一侧再吸吮另一

图5-1 婴儿正确衔乳姿势

侧，若一侧乳房奶量已能满足婴儿需要，应将另一侧乳房内的乳汁用吸奶器吸出。完成喂奶后，不要马上把婴儿平放，应将婴儿竖直抱起，头靠在妈妈肩上，轻拍背部，排出婴儿吃奶时吞入胃里的空气，以防止溢奶。

2. 选择合适的哺乳姿势

（1）摇篮式 也叫麦当娜式，是一种传统的哺乳姿势。用这个姿势哺乳时，妈妈要用与哺乳所用乳房同侧的手臂抱宝宝。将这一侧的手臂弯曲，上臂紧贴身体，使宝宝的头靠在妈妈的臂弯里，同时用前臂支撑着宝宝的后背，并用手托住宝宝的屁股或大腿。可以让宝宝贴近妈妈身体的那只胳膊环住妈妈的身体或轻轻垫在宝宝的身下，保证宝宝的手不会妨碍哺乳。将宝宝抱起来之后，妈妈要调整前臂的角度使宝宝的整个身体都朝向你。宝宝的骨盆处要贴着妈妈的腹部，宝宝的胸部要紧贴妈妈的胸部，宝宝的嘴要正对着妈妈的乳头。这样，宝宝不需要转头，就可以接触到妈妈的乳头了，宝宝的头应该和躯干成一条直线（图5-2）。

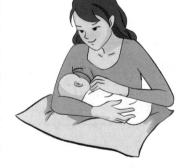

图5-2 摇篮式

（2）交叉式 与摇篮式的不同是妈妈要用哺乳所用乳房的对侧手臂支撑宝宝的身体。用这种姿势哺乳时，妈妈的手和手臂要支撑宝宝的颈部和上背部，而不是宝宝的臀部。宝宝的臀部可以在妈妈的臂弯里，或在妈妈的腿上放一个枕头将宝宝的臀部放在上面，保持放松状态。随后，妈妈要旋转宝宝的身体，让宝宝面对妈妈，嘴巴正对着妈妈的乳头。这样的姿势适用于难以衔乳的宝宝，因为妈妈可以用大拇指和其余手指扶住宝宝的颈后部，比较顺利地引导宝宝转换成正确的姿势（图5-3）。

（3）侧卧式　适用于剖宫产手术或者产后身体比较虚弱的情况。用这种姿势哺乳，要在妈妈头部垫一个枕头，还要在背后垫几个枕头来支撑身体，还可以用两个膝盖夹住一个枕头，这样会更舒服。妈妈的后背和臀部要尽可能成一条直线。要让宝宝和妈妈面对面地躺着，用一侧的手臂抱紧宝宝并让宝宝贴近胸部，也可以用枕头或卷起来的毯子放在宝宝背后支撑身体，然后用另一侧的手托起乳房。采用这种姿势的优点之一就是，换侧哺乳时，妈妈并不需要坐起来调整宝宝的位置。只需要用一个枕头将宝宝的头部垫高，直到宝宝的头和另一侧的乳房平齐，然后稍微侧一下身把乳头递给宝宝，也可以将宝宝抱到另一侧进行哺乳（图5-4）。

（4）橄榄球式　也叫环抱式，适用于剖宫产手术，这种姿势可以避免宝宝压到腹部的切口。用橄榄球式哺乳时，妈妈两侧的乳房可以同时哺乳，因此也适用于有双胞胎的妈妈。妈妈可以同时观察到自己的乳头与宝宝嘴巴的情况，可以更容易地控制宝宝的头，因此这种姿势也适用于乳房过大或乳头扁平的妈妈以及早产儿。用橄榄球式哺乳时，妈妈要像抱橄榄球那样，或者像在腋下夹手提包那样抱宝宝。先把宝宝放在准备哺乳的那一侧乳房旁，然后使宝宝的头紧贴妈妈的胸部，接着让宝宝在妈妈腋下稍微弯曲身体，妈妈的手臂支撑宝宝的上背部，妈妈的手支撑他的肩部、颈部和头部，宝宝的腿会在妈妈身后伸开。如果妈妈坐在椅子上，可以让宝宝的屁股抵在椅子背上，使宝宝的腿稍竖起。最后，妈妈要在手臂下方放一个枕头，让宝宝的头部和你的乳房保持平齐（图5-5）。

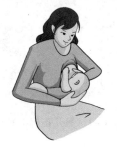

图5-3　交叉式

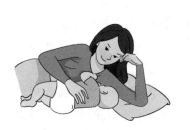

图5-4　侧卧式

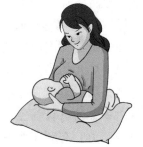

图5-5　橄榄球式

3. 哺乳流程

哺乳前准备	
母亲：洗手	婴儿：清醒、有饥饿感、干净尿布

↓

选择合适的哺乳姿势			
婴儿头和身体呈一条直线	婴儿身体贴近母亲	婴儿头、颈、躯干均得到支撑	婴儿面向乳房，鼻子对准乳头

↓

哺乳方法	
用C字形手势托起乳房，两个手指可以轻压乳房，改善乳房形态，使婴儿容易含接	婴儿正确的含接姿势：嘴唇上下分开，含住乳头和乳晕，牙龈紧挨着乳晕的边缘位置，舌头环绕在乳头周围形成一个导流槽，然后通过波浪一样的挤压动作，将乳腺管内积存的乳汁排空

↓

哺乳后护理	
将婴儿竖直抱起，头靠在妈妈肩上，轻拍背部，排出空气	不可摇晃或过多翻动婴儿

（二）促进乳汁分泌的方法

充分吸吮和及时排空乳房是最有效的促进母乳分泌的办法。通过婴儿勤吸吮，可促进乳汁分泌。新生儿能通过乳晕释放的气味找到乳房，婴儿吸吮乳头和乳晕，刺激乳头和乳晕上的神经传感器将信息经下丘脑传送至母亲脑垂体进而分泌催乳素和催产素，刺激腺泡细胞分泌乳汁。婴儿按需喂养，及时排空乳房，能维持催乳素在较高水平，刺激乳汁合成。婴儿啼哭声、视觉刺激及母婴肌肤接触，均可致乳母催乳素和催产素分泌增加，促进泌乳和乳汁排出。每次哺乳时，采取正确的哺乳姿势，并让婴儿轮流吮吸两侧乳房，吸空一侧乳房后再吸吮对侧。如果婴儿吸吮次数有限，可以通过吸奶器辅助，增加吸奶次数，及时排空乳房。此外，乳母充足的睡眠和愉悦的心情也能增加催产素的分泌，进而促进乳汁分泌。

（三）如何判断母乳喂养是否充足

婴儿摄乳量受到多种因素的影响，但主要取决于婴儿自身的营养需要，通常根据婴儿体重增长率、尿量多少与睡眠状况等作为判断奶量是否足够的指标。随着婴儿的生长发育，婴儿的胃容量逐渐增加，进食需求也会发生变化。按需喂养是符合婴儿进食特性的特殊喂养方式，强调喂养时长和频次由婴儿进食意愿和需求决定，通过识别婴幼儿发出的饥饿信号，在不限制哺乳次数和时长的前提下，立即、合理回应婴儿的进食需要。婴儿饥饿是按需喂养的基础，饥饿引起哭闹时应及时喂哺。

母乳喂养时，可以通过以下几种情况来确定乳汁分泌充足：①婴儿每天能够得到足够次数的母乳喂养，哺喂时，婴儿有节律地吸吮，并可听见明显的吞咽声。②每24小时排尿应达到6~8次；或者如果婴儿每天能尿湿5~6个纸尿裤，就说明婴儿已经吃饱；③定期测身长、体重、头围，标记在WHO儿童成长曲线上，就可通过其生长状况，判断母乳量是否充足。

四、特殊情况下母乳喂养

（一）婴儿的特殊情况

1. 早产儿 早产儿母乳成分与足月儿母乳成分不同，其营养价值和生物学功能更适合早产儿的需求。分娩了早产儿的母亲往往很焦急，对能否喂养好婴儿缺乏信心，怀疑自己乳汁的数量、营养是否能满足婴儿的需要，这时要帮助母亲树立起坚定的信心，并鼓励她和早产儿尽早和频繁地接触，积极主动地进行母乳喂养。同时给予更多喂养指导，家庭和社会应充分支持早产儿母亲进行母乳喂养。

2. 黄疸 新生儿黄疸是胆红素（大部分为未结合胆红素）在体内积聚而引起，其原因很多，有生理性和病理性之分。新生儿出现黄疸是比较常见的，无论是生理性黄疸还是病理性黄疸都可以母乳喂养。母乳喂养不足也是新生儿发生黄疸的重要原因。其中，有小部分新生儿会发生母乳性黄疸，其原因尚不完全明确，可能与母乳中的酶可催化结合胆红素变成未结合胆红素，加之新生儿肠蠕动慢有关。即使是母乳性黄疸，目前也不主张停止母乳喂养，可少量多次喂养。当血清胆红素持续上升超过15mg/dl时，有建议认为需要停止母乳喂养改人工喂养，如胆红素水平明显下降，确定为母乳性黄疸，仍可母乳喂养。如果暂停母乳喂养，应该鼓励和帮助母亲维持泌乳，并在暂停后恢复母乳喂养，要尽量避免长时间停喂母乳。

3. 发热 发热是婴幼儿常见的症状，引起发热的原因非常多样，婴儿最常见的是细菌和（或）病毒引起的感染；多数情况下，发热有利于清除病原体并促进疾病的痊愈。

母乳中含有大量的水分及免疫物质，可以提高婴儿抗感染的能力，补充因发热而丢失的液体及电解质，并供给足够的热量。因此推荐母亲直接哺乳，发热婴儿的母乳喂养支持包括以下内容：观察婴儿状态，顺应哺乳需求；保持呼吸道通畅；调整哺乳姿势。

4. 呕吐 新生儿及6个月以下婴儿，由于胃容量小、呈水平位、贲门括约肌松弛、胃肌肉发育不成熟或神经肌肉协调能力差，可能常常会发生溢乳，主要表现为哺乳后有少量乳汁从口角溢出，没有其他不舒适的表现。不影响生长发育和健康，随着年龄增加逐渐减少至消失。母乳比其他母乳代用品更容易消化，更有利于胃排空，减少溢乳发生；另外母乳喂养不受环境条件的制约，母乳喂养可以减少喂养方式不当引起的呕吐。

呕吐的婴儿母乳喂养支持包括以下内容：选择最佳喂养时机，避免等到哭闹时才喂养；如婴儿已经处于哭闹时，先给予皮肤抚触或婴儿喜欢的方式让婴儿安静下来，然后再哺乳；如婴儿哭闹不停，尝试以少量哺乳为安抚，然后将婴儿放置肩膀轻拍让婴儿打嗝，排除胃部空气后再次哺乳；哺乳后宜将婴儿头靠在母亲肩上竖直抱起，轻拍背部，可帮助排出吞入空气而预防溢奶。

5. 腹痛　腹痛是婴幼儿常见的症状，引起腹痛的原因多种多样，例如过度瓶喂、人工喂养母乳代用品时调配不当、奶具不洁等引起的肠胃不适，以及情绪紧张等原因都会引起腹痛。

母乳喂养不仅给予婴儿最佳的食物、温度，母乳喂养时母婴之间温暖的抚触和情感交流，可以减少情绪紧张引起的腹痛；母乳喂养可以省去奶粉等母乳代用品喂养时的奶具消毒、配制时温度变化及奶源污染等问题，从根源上减少喂养不当或消化不良等引起的腹痛。

"绞痛"是指抽搐样的剧烈疼痛，婴儿常有一种肠绞痛的说法，并没有标准定义，通常认为是多发生于3~4个月内小婴儿的行为综合征，包括长时间的爆发式哭泣，很难安抚的状态。对于母乳喂养的婴儿，当发生不明原因的腹痛，应与儿科医师密切配合，找到引起腹痛的原因。如没有明确病理原因，应鼓励和支持母亲哺乳，并教给母亲安抚婴儿的方法。

（二）母亲的特殊情况

1. 严重传染性疾病　妈妈患有严重传染性疾病，尤其是病毒性传染病如 HIV、梅毒等，病毒会通过乳腺分泌进入乳汁而被婴儿摄入，造成疾病的母婴传播。此时不能采用母乳喂养，以防传染给宝宝。

2. 乳腺炎　乳汁移出在乳腺炎的治疗过程中起到重要的作用，有效排出感染乳汁是治疗的关键。乳腺炎期间停止哺乳会增加进展为乳腺脓肿的风险，因此，母亲乳腺炎期间，应鼓励其继续哺乳。母乳亲喂是乳汁移出的最佳方式，哺乳同时用手轻轻按压炎症部位，可以协助排出感染乳汁，若亲喂无法进行，也可配合手挤奶或者吸奶器吸奶的方法，切忌患侧乳房停止排乳。哺乳母亲如果出现乳房局部的红、肿、热、痛，经哺乳及一般家庭护理24小时内无缓解，需及时到医院就诊。

3. 服药期间　乳母因某些疾病治疗服用药物时，应根据服用药物情况咨询医生后决定是否可以继续哺乳。医生需尽量选择安全级别高，可以在哺乳期使用的药物推荐给母亲；如服用的药物不是哺乳期安全药物，应停止哺乳，待病愈停药后再喂，但应注意指导乳母每天按喂哺时间把奶挤出，有效地排出乳汁以维持泌乳，待条件允许后随时可以恢复哺乳。

4. 患有消耗性疾病　如患心脏病、肾病、糖尿病的妈妈，可根据医生的诊断决定是否可以母乳喂养。一般情况下，患有上述疾病但能够分娩的妈妈，就能够哺乳，但要注意营养和休息，根据身体情况适当缩短母乳喂养的时间。

5. 接触有毒化学物质或农药　有害物质可通过乳汁使婴儿中毒，故哺乳期应避免接触有害物质及远离有害环境。如已接触者，必须停止哺乳。

知识链接

世界母乳喂养周

自1992年起，国际母乳喂养行动联盟（WABA）确定每年8月1日至7日为"世界母乳喂养周"，旨在促进社会和公众对母乳喂养重要性的正确认识，使全社会积极保护、促进和支持母乳喂养，拓宽母乳喂养的内涵，创造一种爱婴、爱母的社会氛围。

PPT

第二节　部分母乳喂养和配方奶粉喂养

一、部分母乳喂养

（一）补授部分母乳

母乳是婴儿最理想的食物，纯母乳喂养应坚持至婴儿满 6 个月。若小于 6 月龄婴儿母乳不足或母亲不能按时哺乳，需以婴儿配方奶补授母乳。母亲哺乳次数同纯母乳喂养，以维持婴儿吸吮，刺激乳汁分泌。补授婴儿配方奶按婴儿需要定，即不是每次均补充，应先母乳，若婴儿将乳房吸空仍不满足，不能安静睡觉，宜用婴儿配方奶补足。

（二）代授部分母乳

若大于 6 月龄婴儿母亲乳量不足、婴儿生长增长不足，或母亲因工作原因无法维持母乳喂养，需逐渐用婴儿配方奶依次替代母乳。尽量不要突然中断母乳喂养，容易导致婴儿无法适应而产生情感问题，或摄入奶量下降影响婴儿生长。

若大于 6 月龄婴儿母亲乳量充足、婴儿生长正常者不必用婴儿配方奶替代母乳，引入辅食后继续母乳喂养（包括吸出哺乳）。

二、配方奶粉喂养

婴儿配方奶是母乳喂养失败后的无奈选择。虽然婴儿配方奶粉都经过一定配方设计和工艺加工，保证了部分营养素的数量和比例接近母乳，却无法模拟母乳中一整套完美独特的营养和生物活性成分体系，如低聚糖、铁蛋白和免疫球蛋白等以及很多未知的活性成分。

母乳喂养的婴儿可以随母乳体验母亲摄入膳食中各种食物的味道，对婴儿饮食心理和接受各种天然食物有很大帮助，这也是配方奶粉无法模拟的。此外，母乳喂养过程和奶瓶喂养过程给予婴儿的心理和智力体验完全不同。虽然婴儿配方奶粉能基本满足 0~6 月龄婴儿生长发育的营养需求，但完全不能与母乳相媲美。

（一）标准配方制品

婴儿配方奶，也被称为婴儿配方食品，是参考婴幼儿营养需要和母乳成分研究资料，以乳及乳制品、大豆及大豆蛋白制品为主要蛋白类源，经过一定配方设计和工艺处理而生产的用于喂养不同生长发育阶段和健康状况婴儿的食品。主要分为两大类：婴儿配方食品，常见 1 段奶粉，作为母乳替代品其营养成分能满足 6 月龄内正常婴儿的营养需要；较大婴儿和幼儿配方食品，适用于 6 月龄以后婴儿和幼儿食用，作为其混合食物中的组成部分。

由于经过了一定的配方设计（食物成分调整、营养素强化和功能成分的添加），例如降低其酪蛋白、无机盐的含量；添加一些重要的营养素，如乳清蛋白、不饱和脂肪酸、乳糖；强化婴儿生长时所需要的微量营养素，如核苷酸、维生素 A、维生素 D、β 胡萝卜素和微量元素铁、锌等。在婴儿喂养中，婴儿配方食品比普通牛、羊乳或其他一般普通食品更符合婴儿的营养和代谢需求，可以在某些特定方面，在一定程度上模拟母乳的功能。因此，婴儿配方奶可以作为母乳喂养不成功时的首选替代。但必须强调的是，无论经过怎样的配方设计和先进研发，任何婴儿配方奶均无法与母乳相媲美。

（二）其他配方制品

某些疾病情况下，特殊的配方制品对婴儿既有营养作用，又有治疗作用。特殊医学用途婴儿配方食品指针对患有特殊代谢紊乱、疾病或医疗状况等特殊医学状况婴儿的营养需求而设计制成的粉状或液态配方食品。需要在医生或临床营养师的指导下，单独食用或与其他食物配合食用，其能量和营养成分能够满足 0 ~ 6 月龄特殊医学状况婴儿的生长发育需求。除此之外，还有适用于生理上有特殊需要或患有代谢疾病婴儿特殊医学用途婴儿配方食品，不宜由家长自行选择与购买，需要根据医生的建议选购。目前获准上市的特殊医学用途婴儿配方食品主要有以下几种：无乳糖配方或低乳糖配方、乳蛋白部分水解配方、乳蛋白深度水解配方或氨基酸配方、早产/低出生体重婴儿配方、母乳营养补充剂和氨基酸代谢障碍配方。

1. 牛乳过敏　对确诊牛乳过敏的婴儿，母乳喂养时间应延长至 12 ~ 18 月龄；不能进行母乳喂养而牛乳过敏的婴儿应首选乳蛋白深度水解配方、氨基酸配方或其他不含牛奶蛋白的配方食品。

2. 乳糖不耐受　对有乳糖不耐受的婴儿应选用无乳糖配方食品（以蔗糖、葡萄糖聚合体、麦芽糖糊精、玉米糖浆为碳水化合物来源）。

3. 苯丙酮尿症　确诊苯丙酮尿症的婴儿应选用氨基酸代谢障碍配方食品。

（三）喂养方法

小婴儿（低于 4 月龄）配方奶喂养与母乳喂养一样，按需、不定时、不定量，不必要求婴儿每次摄入量相同，可有波动。家长不宜过多关注每次摄入量，如较长时间（2 ~ 3 周或更长时间）婴儿摄入量少，体重增加不足，需咨询医生。正常情况，婴儿每次摄入量随婴儿年龄增长而出现生理性增加，进食其他食物后哺乳次数将减少 1 ~ 2 次，至少 4 ~ 5 次。

婴儿亦需要有正确的喂哺技巧，包括正确的喂哺姿势、唤起婴儿的最佳喂哺状态。婴儿配方奶喂养应特别注意选用适宜的奶嘴和奶瓶，配方液温度要适当，保持奶瓶清洁，以及注意喂哺时奶瓶的位置，不宜用微波炉热配方液以避免受热不均或过烫。

（四）婴儿配方奶保存

婴儿配方奶不是无菌的，操作过程中采用高于 70℃ 的水调配、减少准备到进食的时间、存放温度低于 5℃ 等措施可显著降低细菌生长的危险性。为减少浪费，可根据婴儿奶量一次将一日配方冲调分瓶贮存于冰箱冷藏室（低于 5℃），但需 24 小时内饮用。冷藏室取出的配方液的复温不宜少于 15 分钟，不宜用微波炉复温，以免受热不均灼烧婴儿口腔。复温的与剩余的配方液超过 2 小时应弃用。

第三节　辅食添加

PPT

婴儿出生后纯母乳喂养 6 个月，满 6 月龄之后纯母乳喂养不能为婴儿提供足够的能量和营养素，并且经过最初半岁的生长发育，婴儿胃肠道及消化器官、消化酶发育也已相对成熟，婴儿的口腔运动功能，味觉、嗅觉、触觉等感知觉，以及心理、认知和行为能力也已准备好接受新的食物。满 6 月龄时应在继续母乳喂养的基础上添加辅食，不仅能满足婴儿的营养需求，也能满足其心理需求，并促进其感知觉、心理及认知和行为能力的发展。

考虑到婴儿对食物的适应能力和爱好存在个体差异，辅食开始添加的时间以及品种和数量增加的快慢应在遵循以下原则的基础上根据具体情况灵活调整。

一、辅食添加的基本原则

（一）每次只添加一种新的食物，由少到多，由稀到稠，由细到粗，循序渐进

辅食添加初期，家长要注意每次只添加一种新食材，并观察 2 ~ 3 天，密切观察婴儿是否出现呕吐、

腹泻、皮疹等不良反应，确认没有不适症状后，再继续添加新的食物。如有不良反应需及时停止添加。如果不良反应严重应及时就诊，如不良反应轻微，可等不良反应消失后再次尝试添加，如再次出现不良反应也应及时就诊。

辅食添加初期，宝宝的吞咽能力、消化能力尚未发育完全，因此可以让米粉、菜泥等保持较稀的状态，之后随着宝宝吞咽能力的增强，再逐渐变稠。而起初宝宝咀嚼能力有限，食物的颗粒要比较细，例如糊状、泥状的米糊、肉泥、蛋黄泥等，当宝宝乳牙慢慢萌出，并且有了一定咀嚼能力后，食物颗粒可以逐渐变粗，过渡到颗粒状、半固体或固体食物，例如烂面、厚粥、软饭、肉末、碎菜、水果粒等。

（二）食材搭配要丰富，重视主食量

《中国居民膳食指南（2022）》指出，食物多样是平衡膳食模式的基本原则。谷物、水果、蔬菜、肉、蛋、奶的每种营养都很重要，并且要注意合理搭配，辅食中主食、蔬菜、肉类的比例推荐为2∶1∶1。要特别注意的是，婴儿在成长发育阶段需要碳水化合物及脂肪提供能量，因此要注意保证主食量，同时不要过分回避脂肪的摄入。另外，可以在两餐之间给宝宝吃水果作为加餐。

（三）初期食材混喂，避免宝宝挑食

通常建议在宝宝1岁以前，家长可以将米粉、菜、肉这些食材混合在一起喂养。一方面，食物混合后味道差异不明显，更利于宝宝接受；另一方面也避免宝宝面临太多选择时出现倾向性，演变成"挑食"。等宝宝满1岁以后，接受的食材变多，同时家长也能更好地掌握宝宝的喜好时，再把食物分开提供给宝宝，让他渐渐习惯成人的进食方式，将饭、菜、肉等分开吃。

（四）保持原味，1岁以内不加盐、糖以及刺激性调味品

婴儿1岁以内，准备辅食时要尽可能保留食材的原味，不需要额外添加盐、酱油、糖等调味品。这是因为母乳、婴儿配方奶、婴儿营养米粉等食物中都含有婴儿生长所需的钠元素和氯元素，不需要再从调味品中获得。另外，让宝宝多接触天然食材的味道，有助于避免将来的挑食、偏食等情况，过多地用调料来加重口味，不仅会增加身体代谢负担，还容易影响宝宝对食物的偏好。

二、辅食添加的方法

WHO推荐，适合婴幼儿的辅食应该满足以下条件：富含能量，以及蛋白质、铁、锌、钙、维生素A等营养素；未添加盐、糖，以及其他刺激性调味品；质地适合不同月龄的婴幼儿；婴幼儿喜欢；当地生产且价格合理，家庭可负担，如本地生产的肉、鱼、禽、蛋类、新鲜蔬菜和水果等；作为婴幼儿辅食的食物应该保证安全、优质、新鲜，但不必追求高价、稀有。

（一）如何添加第一口辅食

母乳中的铁含量很低，而且即使给哺乳母亲补充铁剂，也几乎不能增加母乳中的铁含量。婴儿辅食添加从富含铁的泥糊状食物开始，第一口辅食可以选择强化铁的婴儿米粉。

建议用母乳或婴儿熟悉的婴儿配方奶将食物调至稍稀的泥糊状，稠度是用小勺舀起且不会很快滴落。婴儿刚开始接受小勺喂养时需要学习，由于进食技能不足，只会舔吮，甚至将食物推出、吐出，需要慢慢练习。可以用平头的小勺舀起少量泥糊状食物，放在婴儿一侧嘴角让其舔吮。切忌将小勺直接塞进婴儿嘴里，令其有窒息感。

第一次加辅食，只需在中午添加一次，尝试几口就可以。可以先喂母乳至婴儿半饱时尝试，随后继续母乳喂养；也可以先尝试辅食再母乳喂养。第二天继续在同一时间添加，增加喂养量。随着月龄增加逐渐增加喂养量至婴儿吃饱为止，成为单独一餐，不必再喂养母乳。随后可以在晚餐时再增加一次辅食喂养，至每天两餐辅食。新添加的辅食建议在中午前喂养，如发生不良反应可及时处理。

（二）辅食食材选择

选择辅食应优先考虑高营养素密度食物，肉、蛋、鱼、禽类动物性食物富含优质蛋白质、脂类、维生素和矿物质。蛋类的维生素和矿物质含量丰富、种类齐全，蛋白质氨基酸模式与人体需要比较接近，利用率高，蛋黄中还含有丰富的磷脂。鱼类含有丰富的蛋白质，矿物质以硒、锌、碘等为主，鱼类脂肪富含 n－3 多不饱和脂肪酸。畜禽类如瘦猪肉、牛肉、动物肝脏、动物血等含有丰富的 B 族维生素和维生素 A，并且其中的铁主要以血红素铁的形式存在，消化吸收率很高。总之，肉、蛋、鱼、禽类动物性食物是优质的婴幼儿辅食来源。

辅食食材要注意食物多样化，不同种类的食物提供不同的营养素，只有多样化的食物才能提供全面而均衡的营养，满足婴幼儿的营养需求。

1. 谷物类　如稠粥、软饭、面条等含有大量的碳水化合物，可以为婴幼儿提供能量，但一般缺乏铁、锌、钙、维生素 A 等营养素。

2. 动物性食物　如鸡蛋、瘦肉、肝脏、鱼类等，富含优质蛋白质、多不饱和脂肪酸、铁、锌、维生素 A 等，营养素密度高，是婴幼儿不可或缺的食物，并且动物性食物中的铁主要以血红素铁的形式存在，消化吸收率很高。

3. 蔬菜和水果　是维生素、矿物质以及纤维素的重要来源之一，如绿叶蔬菜的铁含量在蔬菜中相对较高，并且有较多的维生素 C，可促进所含铁的吸收利用。

4. 豆类　是优质蛋白质的补充来源。

5. 植物油和脂肪　提供能量和必需脂肪酸，选择富含亚油酸、α－亚麻酸的油脂，如亚麻籽油、核桃油等。

（三）早期引入易过敏食物可诱导口服耐受，从而减少过敏

牛奶、鸡蛋、花生、鱼、小麦、坚果、大豆、贝壳被称为 8 大类易过敏食物。约 90% 的食物过敏由这 8 大类食物引起。目前关于食物过敏发生机制的"双重过敏原暴露假说"认为，在胎儿期及婴儿出生早期已经通过皮肤等的过敏原暴露，致使婴儿过敏，如果能在早期引入食物蛋白，则可诱导口服耐受。因此，相比推迟易过敏食物的添加，早期添加以上 8 大类易过敏食物反而可通过诱导口服耐受而减少食物过敏。其中对花生和鸡蛋的研究最多，支持在婴儿 4～11 月龄期间引入花生，在 4～6 月龄期间引入鸡蛋。同时，在婴儿出生的第一年，引入食物种类越多，过敏发生风险越低。

（四）辅食添加量

不同月龄宝宝应该补充的辅食量也不同，可大致参考表 5－1。但每个婴儿情况不同，没有必要过于纠结辅食量，而更应该关注婴儿对辅食的接受度、对食物的兴趣等，并且用生长曲线作为标准来判断喂养效果。

表 5－1　不同月龄辅食喂养建议

月龄	6 月龄	7～9 月龄	10～11 月龄	12～24 月龄
乳品喂养量	每日 4～6 次 总计 800～1000ml	每日 3～4 次 总计 700～800ml	每日 2～4 次 总计 600～700ml	每日 2 次 总计 400～600ml
辅食喂养量	每日 1～2 次 每次 1～2 勺	每日 2 次 每次 2/3 碗	每日 2～3 次 每次 3/4 碗	每日 3 次 每次 1 碗
辅食选择				
谷薯类	含铁米粉 1～2 勺	含铁米粉、粥、软米饭、 烂面条 3～8 勺	面条、碎米饭、小馒头、 面包 1/2～3/4 碗	各种家常谷类 3/4～1 碗

续表

月龄	6 月龄	7~9 月龄	10~11 月龄	12~24 月龄
蔬菜类	菜泥 1~2 勺	烂菜、碎菜 1/3 碗	碎菜 1/2 碗	各种蔬菜 1/2~2/3 碗
水果类	水果泥 1~2 勺	水果泥、碎末 1/3 碗	水果小块 1/2 碗	各种水果 1/2~2/3 碗
肉、禽、蛋、鱼、豆类	红色肉类 1~2 勺	肉、鱼 3~4 勺	蛋黄、肉、鱼 4~6 勺	蛋、肉、鱼、豆腐类 6~8 勺
油盐	油酌情适量 不加盐	每日油 5~10g 不加盐	每日油 5~10g 不加盐	每日油 10~15g 盐<1.5g

（五）辅食制备

1. 米粉制备 冲泡米粉时，要根据婴儿的食量，量取适量的米粉放入碗中，然后再加入适量的水或奶进行冲泡。例如，5g 米粉需要 90mL 的奶或水，先将米粉放入碗中，再加入 50℃左右的温水，然后不停搅拌，直到变成均匀黏稠的糊状，小勺保持 45°缓缓滴下。

2. 肉泥等动物性食物制备 肉泥：选用瘦猪肉、牛肉等，洗净后剁碎，或用食品加工机粉碎成肉糜，加适量的水蒸熟或煮烂成泥状。加热前先用研钵或调羹将肉糜碾压一下，可以使肉泥更嫩滑。刚开始添加辅食时，可在蒸熟或煮烂的肉泥中加适量母乳、婴儿熟悉的婴儿配方奶或水，再用食品加工机粉碎，制作期间务必注意各种器具的清洁、消毒。

肝泥：将猪肝洗净，剖开，用刀在剖面上刮出肝泥；或将剔除筋膜后的猪肝、鸡肝、鸭肝等剁碎或粉碎成肝泥，蒸熟或煮熟即可。也可将猪肝、鸡肝、鸭肝等煮熟或蒸熟后碾碎成肝泥。刚开始添加辅食时，也可加入适量母乳、婴儿熟悉的婴儿配方奶或水，再粉碎。

鱼泥：将鱼洗净，蒸熟或煮熟，然后去皮、去骨，将留下的鱼肉用匙压成泥状即可。

虾泥：活虾去壳、去肠，剁碎或粉碎成虾泥后，蒸熟或煮熟即可。

3. 蛋类制备 鸡蛋及蛋类的添加可以从蛋黄开始。将整鸡蛋水开后继续煮 10 分钟，煮熟、煮透，使蛋黄呈粉状；去除蛋壳、蛋白，取蛋黄。第一次添加 1/8 个鸡蛋黄，加适量母乳、婴儿熟悉的婴儿配方奶或水，调成糊状，或可将蛋黄加入婴儿已经熟悉的米糊、肉泥中。第二天可增加到 1/4 个鸡蛋黄，第三天 1/2 个鸡蛋黄，第四天整个鸡蛋黄。随后，可从生鸡蛋中取出蛋黄，打散加少量水，蒸熟成蛋黄羹，并逐渐混入鸡蛋白至整个鸡蛋。还可以做成肉末蒸蛋、虾泥蒸蛋等。鸭蛋、鸽蛋、鹌鹑蛋等蛋类的营养价值与鸡蛋类似。

如果婴儿添加蛋黄或整鸡蛋后有呕吐、腹泻、严重皮疹等不良反应时应及时停止。如果症状严重应及时就医，判断是否为鸡蛋过敏。如果症状不严重，可以等待 2 周至症状消失后再次尝试，如果仍出现类似症状，可能是鸡蛋过敏，需要就医。

（六）辅食喂养方法

1. 合理安排婴幼儿的餐次和进食时间 为培养婴幼儿良好的作息习惯，方便家庭生活，从开始添加辅食起就应将辅食喂养安排在家人进餐的同时或相近时。婴幼儿的进餐时间应逐渐与家人一日三餐的进餐时间一致，并在两餐之间，即早餐和午餐、午餐和晚餐之间，以及睡前额外增加一次喂养。婴儿满 6 月龄后应尽量减少夜间喂养。一般 7~9 月龄婴儿每天辅食喂养 2 次，母乳喂养 4~6 次；10~12 月龄婴儿每天辅食喂养 2~3 次，母乳喂养 4 次；13~24 月龄幼儿每天辅食喂养 3 次，母乳喂养不超过 4 次。

2. 培养婴幼儿自主进食 婴幼儿学会自主进食是其成长过程中的重要一步，需要反复尝试和练习。父母或喂养者应该有意识地结合婴幼儿感知觉、认知、行为和运动能力等的发展，逐步训练和培养婴幼儿的自主进食能力。7~9 月龄婴儿喜欢抓握，喂养时可以让其抓握、玩弄小勺等餐具；10~12 月龄婴儿能捡起较小的物体，手眼协调熟练，可以尝试让其自己抓着香蕉、煮熟的土豆块或胡萝卜等自喂；13

月龄幼儿愿意尝试抓握小勺自喂，但大多洒落；18 月龄幼儿可以用小勺自喂，但仍有较多洒落；24 月龄幼儿能够用小勺自主进食，并较少洒落。在婴幼儿学习自主进食的过程中，父母应给予充分的鼓励，并保持耐心。

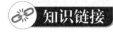知识链接 --

与母乳喂养有关的政策文件

母乳是婴儿最理想的天然食物，母乳含有丰富的营养素、免疫活性物质和水分，促进母乳喂养是保障母婴健康、推进健康中国建设的重要基础性工作。多年来，国家大力开展母乳喂养科普宣传，出台相关政策促进母乳喂养工作。

2021 年 11 月，国家卫生健康委联合多部门发布《母乳喂养促进行动计划（2021 - 2025 年）》，从开展宣传教育、健全服务链条、完善政策制度、加强行业监管等几个方面促进母乳喂养工作的实施。

《女职工劳动保护规定》中第四条、第九条、第十条都涉及母乳喂养。第四条：不得在女职工怀孕期、产期、哺乳期降低其基本工资，或者解除劳动合同。第九条：对哺乳未满 1 周岁婴儿的女职工，用人单位不得延长劳动时间或者安排夜班劳动。用人单位应当在每天的劳动时间内为哺乳期女职工安排 1 小时哺乳时间；女职工生育多胞胎的，每多哺乳 1 个婴儿每天增加 1 小时哺乳时间。第十条：女职工比较多的用人单位应当根据女职工的需要，建立女职工卫生室、孕妇休息室、哺乳室等设施，妥善解决女职工在生理卫生、哺乳方面的困难。

（柳芸芸）

答案解析

练习题

一、选择题

1. 母乳中含量最高的蛋白质是
    A. 酪蛋白   B. 乳清蛋白   C. 乳铁蛋白
    D. 乳球蛋白   E. 白蛋白

2. 母乳中钙磷比例是
    A. 1：1   B. 1：2   C. 2：1
    D. 4：1   E. 3：1

3. WHO 鼓励女性纯母乳喂养至少到
    A. 4 月龄   B. 6 月龄   C. 12 月龄
    D. 18 月龄   E. 24 月龄

4. 母乳中含量较恒定的营养素是（ ）
    A. 钙   B. 维生素 A   C. 维生素 C
    D. 硫胺素   E. 核黄素

5. 婴儿第一口添加的辅食（ ）
    A. 强化铁的米粉   B. 蔬菜泥   C. 水果泥
    D. 肉类   E. 蛋类

6. 受母乳膳食影响较大的营养素是（　　）

    A. 维生素 D   B. 铁   C. 钙

    D. 硫胺素   E. 维生素 A

7. 以下是母乳喂养禁忌证的是（　　）

    A. 妈妈乳头过小   B. 妈妈乳腺炎   C. 宝宝患贫血

    D. 宝宝患半乳糖血症   E. 妈妈乳头凹陷

8. 世界卫生组织建议给予（　　）个月内宝宝纯母乳喂养，并建议母乳喂养至孩子 2 岁或更长时间

    A. 3   B. 4   C. 6

    D. 12   E. 18

二、简答题

1. 为什么说婴儿配方奶是母乳喂养失败后的无奈选择？

2. 简述辅食添加的基本原则。

书网融合……

    本章小结   微课   题库

第六章　儿童营养性疾病

❖ 学习目标

知识目标

1. 掌握　儿童蛋白质–能量营养不良、缺铁性贫血、维生素 D 缺乏性佝偻病、维生素 A 缺乏、超重与肥胖的病因、诊断和治疗方法。

2. 熟悉　儿童蛋白质–能量营养不良、缺铁性贫血、维生素 D 缺乏性佝偻病、维生素 A 缺乏、超重与肥胖的临床表现和预防措施。

3. 了解　儿童学生常见营养性疾病的发病机制，以及其他微量元素缺乏症的相关内容。

能力目标

1. 能运用蛋白质–能量营养不良、超重与肥胖等儿童常见营养性疾病基本知识和技能开展儿童保健工作实践。

2. 具备初步蛋白质–能量营养不良、超重与肥胖等儿童常见营养性疾病诊断和治疗方面的独立工作能力。

素质目标

通过本章的学习，掌握儿童常见营养性疾病的基本理论和基本知识，掌握相关实践操作技能，具有儿童常见病营养性疾病诊断和治疗方面的独立工作能力。

儿童的营养状况是衡量儿童健康水平的灵敏指标。随着我国国民经济的发展和人民生活水平的提高，营养性疾病在我国学前儿童中的发生率已明显下降。但是，对儿童青少年的常见监测和膳食营养调查表明，学前儿童中营养性缺铁性贫血和维生素 D 缺乏性佝偻病仍较常见。另一方面，部分儿童因进食过多和膳食结构不合理，儿童肥胖呈上升趋势。

PPT

第一节　蛋白质–能量营养不良

蛋白质–能量营养不良（protein – energy malnutrition，PEM）是指由于蛋白质–能量摄入不足而造成的营养缺乏症，简称营养不良，多见于 3 岁以下婴幼儿。营养不良通过直接（饿死）或间接（各种传染病和非传染病）危害，导致大量婴幼儿死亡；即使生存下来的患儿，也表现出体格发育滞后，青春期迟迟不出现，其生理功能、智力、学习能力的受损将延续到成年，对劳动能力、生活质量产生终身有害影响。

一、蛋白质–能量营养不良的病因

（一）长期喂养不足造成热量摄入不足

婴儿出生即无母乳或母乳不足，又未能合理地采用人工喂养，如乳汁配制过稀、摄入量不足，致使供给的热量及营养物质长期不能满足婴儿生理需要，就会引起营养不良。此外，偏食、挑食等不良饮食行为也可引起热量、蛋白质摄入不足而导致营养不良；早产、小样儿等低出生体重儿喂养不当，更易发生营养不良，这类营养不良属原发性营养不良。

（二）反复感染或患其他疾病

儿童最易患呼吸道感染和腹泻，患病后食欲差，体内消耗增多；尤其腹泻，除了丢失水分外，还直接影响各种营养素的消化吸收。我国不少地区至今还保留一些陈规陋习，如儿童患病后限制进食量，腹泻患儿要禁食等。这样，反复感染和营养不良互为因果，形成恶性循环。此外，肠道寄生虫病、急慢性传染病、唇腭裂及幽门狭窄等，造成食物摄入、吸收困难或消耗增多，也是引起营养不良的常见病因。这类因疾病引起的营养不良也称继发性营养不良。

（三）相关的社会环境因素

儿童营养不良与其家庭的社会经济状况、父母的文化程度、饮食习惯、家庭子女的数量、居住环境、安全饮用水等有非常密切的关系。很多研究表明，农村母亲文化程度在高中以上者，其儿童低体重率和生长迟缓率显著低于文化程度为小学者。

二、蛋白质 – 能量营养不良的发病机制

在热量和蛋白质摄入不足的开始阶段，机体进行生理调节，使各组织和器官的要求相应减少。当有限的糖原储存用完后，首先动用自身脂肪组织分解所得热量，以供生命最需要的代谢过程，最后才动用组织蛋白质供给热量（图6－1）。

当热量和蛋白质继续供给不足时，全身细胞DNA、RNA合成受阻，各组织器官生长发育迟缓、停止，甚至发生组织分解、严重萎缩和脂肪变性，引起各方面的功能低下和障碍，影响生命的继续运转。病理上可见各器官萎缩，体积变小，重量减轻，组织学改变从不明显到明显，最后危及生命。

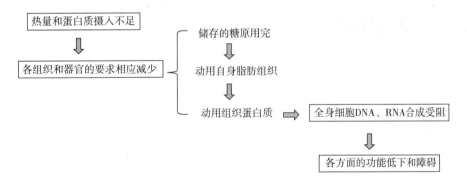

图6－1　蛋白质 – 能量营养不良的发病机制

三、蛋白质 – 能量营养不良的临床表现

营养不良症的临床表现呈现多样化，并随蛋白质和能量缺乏的比例，程度、原因、时间、其他营养素缺乏的性质程度，患者年龄，并发症和伴发病的存在等因素而异。

消瘦型营养不良初起时因进食减少，热量摄入不足而体重不增，皮下脂肪逐渐减少，体重下降，生长发育落后（图6－2）。继续摄食不足，则皮下脂肪完全消失，面颊下陷，呈干瘦老人样，全身皮包骨，皮肤松弛起皱、变薄，毛发干枯、变黄。早期精神焦虑，不爱活动，食欲尚正常。病情加重后则精神萎靡，反应迟钝，常呻吟不安。可出现脂肪泻，易有消化功能紊乱而发生迁延性腹泻，可伴脱水和电解质紊乱。免疫力低下，易并发各种感染，全身反应差，不表现发热或白细胞计数升高，可发生低血糖

休克，但血浆总蛋白、前白蛋白及脂肪酸大多尚属正常，故临床上常不伴有水肿。消瘦型营养不良多为较慢性的营养不足过程。

恶性营养不良（浮肿型）为一种严重的营养不良，以蛋白质缺乏为主，热量供给尚可维持最低水平，多见于5岁以下断奶后的婴幼儿，大多是在营养不良基础上再发生感染，致营养状况急剧恶化而发生。此病开始时患儿表现精神差，不爱活动，食欲越来越差，体重增长减少甚至不增，但也有因水肿而体重下降不明显的情况。最突出的表现为出现凹陷性水肿，轻的仅表现为踝部按之下陷，不伴局部红、痛。继续发展则可扩大至腹壁、下肢、面部，甚

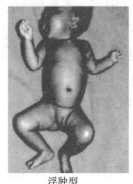
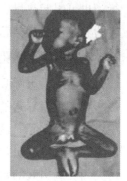

浮肿型
（恶性营养不良）　　　　消瘦型

图 6-2　蛋白质-能量营养不良的临床表现

至双眼睑肿胀、不能睁开。进一步加重可出现腹腔积液、胸腔积液，全身脂肪减少，肌肉萎缩，张力低，体温、血压均低，四肢发冷、发绀；心音低钝，心率慢，心电图 T 波低平、倒置。易发生心力衰竭；肾功能减低，肾血流量及滤过率均减少，浓缩功能差，排低渗尿。在婴幼儿早期脑发育高峰期，如患重症营养不良可严重损害脑发育，影响患儿认知、运动、语言、社会交往、思维等智力发展，但如能及早干预，补充蛋白质和热量，则大多可改善，也可留下智力迟滞后遗症。消化功能越来越差，对脂肪和双糖不耐受，常发生腹泻；食欲越来越差，可发生自发性低血糖。恶性营养不良常伴毛发指甲改变，毛发干枯、脆细、稀疏易断，发色变浅，呈枯黄色；在改善营养状况后，发色可能逐渐转深，可出现深浅分段；指（趾）甲生长慢，脆薄易断。免疫力下降，易并发各种感染，且迁延不愈，往往使营养不良加重，易发生水、电解质紊乱，产生低血钾、低血钠、低血钙和低血镁，出现相应症状、体征。营养不良无论轻重，都伴其他营养素缺乏，维生素 A 缺乏尤为多见，也常有缺铁性贫血。

四、蛋白质-能量营养不良的诊断

详细询问患儿的饮食史，了解其热量和蛋白质摄入量是否足够，有条件时应正确进行营养计算，并与推荐摄入量相比较，这对诊断和防治十分重要。同时也应询问存在的其他疾病，特别是急、慢性感染，如腹泻、肺炎等，以了解其诱发因素，深入了解发病史、临床表现，并进行全面体格检查，这对诊断营养不良是必不可少的。

进行体格测量，评价营养状况，是确定是否存在营养不良及其程度轻重的重要手段。实验室检查也有助于及早了解营养紊乱和功能障碍情况，有些检查对早期诊断有利。①血浆白蛋白：正常为35g/L，营养不良时可减少，低于25g/L可诊断为蛋白质营养不良；②血清前白蛋白：正常水平为150～296mg/L，轻度蛋白质-热量营养不良为100～150mg/L，中度为50～100mg/L，重度为50mg/L以下；③尿中羟脯氨酸排出量与尿中肌酐的比值：

$$羟脯氨酸指数 = \frac{羟脯氨酸（\mu mol/ml）}{肌酐（\mu mol/ml）\times 体重（kg）}$$

取任意一次尿样测定羟脯氨酸指数，正常学龄儿童（4岁内较稳定）羟脯氨酸指数为2.0～5.0，生长缓慢、肌肉萎缩者低于2.0。这些实验室检查有助于蛋白质-热量营养不良的诊断。

五、蛋白质-能量营养不良的治疗

本病以预防为主，若发现儿童有近期急性营养不良，应做到以下几方面。

1. 深入了解患儿近期饮食和健康状况，判断体重不增或下降的原因。

2. 治疗原发病（如腹泻）。

3. 指导喂养，按病情轻重、消化功能好坏，循序渐进地增加热量和蛋白质。中重度营养不良，消化吸收功能低下者，可先按身高别理想体重供给热量 167 ~ 250kJ/kg（400 ~ 60kcal/kg），渐增至 501 ~ 625kJ/kg（120 ~ 150kcal/kg），蛋白质从 1g/(kg·d) 开始渐增至 3 ~ 4g/(kg·d)。营养状况好转，体重增加到接近正常时可恢复至推荐摄入量水平。

4. 及时纠正水、电解质紊乱，注意治疗中补充及时纠正低血钾和低血钙。

5. 同时补充维生素和微量元素，如维生素 A 可较早一次性补 5000IU。

6. 配合中医中药治疗，如捏脊、服用开胃健脾的中药等。

7. 必要时在补充足量热量和蛋白质的基础上使用苯丙酸诺龙等蛋白质合成促进剂，每次肌内注射 0.5 ~ 1mg/kg，一周 1 ~ 2 次，连续 2 ~ 3 周。

六、蛋白质 - 能量营养不良的预防

1. 广泛开展健康教育，让母亲了解母乳喂养的优点和添加补充食品的时间、种类和原则，以及如何制作婴儿补充食品，幼儿及年长儿要防止偏食、挑食等不良饮食行为，要做到摄取营养丰富的平衡膳食。宣传饭前、便后洗手，饮用安全干净的水，预防腹泻和其他肠道传染病。

2. 鼓励、促进和支持母乳喂养，尽量保证每个婴儿出生后最初 4 ~ 6 个月纯母乳喂养，并按需喂哺。

3. 及时添加补充食品，教育母亲保证儿童有充足的热量摄入。补充食品要有一定的热量密度，在我国广大农村，婴儿的补充食品以淀粉为主，因此需强调在每餐面糊、米糊内加植物油或动物油 5 ~ 10ml，以提高热量摄入。

4. 在经济条件差的地方，鼓励家长在饮食中多给儿童豆制品和蛋类。

5. 定期测量体重，及早发现体重变化，预防营养不良的发生。

PPT

第二节　缺铁性贫血

儿童缺铁性贫血是儿童时期常见病，是因食物中铁摄入不足，体内铁储存缺乏，造成机体缺铁，导致血红蛋白合成减少而引起贫血，表现为小细胞低色素性贫血。不同地区、不同年龄组儿童缺铁性贫血患病率差异显著。其发病率在发展中国家、经济不发达地区及婴幼儿、育龄妇女明显增高。我国 6 ~ 24 个月龄的婴幼儿和青春期儿童是铁缺乏的高危人群。

一、缺铁性贫血的病因

（一）胎内储铁不足

胎儿自母体（主要在妊娠最后 3 个月）获得铁储存于体内，故新生儿体内储铁多少与母亲孕期铁营养胎龄及出生体重成正比。母亲孕期患有中、重度缺铁性贫血可使胎儿获得的铁量减少。早产儿、低出生体重儿双胎儿储铁相对不足，出生后均易发生缺铁性贫血。新生儿娩出后如稍迟结扎脐带，可使新生儿多获得脐血（75ml 含铁 40mg），增加体内铁量。

（二）食物中摄入铁量不足

这是发生缺铁与缺铁性贫血最主要的原因。婴幼儿以乳类为主食，母乳中含铁量低，约 2mg/L（0.2mg/dl），但母乳中铁吸收率高（50%），因此纯母乳喂养儿 4 ~ 6 月龄内较少有缺铁性贫血。但是婴儿 6 月龄后如仍以纯母乳喂养为主，不及时增加含铁丰富的辅食，则易发生铁缺乏或缺铁性贫血。年

长儿常因挑食、偏食等不良饮食习惯导致膳食结构不合理，致使铁摄入不足，发生缺铁性贫血。

（三）生长发育因素

儿童生长发育迅速，铁需要量较成人多。婴儿期和青春期处于生长的两个高峰期，如不注意供给富含铁的食物，则较其他年龄期更易发生缺铁性贫血。早产儿、低出生体重儿出生后要追赶生长，生长速度更快，故较足月儿更易发生贫血。

（四）疾病引起铁消耗或丢失过多

对牛奶过敏者，进食过多未煮沸牛奶可引起少量长期肠出血，每日失血 0.7 ~ 1ml 即失铁 0.5mg，可引起贫血。肠息肉、钩虫病、鼻出血等慢性失血，腹泻、反复感染等慢性疾病影响铁的吸收利用、增加消耗，以及其他急性出血、溶血性疾病等均可引起贫血。

二、缺铁性贫血的发病机制

缺铁性贫血的发病机制主要是缺铁对各个系统的影响。首先就是缺铁对铁代谢的影响，铁代谢指标会发生异常。储铁蛋白降低，血清铁和转铁蛋白饱和度降低；总铁结合力和未结合铁的转铁蛋白升高，然后会导致细胞内的缺铁。转铁蛋白受体表达于红系造血细胞表面的红细胞，当红细胞内铁缺乏的时候，转铁蛋白受体会脱落，进入血液成为血清可溶性转铁蛋白受体。

缺铁对造血系统的影响包括由于细胞内缺铁，会导致血红素合成障碍，大量原卟啉不能和铁结合成铁血红素。以游离原卟啉的形式积累在红细胞内或者与锌原子结合成锌原卟啉。血红蛋白生成减少，红细胞质少，然后体积偏小，发生小细胞低色素性贫血。严重时粒细胞、血小板的生成也会受到影响。此外，缺铁还会对组织和黏膜产生其他影响等。

三、缺铁性贫血的临床表现

本病多见于 6 个月至 3 岁的儿童，但任何年龄的儿童均可发病。起病表现与病情发展程度和速度有关。

（一）一般表现

皮肤黏膜渐苍白，以口唇、指（趾）甲床及口腔黏膜苍白最明显。体力差、易疲乏，不活泼、不爱动、食欲减退、精神萎靡，年长儿可诉头晕、耳鸣、视物模糊等，生长发育缓慢。

（二）造血系统

由于贫血引起骨髓外造血增加，故肝、脾、淋巴结可增大，贫血时间越长、程度越重，肝脾增大越明显，但一般不超过中度增大。

（三）非造血系统

1. 消化系统 常出现厌食、舌乳头萎缩、胃酸减少、胃肠功能弱，严重时可有吸收不良综合征。可出现异食癖，喜食泥土、粉笔、墙壁灰等，婴幼儿较少见。

2. 神经系统 在贫血尚不明显而机体缺铁时，就可发生烦躁不安、多动、注意力不集中、反应迟钝、记忆力差、智力减退等表现，补充铁剂后上述情况可消失。

3. 心血管系统 当血红蛋白低于 70g/L 时，可出现心率增快、气急、心脏扩大，伴有收缩期杂音，如同时并发呼吸道感染，则易发生心力衰竭。

（四）免疫系统

缺铁性贫血常使细胞免疫力下降，不仅 T 淋巴细胞功能减弱，而且粒细胞杀菌力及吞噬细胞功能也差。患儿常易发生各种感染，且常迁延难愈，还可反复感染。补铁后免疫力可恢复。

四、缺铁性贫血的诊断

铁缺乏症各期诊断主要依靠铁代谢的各种实验室检查指标，其参考指标如下。

（一）储铁减少期（ID 期）

体内储存铁减少，表现为血清铁蛋白（serum ferritin，SF）降低。SF<16pg/L（12~20μg/L）为单纯性 ID，伴感染时 SF<50pg/L。3 个月以上婴儿 SF 正常值（放射免疫法）为 18~19μg/L。骨髓涂片铁染色，细胞外铁 0~+，铁粒细胞<15%（正常值为 20%~90%）。当 SF 达 20~300μg/L 时，SF 1μg/L 表示体内有储存铁 10mg。

（二）红细胞生成缺铁期（IDE 期）

在 ID 期各项指标的基础上，出现下列情况中 2 项以上改变，而可诊断为 IDE。

1. 红细胞内游离原卟啉（free erythrocyte protoporphyrin，FEP）增加超过 500μg/L（全血），或血液锌原卟啉>600μg/L（全血）、FEP/Hb 比值>4.5。后者较可靠。

2. 血清铁（serum iron，SI）<10.74 μmol/l（60μg/dl），正常值为 11~27μmol/L；总铁结合力（total iron binding capacity，TIBC）>62.65μmol/l（350pg/dl）；运铁蛋白饱和度（transferrin saturation，TS）<15%。

3. 部分可伴 MCV<80fl（μm³），MCH<27pg，MCHC<0.31（31%）；涂片中红细胞大小不一，染色深浅不一。

（三）缺铁性贫血期（IDA 期）

此期实验室检查除以上两项指标阳性外，Hb 及红细胞计数也下降。

1. Hb 降低 符合 WHO 儿童贫血诊断标准新生儿生后 10 日以内血红蛋白<140g/L，6 个月至不满 7 岁 Hb<110g/L，7~14 岁 Hb<120g/L（以上 Hb 测定均用氰化法，上述标准适用于海平面，海拔每升高 1000m，Hb 上升约 4%）。贫血程度判断：Hb 90~109g/L 为轻度，60~89g/L 为中度，<60g/L 为重度。

2. 外周血红细胞呈小细胞低色素性改变 MCV<80fl（μm³），MCH<27pg，MCHC<0.31（31%）。

3. 有明确的缺铁原因 如铁供给不足、吸收障碍、需求增多或慢性失血等。

4. 铁剂治疗 有效铁剂治疗 4 周后 Hb 应上升 20g/L 以上。

5. 骨髓片铁染色 骨髓可染色铁显著减少甚至消失；骨髓细胞外铁明显减少，为 0~+（正常值+~+++）；铁粒幼细胞<15%。

6. 排除其他小细胞低色素性贫血 尤其应与轻型地中海贫血鉴别，注意鉴别慢性贫血、维生素 B6 缺乏、肺含铁血黄素沉着症等。

凡符合上述诊断标准中的"1"和"2"项，即存在小细胞低色素性贫血，结合病史和相关检查排除其他小细胞低色素性贫血，可拟诊 IDA。如铁代谢检查指标同时符合 IDA 诊断标准，则可确诊为 IDA。基层单位如无相关实验室检查条件，可直接开始诊断性治疗，铁剂治疗有效可诊断为 IDA。骨髓穿刺涂片和铁染色为侵入性检查，不作为 IDA 常规诊断手段，在诊断困难和治疗无效时可考虑进行。

知识链接

鉴别诊断需辨证

鉴别诊断应考虑异常血红蛋白病、珠蛋白生成障碍性贫血、维生素 B 缺乏及慢性贫血常表现为小细胞低色素性贫血者以及其他营养性贫血（如维生素B及叶酸缺乏引起的巨幼细胞贫血）和恶性消耗性疾病引起的贫血，可根据不同临床特点及实验室检查予以鉴别。

五、缺铁性贫血的治疗

以铁剂治疗和去除病因为主，配以一般治疗促进康复。

（一）铁剂治疗

1. 口服铁剂应选溶解度大、易于吸收的二价铁盐进行治疗。常用的有硫酸亚铁、乳酸亚铁、富马酸亚铁和葡萄糖酸亚铁。硫酸亚铁含20%元素铁，富马酸亚铁含33%元素铁，剂量以元素铁计算，每日4.5~6.0mg/kg，分3次服用最为恰当（即硫酸亚铁每日0.03g/kg，富马酸亚铁每日0.02g/kg），此量可达吸收的最高限度，超过此量吸收率反而降低，且可刺激胃黏膜。铁剂应在餐间服用，以利于吸收和减少不良反应。服铁剂的同时服维生素C可提高铁的吸收率。人体对铁的耐受性有一定差异，有些儿童口服铁剂后可发生恶心、呕吐、胃部不适、腹泻等反应。反应严重时，可将剂量减半或换其他剂型的铁剂（表6-1）。铁剂治疗7~10日后网织红细胞增生达高峰，血红蛋白迅速增加，一般3~4周后恢复正常，贫血纠正，临床症状好转。但仍需继续服用铁剂1~2个月，补充体内铁的储存，方可停药。

表6-1　常用口服铁剂剂量

铁剂种类	每日剂量		每克含元素铁量（mg）	利用率
	婴幼儿	儿童		
硫酸亚铁	0.15~0.3g	0.3~0.5g	200	14%
富马酸亚铁	0.1~0.2g	0.2~0.4g	330	不详
葡萄糖酸亚铁	0.3~0.6g	0.6~1.2g	115	28%
10%柠檬酸铁胺溶液	1~2ml/kg	1~2ml/kg	21	8%~15%

2. 注射铁剂不常用，只有口服铁剂因胃肠道反应严重或因消化道疾病影响铁吸收时，如腹泻、十二指肠切除后，才考虑注射铁剂。常用注射剂有：右旋糖酐铁，1ml含铁50mg，应进行深部肌内注射；含糖氧化铁，1mg含铁20mg，可进行静脉肌内注射。

（二）一般治疗

给予高营养、高蛋白和含铁丰富的膳食，加强护理，预防感染，注意休息。贫血严重或合并严重感染或必须进行急诊手术者，可考虑输血。当血红蛋白<30g/L时，也应给予输血，一般应多次少量输血或给予浓缩红细胞，每次2~3ml/kg，以避免引起心力衰竭。

（三）病因治疗

喂养不当导致铁摄入不足者应指导合理喂养，改善饮食，给予富含铁的食物，如肉肝、鱼、豆类等或铁强化食品，宜从小量开始逐渐调整，不能操之过急，避免可能引起胃肠道不良反应。多给维生素C或新鲜水果，促进铁吸收，并纠正偏食、挑食等不良习惯。因牛乳过敏引起慢性肠道失血者应减少鲜牛乳量至每日500ml以下。患钩虫病者贫血好转后给予驱虫，有肠道畸形者考虑手术，有出血性溶血性疾病者加以积极治疗。

六、缺铁性贫血的预防

预防重点应放在合理安排饮食上，具体措施如下。

（一）胎儿期预防措施

孕母膳食中应供给足够的铁，不足时应及时补充，特别是妊娠最后3个月应防止孕妇严重缺铁。孕妇每日需吸收1~3mg铁，食物中应每日供给20~48mg铁。鼓励孕妇多食富含铁的食物，每餐应有鱼、肉、肝等动物性食物，饭后适当摄入富含维生素C的水果或加服维生素C 100~200mg，以促进铁的吸收。

（二）婴儿期预防措施

1. 早产和低出生体重儿出生时断脐不可过早，以使新生儿获得较多的脐带血，增加体内储铁量。断脐时使脐带位于胎儿之上，在脐动脉停搏后断脐，这样可使新生儿增加血量75~125ml，为新生儿血量的1/3~1/4。提倡母乳喂养，纯母乳喂养儿从2月龄开始补铁，剂量为1~2mg/（kg·d）元素铁，直至1周岁。

2. 足月儿大力提倡母乳喂养至少4个月，最好延至6~9个月。最迟从4月龄后补铁，每日1mg/kg。可给予铁强化食品如婴儿配方奶或铁强化米粉，也可直接给予铁剂如富马酸亚铁，5~6月龄后可陆续添加含铁丰富的食品，如蛋黄、肝泥、鱼泥、动物血泥、豆泥、肉泥等，补铁应持续到1岁末，最好能到2岁。蛋类和乳类食品最好单独喂食，因蛋黄和牛乳中含高磷复合物，可阻碍铁的吸收。牛乳含铁量和吸收率低，1岁以内不宜采用单纯牛乳喂养。婴儿时期每日供给的铁总量（包括食物中含有的强化铁、铁剂）不应超过15mg。

（三）幼儿期预防措施

注意食物的均衡和营养，纠正挑食和偏食等不良习惯；多采用含铁量多且吸收率高的食物；保证足够的动物性食物和豆类制品，同时鼓励进食含维生素C丰富的蔬菜和水果，促进铁的吸收；尽量采用铁强化配方乳，不建议单纯牛乳喂养。

（四）青春期预防措施

应注重青春期心理健康和咨询，加强营养，合理搭配饮食。尤其是青春期女童，鼓励进食一定量肝脏和红肉类食品，同时保证蔬菜和水果，促进铁的吸收。一般无须额外补充铁剂。对拟诊为缺铁或IDA的青春期儿童，可口服补充铁剂，剂量为30~60mg/d元素铁。

（五）预防感染性疾病及寄生虫病

如钩虫感染等。

（六）按时进行健康检查

按时进行健康检查，必要时做贫血筛查，以便尽早发现轻症缺铁患儿。根据我国现状，建议仅对缺铁的高危儿童进行筛查，包括早产儿、低出生体重儿、4~6月龄仍纯母乳喂养而未添加富铁食物或未采用铁强化配方乳补授或不能母乳喂养的婴儿以及单纯牛乳喂养婴儿。早产儿和低出生体重儿建议在3~6月龄进行Hb检测，其他儿童可在9~12月龄时检测Hb。具有缺铁高危因素的幼儿，建议每年检查Hb一次。青春期儿童，尤其是女童应常规定期进行Hb检测。

PPT

第三节　维生素D缺乏性佝偻病

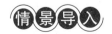

情景描述：患儿，男，7个月，人工喂养，未添加米粉蛋黄等辅食。平时患儿易激惹，睡眠不安多汗。查体：发育中等，方颅，头发稀疏，枕秃，未出牙，前囟2.2cm大小，平坦，胸廓可见肋软骨沟，心肺正常，余查体无异常发现。碱性磷酸酶结果：260U/L，血钙血磷浓度下降。

讨论：

（1）该患儿可能缺乏的营养素是什么？

（2）应该如何治疗？

维生素 D 缺乏性佝偻病（vitamin D deficiency rickets）是儿童体内维生素 D 不足使钙、磷代谢紊乱，产生以骨骼病变为特征的全身慢性营养性疾病。典型的临床表现是生长着的长骨干骺端和骨组织矿化不全。维生素 D 不足使成熟骨矿化不全，则表现为骨质软化症佝偻病，也同时有骨质软化症，长骨与生长板同时受损。

一、维生素 D 缺乏性佝偻病的病因

维生素 D 缺乏的发病原因包括食物摄入不足、吸收利用障碍、需要量增加或排出增加。维生素 D 缺乏可发生在长期摄入量低于推荐量、户外活动受限、肾脏不能转换 $25-OH-D_3$ 为 $1,25-(OH)_2-D_3$、消化道疾病影响维生素 D 吸收的人群中。此外，慢性胃肠道疾病、肝病、肾病晚期、牛奶过敏、乳糖不耐受等相关疾病也是发生维生素 D 缺乏的病因。

二、维生素 D 缺乏性佝偻病的发病机制

维生素 D 缺乏性佝偻病的本质是甲状旁腺功能代偿性亢进的损害。长期严重维生素 D 缺乏造成肠道吸收钙、磷减少，机体低血钙症致甲状旁腺功能代偿性亢进，动员骨钙释出，血清钙浓度在正常或接近正常的水平，以维持正常生理功能。同时，甲状旁腺素（PTH）的分泌增加抑制肾小管磷的重吸收，继发机体严重钙、磷代谢失调，特别是严重低血磷（图 6-3）。血磷降低使细胞外液钙、磷浓度不足，影响软骨细胞正常增殖、分化和凋亡的程序；钙化管排列紊乱，使长骨骺线失去正常的形态，成为参差不齐的阔带，钙化带消失；骨基质不能正常矿化，成骨细胞代偿增生，碱性磷酸酶分泌增加，骨样组织堆积于干骺端，骺端增厚，向两侧膨出形成肋"串珠""手足镯"。骨膜下骨矿化不全，成骨异常，骨皮质被骨样组织替代，骨膜增厚，骨质疏松；颅骨骨化障碍而颅骨软化，颅骨骨样组织堆积出现"方颅"。临床出现一系列佝偻病症状和血生化改变。

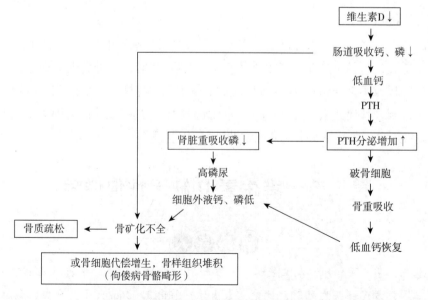

图 6-3 维生素 D 缺乏性佝偻病的发病机制

三、维生素 D 缺乏性佝偻病的临床表现

维生素 D 缺乏性佝偻病临床主要表现为骨骼的改变、肌肉松弛以及非特异性的精神神经症状（图 6 - 4）。重症佝偻病患者可影响消化系统、呼吸系统、循环系统及免疫系统，同时对小儿的智力发育也有影响。在临床上分为初期、激期、恢复期和后遗症期。初期、激期和恢复期，统称为活动期。

（一）初期

多数从 3 个月左右开始发病，此期以精神神经症状为主，患儿有睡眠不安、好哭、易出汗等现象，出汗后头皮痒而在枕头上摇头摩擦，出现枕部秃发。

（二）激期

除初期症状外，患儿以骨骼改变和运动机能发育迟缓为主，用手指按在 3 ~ 6 个月患儿的枕骨及顶骨部位，感觉颅骨内陷，随手放松而弹回，称乒乓球征。8 ~ 9 个月以上的患儿头颅常呈方形，前囟大及闭合延迟，严重者 18 个月时前囟尚未闭合。两侧肋骨与肋软骨交界处膨大如珠子，称肋串珠。胸骨中部向前突出形似"鸡胸"，或下陷成"漏斗胸"，胸廓下缘向外翻起为"肋缘外翻"；脊柱后突、侧突；会站走的小儿两腿会形成向内或向外弯曲畸形，即"O"型或"X"型腿。患儿的肌肉韧带松弛无力，因腹部肌肉软弱而使腹部膨大，平卧时呈"蛙状腹"，因四肢肌肉无力学会坐站走的年龄都较晚，因两腿无力容易跌跤。出牙较迟，牙齿不整齐，容易发生龋齿。大脑皮质功能异常，条件反射形成缓慢，患儿表情淡漠，语言发育迟缓，免疫力低下，易并发感染、贫血。

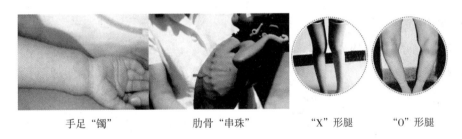

手足"镯"　　肋骨"串珠"　　"X"形腿　　"O"形腿

图 6 - 4　维生素 D 缺乏性佝偻病的临床表现

（三）恢复期

经过一定的治疗后，各种临床表现均消失，肌张力恢复，血液生化改变和 X 线表现也恢复正常。

（四）后遗症期

多见于 3 岁以后小儿，经治疗或自然恢复后临床症状消失，仅重度佝偻病遗留下不同部位、不同程度的骨骼畸形。

四、维生素 D 缺乏性佝偻病的诊断

诊断依据维生素 D 缺乏的病因、临床表现、血生化及骨骼 X 线检查，血生化与骨骼 X 线的检查为诊断的"金标准"，不论婴儿还是儿童，血浆 25 - OH - D₃浓度应当≥50nmol/L（20ng/ml）。早期的神经兴奋性增高的症状无特异性。

（一）实验室检查

1. 血生化检查　测定血钙、磷、碱性磷酸酶，血清 25 - OH - D₃（正常 10 ~ 80g/L）和 1,25 - (OH)₂ - D₃（正常 0.03 ~ 0.06g/L）在佝偻病活动早期明显降低，为可靠的早期诊断指标，血浆中碱性

磷酸酶升高。

2. 尿钙测定 尿钙测定也有助于佝偻病的诊断，尿中碱性磷酸酶的排泄量增高。

（二）其他辅助检查

1. 长骨骨骺端 X 线摄片 发现长骨骨骺端佝偻病的特异 X 线表现，早期 X 线长骨骺部钙化预备线模糊；极期钙化预备线消失、骨骺端增宽、骺端呈杯状或毛刷状改变，骨质稀疏、骨干弯曲变形或骨折。

2. X 线骨龄摄片 发现骨龄落后。

五、维生素 D 缺乏性佝偻病的治疗

预防和治疗均需补充维生素 D 并辅以钙剂，防止骨骼畸形和复发。

（一）一般治疗

坚持母乳喂养，及时添加含维生素 D 较多的食品（肝、蛋黄等），多到户外活动增加日光直接照射的机会。激期阶段勿使患儿久坐、久站，防止骨骼畸形。

（二）补充维生素 D

初期每天口服维生素 D，持续 1 个月后，改为预防量。激期口服，连服 1 个月后改为预防量。若不能坚持口服或患有腹泻病者，可肌注维生素 D。大剂量突击疗法，1 个月后改预防量口服。肌注前先口服钙剂 4～5 天，以免发生医源性低钙惊厥。

（三）补充钙剂

维生素 D 治疗期间应同时服用钙剂。

（四）矫形疗法

采取主动和被动运动，矫正骨骼畸形。轻度骨骼畸形在治疗后或在生长过程中自行矫正，应加强体格锻炼，可作些主动或被动运动的方法矫正，例如俯卧撑或扩胸动作使胸部扩张，纠正轻度鸡胸及肋外翻。严重骨骼畸形者外科手术矫正，4 岁后可考虑手术矫形。

六、维生素 D 缺乏性佝偻病的预防

维生素 D 缺乏的主要原因是户外活动少，皮肤的日光作用不足，故预防维生素 D 缺乏的措施主要强调适当户外活动与口服补充生理剂量的维生素 D。

（一）健康教育

采取综合措施保证健康人群摄入适量维生素 D，维生素 D 缺乏是可以预防的疾病。预防重点是高危人群，进行维生素 D 相关科普知识宣传。

（二）户外活动

10：00～15：00 紫外线波长适宜，是儿童户外活动最佳时间。浅色皮肤儿童户外活动暴露面部每天 20 分钟，深色皮肤儿童日光浴时间宜延长。日光浴不是阳光下暴晒，只要户外活动，身体部位尽可能多暴露。因日光可以折射，故树荫、屋檐下同样有日光暴露效果。

（三）维生素 D 补充与强化

补充维生素 D 的目标是个人，同时涉及家长与儿童的依从性。目前国际上多推荐操作性强、成本效益更好的强化食物项目，补充重要微量营养素，包括维生素 D，使高危人群（婴儿与妊娠妇女）达到较

理想的营养状态。

1. 婴儿建议出生至 12 月龄常规补充维生素 D 400IU/d。

2. 妊娠妇女与铁、叶酸同时补充维生素 D 600IU/d。

（四）健康食物选择

选择富含维生素 D 的食物，比如海鱼、牛肝、鸡蛋等。

PPT

第四节　维生素 A 缺乏

维生素 A 缺乏症为慢性维生素 A 缺乏引起，主要由于摄入不足所致，是目前世界上主要的营养缺乏病之一。临床上，血浆维生素 A 含量低于 $7\mu mol/L$（200pg/L）被定义为维生素 A 缺乏。维生素 A 含量在 $7 \sim 10.5\mu mol/L$（$200 \sim 300\mu g/L$），没有任何临床症状，为亚临床状态。各年龄均可发病，以 4 岁以下婴幼儿较多。

一、维生素 A 缺乏的病因

（一）饮食摄入不足

大多因长期喂食脱脂奶、豆浆及淀粉类食物，又不添加富含维生素 A 的肝、蛋黄、鱼肝油及含胡萝卜素的绿叶蔬菜、胡萝卜、番茄、水果，而发生维生素 A 缺乏。母乳喂养儿很少发生维生素 A 缺乏，但在维生素 A 缺乏发生率高的地区，如果维生素 A 缺乏的母亲乳汁中视黄醇含量低，则婴儿有早期发生维生素 A 缺乏的危险。

（二）需要量增加

生长发育迅速而肝内储存量又少的早产儿较足月儿需要量多，对脂肪消化吸收功能又差，易发生维生素 A 缺乏。严重感染如麻疹、迁延性肺炎、肺结核和高热时维生素 A 需要量增加，也容易并发维生素 A 缺乏症。

（三）吸收利用和贮存障碍

维生素 A 为脂溶性维生素，小肠维生素 A 的消化吸收需胆盐和脂肪参与。膳食中脂肪含量过低，如婴幼儿长期以脱脂奶、豆浆及淀粉类食物为主，易发生维生素 A 缺乏。胰腺炎或胆石症引起胆汁和胰腺酶分泌减少，或消化道疾病如慢性肠炎、肠结核、脂肪泻等造成胃肠功能紊乱可影响维生素 A 和胡萝卜素的消化吸收。肝脏疾病如慢性肝炎、先天性胆道梗阻可影响维生素 A 与胡萝卜素的吸收与转化。严重营养不良时，视黄醇蛋白合成减少，不能与肝脏内维生素 A 结合释放入血，其他微量营养素如锌和铁缺乏影响贮存的视黄醇利用与转运。甲状腺功能减退及糖尿病时，胡萝卜素合成视黄醇障碍导致维生素 A 缺乏；摄入胡萝卜素较多时，血液胡萝卜素浓度较高致皮肤黄染。

二、维生素 A 缺乏的发病机制

维生素 A 构成视网膜感光色素视紫红质而在夜视中起重要作用，并参与碳水化合物代谢和糖蛋白的合成，以维持上皮组织的生长分化。缺乏时视网膜视紫红质和视蛋白水平降低，导致夜盲。眼、上呼吸道及胃肠黏膜鳞状化生，致黏膜角化及皮肤角化过度，而出现干眼症、皮肤干燥脱屑、毛囊角化症、丘疹等眼和皮肤为主的一系列症状。

三、维生素 A 缺乏的临床表现

（一）眼部表现

眼部的症状和体征是维生素 A 缺乏病的早期表现。夜盲或暗光中视物不清最早出现，年长儿会诉昏暗光线下视物不清，但往往不被重视，而婴幼儿更易被忽视。暗适应力减退的现象持续数周后，开始出现干眼症的表现，眼结膜、角膜干燥，失去光泽，泪腺分泌减少，泪管被脱落上皮阻塞，眼泪减少，眨眼与畏光。眼部检查可见结膜近角膜边缘处干燥起皱褶，角化上皮堆积形成泡沫状白斑，即结膜干燥斑或毕脱斑。继而角膜发生干燥、混浊、软化，形成溃疡，易继发感染，愈合后可留有白翳，影响视力。严重时可发生角膜溃疡坏死引起穿孔，虹膜、晶状体脱出导致失明（图 6-5）。

（二）皮肤表现

全身皮肤干燥、脱屑，有痒感，多见于年长儿维生素 A 缺乏初期。随后上皮角化增生，汗液减少，角化物充塞毛囊形成毛囊丘疹，扪之如粗沙样，以四肢伸面、肩部较多，可发展至颈背部甚至面部。毛囊角化致毛发失去光泽、易脱落，指（趾）甲变脆、薄而多纹、易折断。

（三）生长发育障碍

严重长期维生素 A 缺乏可致长骨增长迟滞，身高发育落后，齿龈发生增生和角化，牙齿釉质易剥落、失去光泽，易发生龋齿。

（四）易感性增高

当维生素 A 储备不足或轻度缺乏时，可无任何典型临床症状出现，但黏膜上皮可发生变性，全身免疫功能低下，易反复发生呼吸道及泌尿道感染，且迁延不愈。

（五）其他

维生素 A 能促进肝脏贮存铁释放入血后的转运，使铁能被红细胞正常摄入利用。因此维生素 A 缺乏时会出现贫血，其表现类似缺铁性贫血。维生素 A 缺乏能使泌尿器官的上皮角化脱屑并形成一个中心病灶，导致钙化物在此中心沉淀，久之形成尿道结石。

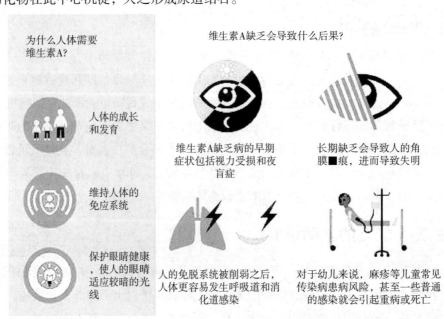

图 6-5 维生素 A 缺乏的临床表现

四、维生素 A 缺乏的诊断

根据维生素 A 摄入不足，有各种消化道疾病如慢性腹泻、肝胆疾病或慢性消耗性疾病史，结合临床特点，一般诊断不难。早期诊断可疑时，可进行实验室检查。

（一）血浆维生素 A 含量测定

婴幼儿血浆正常水平为 10.5 ~ 17.5μmol/L（300 ~ 500μg/L），年长儿和成人为 10.5 ~ 788μmol/L（300 ~ 2250μg/L）。低于 7μmol/L（200μg/L）可诊断为维生素 A 缺乏。血浆维生素 A 含量在 7 ~ 10.5μmol/L（200 ~ 300μg/L），即使无临床症状，也疑为亚临床状态。

（二）血浆视黄醇结合蛋白（RBP）测定

能比较敏感地反映体内维生素 A 的营养状态，正常血浆 RBP 水平为 23.1μg/L，低于此值有维生素 A 缺乏的可能。感染、蛋白质 - 热量营养不良、寄生虫病时 RBP 降低。

（三）肝脏维生素 A 贮存的间接评估

体内维生素 A 缺乏时肝脏游离的 RBP 不能释放入血，补充维生素 A 后肝脏游离的 RBP 与视黄醇结合释放入血，可间接反映肝脏维生素 A 贮存状况。相对剂量反应试验：测定空腹血清视黄醇水平（A_0），口服视黄醇制剂 450μg，5 小时后测定血清视黄醇水平（A_5），相对剂量反应（RDR）按下列公式计算：

$$RDR\% = [(A_5 - A_0)/A_5] \times 100\%$$

RDR 值 >20% 为阳性，提示体内维生素 A 贮存缺乏。

（四）暗适应检查

对能够合作的儿童采用暗适应计测定暗视觉能力，是根据在黑暗中引起光感的最低阈值大致等于瞳孔收缩的最低阈值的原理，判断人体维生素 A 缺乏状况。婴幼儿可观察其黄昏时的异常行为，如安静不动或不能准确取物。

五、维生素 A 缺乏的治疗

无论临床症状严重与否或疑为亚临床型维生素 A 缺乏，都应尽早积极进行维生素 A 的补充治疗。

（一）调整饮食

供给富含维生素 A 的动物性食物或含胡萝卜素较多的深色蔬菜，有条件的地方也可以采用维生素 A 强化的食品，如婴儿配方奶和食物，以保证患儿机体需要，并积极治疗原发疾病。

（二）维生素 A 治疗

轻症维生素 A 缺乏症及消化吸收功能良好者可以每日 2 ~ 3 次口服维生素 A 制剂 7500 ~ 15000μg（相当于 2.5 万 ~ 5 万 IU 浓鱼肝油，每丸含 2.5 万 IU）。病情严重，如有角膜病变、慢性腹泻或肠道吸收障碍者，可先深部肌内注射维生素 AD 注射剂（每支含维生素 A 7500μg 和维生素 D 62.5μg）0.5 ~ 1ml，每日 1 次。3 ~ 5 日后，病情好转即改口服。采用维生素 A 治疗后临床症状迅速好转，夜盲常于 2 ~ 3 日后明显改善，干眼症状 3 ~ 5 日消失，结膜干燥、毕脱斑 1 ~ 2 周后消失，角膜病变也渐好转，皮肤过度角化需 12 个月方可痊愈。症状消失后，应继续服预防量维生素 A 制剂。

（三）眼局部治疗

为防止继发感染，对比较严重的维生素 A 缺乏者常进行眼局部治疗。可采用抗生素滴眼液（如

0.25% 氯霉素）或眼膏（如 0.5% 红霉素或金霉素）治疗，一日 3～4 次可减轻结膜和角膜干燥不适。当角膜出现软化和溃疡时，可采用抗生素滴眼液与消毒鱼肝油交替滴眼，约每小时 1 次，每日不少于 20 次。治疗时动作要轻柔，勿压迫眼球，以免角膜穿孔，虹膜、晶状体脱出。另可用 1% 阿托品扩瞳，防止虹膜粘连。

六、维生素 A 缺乏的预防

（一）提倡母乳喂养

提倡母乳喂养，无法母乳喂养的婴儿采用配方奶喂养。对早产儿应尽早（生后 2 周）添加浓缩鱼肝油或维生素 A 制剂，预防剂量为 4 岁以下婴幼儿每日 400μg 视黄醇当量（RE），4 岁以上每日 750μgRE，少年或成人每日 800μgRE，孕妇每日 1000μgRE，乳母每日 1200pg RE。母亲补充维生素 A 时应注意避孕，因为孕早期大剂量给予维生素 A 对胎儿有致畸的危险。

（二）及时添加补充食品

多供给富含维生素 A 及胡萝卜素的食物，如肝脏、蛋、奶类及深色蔬菜。患慢性消化功能紊乱，长期感染及消耗性疾病时应及早补充维生素 A，必要时服水溶性制剂或深部肌内注射维生素 A 制剂。

（三）对维生素 A 缺乏的人群采取干预措施

荟萃分析结果显示，给 6 月龄至 5 岁儿童大剂量补充维生素 A 可降低腹泻与麻疹死亡率约 23%。1994 年以来，WHO 推荐与免疫接种同时进行维生素 A 补充已覆盖越来越多的地区与国家。大剂量补充维生素 A 可改善机体维生素 A 储备，预防维生素 A 缺乏。一般口服推荐的大剂量维生素 A 无不良反应，偶有轻微不良反应（如婴儿前囟门饱满或隆起、呕吐等），但为一过性，无须特殊处理。

第五节　其他微量元素缺乏

PPT

微量元素包括钙、铁、锌、铜、锰、碘、硒等，微量元素对儿童生长发育有很大的作用。如儿童缺钙，会出现脾气烦躁，容易激怒，夜间睡觉不踏实，易惊醒，有时会有枕秃，严重会有骨骼的改变，如肋骨外翻、方头、O 型腿、X 型腿等表现；儿童缺锌，会有毛发枯黄，血色不好，免疫力下降，注意力不集中等表现；儿童缺碘，会导致生长发育迟缓。下面以锌、碘缺乏症为例，介绍微量营养素缺乏对儿童生长发育的影响。

一、锌缺乏

（一）病因

1. 摄入不足　谷类等植物性食物含锌量较肉、蛋奶等动物性食物少，故素食者易缺锌。生长发育期和营养不良恢复期相对锌需要量增多，孕妇与乳母需锌亦较多，如摄入不足，可致母亲与胎儿、乳儿缺锌。

2. 丢失过多　如急性腹泻、反复失血、溶血、外伤、烧伤皆可使大量锌随体液丢失；肝硬化、慢性尿毒症等，因低蛋白血症导致高锌尿症；一些药物如长期应用，金属螯合剂（如青霉胺等）与锌结合自尿排出，皆可致锌缺乏。

3. 吸收障碍　各种原因所致腹泻皆可减少锌的吸收，尤其是慢性腹泻，如吸收不良综合征、脂肪泻等。谷类食物中含植酸盐与粗纤维多，也可妨碍锌的吸收。

4. 遗传缺陷   如肠病灶肢端皮炎（AE）为一种少见的常染色体隐性遗传病，因小肠吸收锌的功能缺陷，致体内含锌量减少，血浆（清）锌、红细胞锌、肌肉锌、发锌及尿锌等皆降低。

（二）锌缺乏的临床表现

锌缺乏症主要表现为厌食、嗜睡、生长发育落后、异食癖、反复感染、青春期性发育延迟等。查体可见毛发稀疏脱落、暗适应能力差、贫血和皮炎等表现。然而，这些症状和体征都缺乏特异性，往往需要进行实验室检查以进一步确诊。

1. 厌食   缺锌时味蕾功能减退，味觉敏锐度降低，食欲不振，摄食量减少。羧基肽酶A的活力降低，消化能力也减弱。

2. 生长发育落后   缺锌妨碍核酸和蛋白质合成，并致纳食减少，影响小儿生长发育。缺锌小儿身高体重常低于正常同龄儿，严重者有侏儒症。国内外报道缺锌小儿补锌后身长体重恢复较快，缺锌可影响小儿智能发育，严重者有精神障碍，补锌皆有效。

3. 青春期性发育迟缓   如男性生殖器睾丸与阴茎过小，睾丸酮含量低，性功能低下；女性乳房发育及月经来潮晚；男女阴毛皆出现晚等。补锌后数周至数月第二性征出现，上述症状减轻或消失。

4. 异食癖   缺锌小儿可有喜食泥土、墙皮、纸张、煤渣或其他异物等现象，补锌效果好。

5. 易感染   缺锌小儿细胞免疫及体液免疫功能皆可能降低，易患各种感染，包括腹泻。

6. 皮肤黏膜表现   缺锌严重时可有各种皮疹、大疱性皮炎、复发性口腔溃疡、下肢溃疡长期不愈及程度不等的秃发等。

7. 胎儿生长发育落后、多发畸形   严重缺锌孕妇及怀孕动物可致胎儿生长发育落后及各种畸形，包括神经管畸形等。产妇因子宫收缩乏力而产程延长、出血过多。

8. 其他   如精神障碍或思睡，因维生素A代谢障碍而致血清维生素A降低、暗适应时间延长、夜盲等。

（三）锌缺乏的诊断

主要依靠病史、症状与体征及实验室检查诊断，必要时锌剂治疗可辅助诊断。

1. 病史及体格检查   了解喂养史如饮食中含锌量低，或长期吸收不良如慢性腹泻等。味觉灵敏度及食欲降低，生长发育落后及上述其他症状与体征。

2. 实验室检查   血液生化检查：血浆（或血清）锌低于正常，在正常低限 $10.0 \sim 10.7 \mu mol/L$（$65 \sim 70 \mu g/dl$）以下可诊断。

发锌可为慢性锌缺乏的参考指标。因发锌受头发生长速度、环境污染、洗涤方法及采集部位等多种条件影响，且与血浆锌无密切相关，并非诊断锌缺乏的可靠指标。

锌参与碱性磷酸酶活性中心的形成，故血清碱性磷酸酶活性可有助于反映婴幼儿锌营养状态，缺锌时下降，补锌后又上升。

3. 试验性治疗   可用单一锌剂试验治疗，如较快取得疗效，有助于肯定诊断。

（四）锌缺乏的治疗

婴幼儿、学龄前及青春期前儿童缺锌影响生长发育，可每日口服锌剂。为了利于锌的吸收，口服锌剂最好在饭前 $1 \sim 2$ 小时。低锌所致厌食、异食癖一般服锌剂 $2 \sim 4$ 周见效，生长落后 $1 \sim 3$ 个月见效。应随时观察疗效与副作用，并监测血浆锌，同时增加富含锌的食物。硫酸锌等锌剂的副作用，常见有恶心、呕吐、腹泻等胃肠道症状，如改在饭后服，可减少其副作用。

（五）锌缺乏的预防

我国居民膳食营养素参考摄入量（2015 版）推荐的每日锌供给量为：出生至 6 月龄 2mg，6 月龄至

1 岁 4mg，1~3 岁 4mg，4 岁以上 5.5mg，7 岁以后 7.0mg。孕妇与乳母 20mg。因此，重视孕母、乳母营养，增加儿童富锌膳食的摄入，是预防儿童锌缺乏的主要措施。

人初乳含锌量较高，人乳中的锌吸收利用率也较高，故婴儿母乳喂养对预防缺锌有利。但随年龄增长要按时加辅食，如蛋黄、瘦肉、鱼、动物内脏、豆类及坚果类含锌较丰富，要每日适当安排进食。无母乳的人工喂养儿最好哺以强化了适量锌的婴儿配方奶或奶粉。要注意其锌含量，长期食用多种强化锌的食品，锌入量过多可致中毒。如食入锌过多可引起急性锌中毒，有呕吐、腹泻等胃肠道症状；慢性锌中毒可有贫血及铁缺乏，动物实验可致肝、肾功能及免疫力受损。已经缺锌人群必须选择服用补锌制剂。

二、碘缺乏

碘缺乏病是指由于自然环境碘缺乏而造成胚胎发育到成人期由于摄入碘不足所引起的一组有关疾病的总称。它包括地方性甲状腺肿、克汀病、地方性亚临床克汀病、单纯性聋哑、流产、早产、死胎、先天性畸形等。

（一）病因

碘缺乏病的病因主要包括饮食不均衡、药物因素、碘摄入不足等。

1. 饮食不均衡 如果日常生活中长期挑食、偏食，可能会导致体内的碘元素摄入不足，从而诱发碘缺乏病。

2. 药物因素 如果长时间服用含有碘元素的药物，可能会导致体内的碘元素大量流失，从而诱发碘缺乏病。

3. 碘摄入不足 如果本身患有甲状腺功能亢进症，可能会导致体内的碘元素大量流失，从而诱发碘缺乏病。

（二）临床表现

碘缺乏病最主要的表现为缺乏碘元素影响胎儿的脑发育，导致小孩的智力和体格发育的迟滞，造成患病地区人口的智能损害。缺乏碘元素还会导致死产、流产、先天畸形，因此，最广泛、最实质的问题是会影响优生优育和人口素质。

1. 地方性甲状腺肿 指的是不同程度的甲状腺增大，导致颈部变粗，症状严重者会出现呼吸困难、吞咽困难的情况。

2. 地方性克汀病 指的是生长落后、智力低下、运动神经功能障碍、出现下肢痉挛瘫痪以及反应迟钝、黏液水肿、嗜睡、怕冷、无精神、食欲低等甲状腺功能低下的症状。

3. 亚临床型汀病 指的是轻度神经运动障碍、轻度智力落后、听力及语言障碍、轻度体格发育落后、激素性甲低等症状。

（三）诊断

碘缺乏病应结合患者的流行病学史、典型症状和相关辅助检查可以诊断，地方性甲状腺肿和地方性克汀病的诊断存在差异。

1. 地方性甲状腺肿 患者居住在地方性甲状腺肿病区，体检发现甲状腺肿大，或超声扫描发现甲状腺肿大，尿碘低于 $50\mu g/g$，肌酐和甲状腺吸收 ^{131}I 率呈"饥饿曲线"，排除甲状腺功能亢进、甲状腺炎和甲状腺癌等疾病后可诊断为本病。

2. 地方性克汀病 患者必须出生和居住在碘缺乏病病区，有不同程度的精神发育迟滞，主要表现为不同程度的智力障碍，如具备不同程度的运动神经障碍、听力障碍、言语障碍或者甲状腺功能低下等表现中的一项即可确诊。

（四）相关辅助检查

1. 甲状腺功能检查　主要是看血液中的三碘甲状腺原氨酸、四碘甲状腺原氨酸、促甲状腺激素抗甲状腺球蛋白抗体、抗甲状腺过氧化物酶抗体水平，判断是否有甲状腺功能受损情况。

2. 尿碘测定　根据尿碘的排出量来评价机体碘的营养状况，儿童尿碘低于 $100\mu g/24h$ ，提示碘营养不良。

3. 甲状腺超声检查　主要用于判断甲状腺大小，有无肿大，结节和甲状腺血流状况等。

4. 其他检查　包括胸部 CT 检查、吸碘率检查，有利于判断病情，指导治疗。

（五）治疗

碘缺乏病给人们的日常生活带来极大的影响，因此一定要及时地进行治疗。治疗方法是比较多的，比如说针对病因进行治疗、药物治疗、手术治疗、饮食调理等等。

1. 去除病因治疗　治疗碘缺乏病先要查找导致碘缺乏病的原因，然后对因进行治疗。很多人碘缺乏病是由于膳食结构不合理导致的，要通过调整饮食，增加碘元素摄入的方法来进行治疗。但是有一部分碘缺乏病是由于服用药物导致的，这时候一定要及时停药，并且在医生的指导下更换药物来进行治疗原发病。因此一旦出现碘缺乏症，一定要及时去医院进行详细的检查，然后制定合理的治疗措施。

2. 药物治疗和手术治疗　碘缺乏病需要根据自身的疾病情况进行药物治疗。可以通过口服碘化油的方法来满足机体对碘的需求。如果补碘以后身体的症状仍然没有恢复，还需要根据具体的情况进行甲状腺肿大的治疗以及甲状腺激素的治疗。如果甲状腺肿大的问题比较严重，出现了压迫的症状，导致病人有呼吸困难等情况时，还可以通过手术的治疗方法缓解症状。

3. 饮食调理　碘缺乏病在日常治疗的基础上，还要进行饮食的调理。日常饮食中要适当的补充一些含碘比较高的食物，比如说紫菜、干贝、海带等等。还有就是使用加碘食盐来进行烹饪。一般人体每天都会对碘元素有需求，大概在75毫克左右。使用含有碘元素的食盐，并且日常饮食中加入含碘比较高的食物，能够满足人体对于碘元素的需求，从而缓解碘缺乏症这种疾病的症状。

（六）预防

1. 食用碘盐　碘盐是家家户户的必备调味品，在食盐中加碘，能够有效的补充人们缺乏的碘元素，对于身体的健康有一定的帮助。一般情况下，人们每天只要补充8克碘盐，就能够满足对碘的需求。

2. 吃海产品　海产品中也含有丰富的碘，平时可以多吃海带、紫菜和海鱼等海产品，可以达到补碘的效果。海产品中不仅富含碘，还含有钙元素，对于身体补钙也有一定的帮助。

3. 食用豆制品　我们都知道，豆制品是优质蛋白食物。但很多人却不知道，豆制品中也含有非常丰富的碘元素，经常吃一些豆制品和鸡蛋，可以补充人体需要的碘。

4. 注重碘盐的使用　经常吃碘盐可以补充人体缺乏的碘，如果没有把握正确的方法，不仅不能补充碘盐，还会使人体缺碘的情况越来越严重。碘盐不能够放暴露在空气太长的时间，也不能在高温下使用。

当身体上有缺碘的情况时，可以选择适当的措施进行补碘。补碘要把握适度的原则，如果补碘过多，容易造成甲状腺功能亢进的疾病情况，对于身体健康产生不利的影响。对碘元素进行补充，不仅可以选择食用碘盐，还可以通过吃海产品来改善碘缺乏症的疾病情况，平时要积极关注身体上的异常症状。

PPT

第六节 儿童超重与肥胖

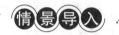

情景描述： 男孩，出生超重，长期只喝饮料，不喝水。9 岁 1 个月就诊，体重 91.5kg，身高 144.1cm，颈后部"黑棘皮病"，血压 130/80mmHg。

讨论： 请结合材料进行分析：

（1）该儿童是否肥胖？如何判断？

（2）应怎样开展综合干预？

肥胖是能量代谢失衡导致全身脂肪组织过度增生、体重超常的一种慢性营养性疾病。肥胖，尤其是中心性肥胖（内脏性肥胖），与胰岛素抵抗、2 型糖尿病、高血压、高脂血症、冠心病等代谢综合征的发生密切相关。

一、儿童超重与肥胖的病因 微课

（一）遗传因素

肥胖呈明显的家族聚集性，肥胖父母所生的子女中肥胖发生率高达 70%～80%；双亲之一肥胖，其子代有 40%～50% 发生肥胖；双亲均不肥胖者，子女只有 10%～14% 肥胖。绝大多数肥胖是多基因以及基因 – 环境的相互作用。具有肥胖基因素质的个体，在食物缺乏的环境下会变瘦，而无肥胖遗传素质的个体，在有美味、高热量或无体力活动的环境下也可变胖。

（二）生活环境

1. 饮食因素 膳食结构不合理、摄食过度以及不良饮食行为与儿童青少年肥胖的发生密切相关。母亲孕期营养过剩，体重增加过速，合并妊娠糖尿病，使胎儿体脂过多和出生体重超重。婴儿期母乳喂养可降低儿童期超重和肥胖的发生率，这种影响与母乳喂养持续的时间相关。母乳喂养 7 个月以上的儿童发生超重和肥胖的危险远远低于母乳喂养少于 3 个月的儿童。婴儿期过度喂养和过早添加辅食，儿童期过食、贪食等均可导致肥胖。

2. 体力活动 体育活动少，运动强度低，以车代步、看电视、玩游戏、玩手机等时间过长，静坐为主的生活方式增多等，都是儿童青少年肥胖发生的危险因素。不同学段学生户外活动时间见图 6 – 6。

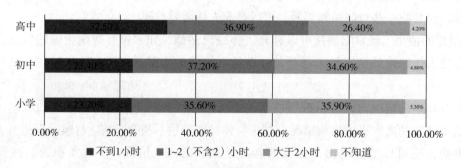

图 6 – 6 不同学段学生户外活动时间

3. 家庭环境 家长营养知识的缺乏、错爱、缺乏对肥胖程度的正确判断和危险性认识，助长了儿童的多饮多食。

（三）社会环境

1. 教育程度和文化背景　教育水平的高低可以影响个体的行为和生活方式。我国城市儿童患病率明显高于农村，儿童肥胖率随经济收入、文化程度以及城市化进程而升高。

2. 经济地位　发达国家社会经济状况与肥胖的发病率成反比，而发展中国家肥胖症的发病率却随着社会经济状况的改善而增加。

3. 城市化和地理位置　肥胖症的发生也存在地区差异。目前，我国肥胖症患病率呈全面上升趋势，尤其农村儿童青少年患病率增加迅猛。

二、儿童超重与肥胖的发病机制

1. 遗传相关基因和生物因素　瘦素的发现是肥胖发病机制分子生物学研究的里程碑，瘦素为肥胖基因（如 ob）所编码的蛋白质，是由脂肪细胞合成和分泌的一种激素，作用于下丘脑的摄食中枢，产生饱胀感，从而抑制摄食行为。

2. 神经中枢调节　下丘脑发生病变如炎症、创伤、肿瘤时可使平衡失调，饥饿中枢亢进时食欲大增，导致肥胖。此外，下丘脑血－脑屏障薄弱，血液中的各种生物活性因子（如葡萄糖、游离脂肪酸、去甲肾上腺素、多巴胺等）可对其产生影响，发生不同的饮食行为。

3. 内分代谢失调　血胰岛素浓度与体内脂肪量呈显著正相关，高胰岛素血症性肥胖者胰岛素释放量约为正常人的 3 倍，但一部分肥胖者并无高胰岛素血症。此外，内分泌紊乱包括库欣综合征、甲状腺功能减退症、垂体功能减退症状等可同时出现肥胖症，但较罕见。

4. 肠道微生态失衡　摄入高脂肪饮食后，动物肠道环境发生明显变化。有害细菌数量增加，肠黏膜屏障功能下降、渗透性增加，血液中毒素水平增加，引发炎症，促使人体的新陈代谢率下降。

三、儿童超重与肥胖的临床表现

1. 超重或肥胖　儿童身材略高于同性别、同年龄儿童，但男童性发育成熟后大部分等于或略低于同性别、同年龄健康儿童。皮下脂肪厚实分布尚匀称，以积聚于颈部、乳胸部、肩背部、腹部、臀部等处较为显著，过胖者腹壁、大腿、臀部等处皮肤可出现紫色条纹。重度肥胖儿，超重过度时可引起关节症状，行动缓慢、腿痛，增加儿童骨折的危险性。

2. 生长发育　肥胖儿童智力发育多属正常，但性格孤僻，有自卑感，抑郁。超重和肥胖儿童容易更早进入青春期。男童外生殖器常被会阴处过厚的皮下脂肪掩盖，易误认为阴茎发育短小。肥胖女童性发育略有提早，骨龄正常或超前，外生殖器多无异常。

3. 机械性的通气限制及阻塞性睡眠呼吸暂停　肥胖限制胸壁扩张和膈肌下降，肺容量减少，气道阻力增加，与阻塞性睡眠呼吸暂停综合征相关联，其特征是上呼吸道短暂的阻塞导致血氧去饱和，表现为夜间打鼾，反复觉醒，烦躁不安。日间倦怠嗜睡状，注意力不集中，易激惹。

四、儿童超重与肥胖的诊断

5 岁及以下儿童超重肥胖的筛查采用身长/身高别体重的 Z 评分或年龄别 BMI－Z 评分，建议使用"5 岁以下儿童生长状况判定"卫生行业标准（WS/T423－2013）。通过计算身长/身高别体重或年龄别 BMI 与标准人群的差异（Z 评分），进行超重肥胖的判定；以身长/身高别体重的 Z 评分或年龄别 BMI－Z 评分大于 2 判断为超重，大于 3 判断为肥胖。

6～17 岁儿童采用 BMI 作为肥胖的初筛指标，同时采用腰围（waist circumference，WC）或腰围身高比（waist - to - height ratio，WHtR）用于中心型肥胖筛查。采用"6～18岁学龄儿童青少年性别年龄别 BMI 筛查消瘦、超重与肥胖界值"卫生行业标准（WS/T 586 - 2018）评估一般性超重肥胖；采用腰围或腰围身高比进行中心型肥胖筛查。其中，腰围以"7～18岁儿童青少年高腰围筛查界值"（WS/T611 - 2018）中性别、年龄别第75百分位数（P_{75}）和第90百分位数（P_{90}）分别作为中心型超重和中心型肥胖的筛查界值，腰围身高比推荐以0.5作为中心型肥胖的筛查界值。

18岁男女超重肥胖筛查界值点分别明确为24kg/m^2和28kg/m^2，与成人标准对接。中国学龄儿童青少年 BMI 超重/肥胖筛查标准和腰围界值点见表6-2。

表6-2 中国学龄儿童青少年 BMI 超重/肥胖筛查标准和腰围界值点

年龄（岁）	男生		女生	
	超重	肥胖	超重	肥胖
6.0 ~	16.4	17.7	16.2	17.5
6.5 ~	16.7	18.1	16.5	18.0
7.0 ~	17.0	18.7	16.8	18.5
7.5 ~	17.4	19.2	17.2	19.0
8.0 ~	17.8	19.7	17.6	19.4
8.5 ~	18.1	20.3	18.1	19.9
9.0 ~	18.5	20.8	18.5	20.4
9.5 ~	18.9	21.4	19.0	21.0
10.0 ~	19.2	21.9	19.5	21.5
10.5 ~	19.6	22.5	20.0	22.1
11.0 ~	19.9	23.0	20.5	22.7
11.5 ~	20.3	23.6	21.1	23.3
12.0 ~	20.7	24.1	21.5	23.9
12.5 ~	21.0	24.7	21.9	24.5
13.0 ~	21.4	25.2	22.2	25.0
13.5 ~	21.9	25.7	22.6	25.6
14.0 ~	22.3	26.1	22.8	25.9
14.5 ~	22.6	26.4	23.0	26.3
15.0 ~	22.9	26.6	23.2	26.6
15.5 ~	23.1	26.9	23.4	26.9
16.0 ~	23.3	27.1	23.6	27.1
16.5 ~	23.5	27.4	23.7	27.4
17.0 ~	23.7	27.6	23.8	27.6
17.5 ~	23.8	27.8	23.9	27.8
18.0 岁	24.0	28.0	24.0	28.0

来源：6～18岁学龄儿童青少年性别年龄别 BMI 筛查消瘦、超重与肥胖界值 WS/T 586 - 2018。

对超重肥胖儿童进行进一步肥胖进展或干预效果的精准评估时，建议测量并持续监测其体脂肪含量。可参考2017年第8版《儿童少年卫生学》中的"6～18岁儿童青少年体脂肪含量判定肥胖的标准（表6-3）"进行判断。

表 6 – 3　6 ~ 18 岁儿童青少年体脂肪含量判定肥胖的标准

性别	年龄	轻度肥胖	重度肥胖	重度肥胖
男童	6 ~ 18	20%	25%	30%
	>18	20%	25%	30%
女童	6 ~ 14	25%	30%	35%
	15 ~ 18	30%	35%	40%
	>18	30%	35%	40%

来源：2017 年第 8 版《儿童少年卫生学》中的"6 ~ 18 岁儿童青少年体脂肪含量判定肥胖的标准"。

五、儿童超重与肥胖的治疗

儿童处于生长发育时期，在身高、体重不断增长中控制向肥胖发展，严禁使用饥饿或变相饥饿疗法、使用减肥药物或减肥饮品。提倡以运动处方为基础，以行为矫正为关键，饮食调整和健康教育贯穿始终，以家庭为单位，以日常生活为控制场所，肥胖儿童、家长、教师、医务人员共同参与的综合治疗方案。

（一）饮食调整

1. 确定合适的总热量摄入量　对于热量的控制要充分考虑儿童生长发育需要，不应过分降低总热量的摄入。一般以标准体重来决定合适的热量摄入量，在不影响儿童的基本热量和营养素的原则下逐步减少热量供给。在肥胖控制期间，各年龄组每日摄入热量如下：< 5 岁，2510 ~ 3347kJ（600 ~ 800kcal）；5 ~ 10 岁，3347 ~ 4184kJ（800 ~ 1000kcal）；10 ~ 14 岁，4184 ~ 5020kJ（1000 ~ 1200kcal）。蛋白质、脂肪和碳水化合物提供的热量所占总热量的比例为 20：35：45。要循序渐进，不能使体重下降过快。

2. 有选择地进食或避免进食某些食物　为满足儿童生长发育的需要，蛋白质供应不宜低于每日 1g/kg，可占食物总量的 30%，且优质蛋白质（动物性蛋白质）占 1/2 以上。适当限制脂肪和糖类的供给，但要保证必需脂肪酸和脂溶性维生素的摄入，以增强患儿的耐饿性。主食以碳水化合物为主，限制甜食、含糖饮料以及含热量高的食物。多给蔬菜、水果，以米饭、面食为主食，加适量瘦肉、蛋、鱼、豆制品。

3. 合理的餐次分配和良好的饮食习惯　进餐以少量多次为宜，可以变每日三餐为五餐。热量的分配应加强早中餐量，减少晚餐量，睡前 2 小时不再进食。进餐时宜先喝汤或少量水，并减慢进食速度，每次进餐时间控制在 20 ~ 30 分钟。增加咀嚼次数和时间，使唾液和食物充分拌和，以增加食物体积，加强饱胀感。

（二）运动处方

1. 运动原则　肥胖儿童选择体育运动形式应遵循安全、有趣、价格便宜、便于长期坚持的原则。通过运动，有效减少脂肪，增加肌肉力量，改善心肺功能，提高机体代谢率。

2. 处方制订　肥胖较重者可根据个体最大氧消耗制订运动训练方案。以个体最大有氧能力的 50% 为平均训练强度，每日训练 1 ~ 2 小时，每周训练 5 日，1 个疗程 12 周，把减脂肪的任务均匀分配到 3 个月之内。

3. 运动形式　锻炼计划应包括有氧运动和抗阻训练。有氧运动是指人体在氧气充分供应的情况下进行的体育锻炼，包括走路、跑步、跳绳、游泳、球类、骑自行车和跳舞等，避免激烈运动。抗阻运动指肌肉在克服外来阻力时进行的主动运动，可以有效提高肌肉耐力和肌肉力量，包括仰卧起坐、俯卧撑、哑铃、弹力棒、拉力带、器械等。建议以中等强度、持续时间较长的有氧代谢运动为主，有氧运动与抗阻运动交替进行，技巧运动和大肌肉运动相结合，逐渐增加体力活动时间、活动量和运动强度。

（三）行为矫正

行为矫正是肥胖儿童治疗的关键。通过与患儿交谈，找出主要危险因素，确定行为矫正的目标，制定行为矫正的速度、奖励/惩罚，正负诱导等具体内容。同时，与父母、（外）祖父母或教师等有关人员沟通，深入了解肥胖儿童的生活习惯、学习环境、个人特点，创造有助于肥胖儿童坚持体重控制训练的环境。

（四）药物治疗

目前对青少年减肥一般不主张借助药物。当生活方式持续干预3个月仍无法改变肥胖相关并发症如胰岛素抵抗或代谢综合征时，应在专科医师的指导下进行药物治疗。

六、儿童超重与肥胖的预防

儿童少年正处于体格生长发育时期，也是行为习惯和生活方式养成时期，进行超重肥胖预防控制，对保证儿童少年健康成长和慢性非传染性疾病早期预防具有重要意义。

（一）开展多种形式的健康教育

通过电视、广播、广告、报纸、讲座和微信群等多种形式，讲解肥胖发生的原因、危害和早期预防措施，纠正社会、家庭和肥胖儿童对肥胖的错误观念，提高全社会对肥胖的认知能力，促使家庭养成良好的生活方式，从而减少或消除肥胖发生的危险因素。

（二）关键期的预防保健

1. 胎儿期应预防胎儿过重，以预防新生儿出生体重过重　妊娠妇女首先要定期检测体重增长是否符合正常妊娠的生理规律。平均而言，孕期总增重约12kg较为适宜，其中孕早期增重不超过2kg，孕中晚期每周增重约350kg。孕前体重较轻的妇女孕期增重可能稍多，孕前超重/肥胖者孕期增重应减少。根据中国营养学会团体标准《中国妇女妊娠期体重监测与评价》（T/CNSS009－2921），不同孕前BMI妇女孕期增重适宜值和增重速率见下表6－4。

表6－4　中国妊娠期妇女体重增长范围和增重速率推荐值

妊娠前 BMI 分类	总增长值范围/kg	妊娠早期增长值/kg	妊娠中晚期每周体重增长值及范围/kg
低体重 （BMI < 18.5kg/m²）	11.0～16.0	0～2.0	0.46（0.37～0.56）
正常体重 （18.5≤BMI < 24.0kg/m²）	8.0～14.0	0～2.0	0.37（0.26～0.48）
超重 （24.0≤BMI < 28.0kg/m²）	7.0～11.0	0～2.0	0.30（0.22～0.37）
肥胖 （BMI≥28.0kg/m²）	5.0～9.0	0～2.0	0.22（0.15～0.30）

来源：中国营养学会团体标准《中国妇女妊娠期体重监测与评价》（T/CNSS009－2921）。

2. 婴幼儿期鼓励母乳喂养，6个月起要合理添加辅食　父母或喂养者有责任为婴儿提供多样化、与其发育水平相应的食物，辅食应保持原味，尽量减少糖和盐的摄入。定期监测体格指标，追求健康生长，对超重或肥胖婴幼儿应增加监测次数。

3. 儿童青少年期平衡膳食 + 规律运动 + 监测体重　培养儿童规律就餐、自主进食、不挑食的良好饮食习惯。膳食安排和烹调食物宜清淡、少盐、少油脂，尽可能保持食物的原汁原味，不喝或少喝含糖饮料。学龄儿童每天应进行至少 60 分钟的体育活动，减少静态活动。要定期进行体重监测，发现体重增加过快时，应引起重视，及时调整。

（三）学校应作为控制儿童青少年肥胖的主要阵地之一

应该以学校为基础进行儿童肥胖的综合防治，包括：发动老师教授知识和技能，将学生的教育和体力活动的安排纳入学校的课程计划；发展各种灵活的、经常性的体力活动方式，体力活动教育以营养知识为先导，不断与营养知识教育结合，启发儿童的行为自觉性；切实保证中小学生每天一小时校园体育活动的规定，以促进中小学生健康成长。

（四）家庭作为整体的参与

父母对儿童肥胖认知的误区，是导致儿童肥胖发生和干预困难的主要因素之一。因此，应提高父母对肥胖的认知能力，使家长真正认识到儿童肥胖的健康后果——成年期疾病的危险。提倡母乳喂养，合理添加辅食；全家共同行动，改变不良的生活方式、饮食习惯和不合理的膳食结构；解除儿童孤独、自卑的心理变化，减少肥胖症发生的心理因素；提高对危险因素易感家庭的识别，及时给予医疗监督，以控制肥胖的发生、发展。

（王　艳　张学艳）

答案解析

练习题

选择题

［A 型题］

1. 水肿型蛋白质 – 能量营养不良主要是由于缺乏哪种营养素（　　）

　　A. 蛋白质　　　　　　　　　B. 热能　　　　　　　　　C. 维生素

　　D. 矿物质　　　　　　　　　E. 微量元素

2. 膳食中可促进铁吸收的因素是（　　）

　　A. 维生素 A　　　　　　　　B. 维生素 B　　　　　　　C. 维生素 C

　　D. 维生素 D　　　　　　　　E. 维生素 E

3. 婴儿营养不良最常见的病因是（　　）

　　A. 先天不足　　　　　　　　B. 喂养不当　　　　　　　C. 缺乏锻炼

　　D. 疾病影响　　　　　　　　E. 免疫缺陷婴儿

4. 儿童贫血最常见的类型是（　　）

　　A. 再生障碍性贫血　　　　　B. 铁粒幼细胞贫血　　　　C. 缺铁性贫血

　　D. 珠蛋白合成障碍性贫血　　E. 巨幼细胞贫血

5. 佝偻病是由于哪种维生素的不足引起（　　）

　　A. 维生素 A　　　　　　　　B. 维生素 C　　　　　　　C. 维生素 D

　　D. 维生素 E　　　　　　　　E. 维生素 K

6. 维生素 A 对以下哪个方面的健康特别重要 （   ）

    A. 视力　　　　　　　　　B. 免疫系统　　　　　　　C. 骨骼健康

    D. 心血管功能　　　　　　E. 生长发育

7. 儿童超重和肥胖与哪种类型的癌症风险增加相关 （   ）

    A. 脑癌　　　　　　　　　B. 乳腺癌　　　　　　　　C. 肝癌

    D. 结肠癌　　　　　　　　E. 肺癌

8. 锌缺乏可能导致以下哪种皮肤问题 （   ）

    A. 痤疮　　　　　　　　　B. 湿疹　　　　　　　　　C. 脱皮

    D. 瘢痕　　　　　　　　　E. 角化

[B 型题]

1. 4 岁小儿，方颅，肋骨串珠，"O" 型腿，精神与睡眠尚好，血清钙 2.5mmol/L，血清磷 1.6mmol/L，碱性磷酸酶 10 单位。该患儿可能是 （   ）

    A. 佝偻病初期　　　　　　B. 佝偻病激期　　　　　　C. 佝偻病恢复期

    D. 佝偻病后遗症期　　　　E. 呆小症

2. 一位男童，6 岁，性格内向，身高和体重均低于同龄儿童，自 5 岁起经常喜欢啃墙皮，近两个月暗适应能力下降。该儿童最可能的问题是 （   ）

    A. 心理卫生问题　　　　　B. 锌缺乏症　　　　　　　C. 缺铁性贫血

    D. 呆小症　　　　　　　　E. 神经系统疾病

书网融合……

    本章小结　　　　　　　　　微课　　　　　　　　　题库

第七章 儿童各年龄期的特点与保健

🔷 学习目标

知识目标

1. **掌握** 不同年龄阶段儿童的特点及营养保健。
2. **熟悉** 儿童的营养需求、心理需求、社交需求等方面的差异。
3. **了解** 儿童发育里程碑和身体功能发展。

能力目标

1. 能运用儿童发育理论，进行分析并描述不同年龄段儿童的特点和需求。
2. 能制定适合不同年龄阶段儿童的保健计划。
3. 能评估儿童的发育水平，并提供相应的支持和指导。

素质目标

通过本章的学习，树立关注儿童健康的意识，具有关爱儿童、专业化、高效沟通与协作的素质以及责任感。

儿童各年龄阶段伴随着体格生长、心理发展和社会功能的重要变化，每个方面在儿童的生长发育过程中同等重要，体格生长为心理发展提供了物质基础，在一定程度上对其产生制约作用；而心理发展则取决于生理结构和功能的完善，并受到社会、生活环境和教育的影响。根据不同的阶段进行保健，可以促进儿童健康成长。🔲 微课

第一节　胎儿期的特点与保健

PPT

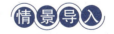
情景导入

情景描述： 王女士怀孕三个月后，她开始意识到胎儿期的重要性，因此决定采取积极的保健措施。她每天均衡饮食，特别注重摄取富含蛋白质、维生素和矿物质的食物，例如瘦肉、豆类、果蔬等。

王女士还参加了产前教育课程，学习有关胎儿发育和母婴健康的知识。她获得了关于良好的生活习惯的建议，如规律作息、适量运动和避免吸烟、饮酒等不良习惯。她每天都会走一段时间，进行轻度体力活动，并遵循医生的建议定期进行检查。

当宝宝出生时，王女士的努力和保健措施得到了回报。宝宝身体健康，发育良好，没有出现明显的健康问题。王女士和家人都欣喜不已，因为他们知道这是母亲良好保健和胎儿期保健的成果。

讨论：

1. 胎儿期保健中，孕妇的饮食对胎儿发育有多大影响？
2. 除了饮食，胎儿期保健中还有哪些重要因素需要考虑？

胎儿期是人类生命发展过程中的一个关键阶段。在这个阶段，胎儿经历着快速而神奇的生长和发育，形成了许多独特的特点，应根据其不同特点而采取相应保健措施。

一、胎儿期的特点

（一）胎儿的生理特点

胎儿期是人类或其他哺乳动物胚胎发育的一个阶段，从受精后胚胎形成到出生前，共40周。胎儿期分为三个阶段：①胚胎和胎儿早期，持续13周，主要是器官形成阶段；②胎儿中期，从14～27周（共14周），胎儿组织和器官迅速生长发育，生理功能逐渐成熟；③胎儿后期，从28～40周（共13周），胎儿体重迅速增加。胎儿期受到干扰可能导致宫内发育迟缓（IUGR），损害胎儿大脑和其他重要组织器官，引起功能障碍等问题。

1. 致畸敏感期 胚胎的致畸敏感期是指胚胎早期（3～8周），在此时间段内，受精卵通过多次细胞分裂过程，在子宫内形成胚胎，并逐渐开始形成各种器官和组织。由于胚胎在早期发育时，各种器官系统尚未完全发育成熟，所以对各种致畸因子比较敏感。如果孕妇在怀孕早期接触某些有害物质，例如毒物、放射线、药物等，则会影响到胚胎正常发育，导致胚胎畸形甚至流产。因此该时期被称为致畸敏感期（critical period）。此外，一些疾病、营养不良、感染等因素也可能影响胚胎在致畸敏感期的发育。

2. 胎儿生长发育迅速 胚胎发展的中后期，胚胎中的细胞开始迅速分化并形成不同的组织和器官，此时胎儿的器官、系统逐渐形成，包括神经系统、心血管系统、消化系统、呼吸系统、泌尿系统、运动系统等。

（二）胎儿的行为特点

1. 睡眠与觉醒 胎儿期有明显的睡眠与觉醒周期。胎儿以睡眠为主，并且每天的睡眠时间相对较长。觉醒时，胎儿会更加活跃，进行一些运动和反应。

2. 对声音的敏感 胎儿的听觉系统在胎儿期逐渐发育完善。他们可以听到母亲的心跳声、声音和音乐等外部声音，某些研究还表明，胎儿对母亲的声音有一定程度的辨识能力。

3. 反应与互动 胎儿对外界刺激有一定的反应和互动。他们可以通过运动、触摸和吞咽等方式对刺激做出反应，例如母亲用手轻轻按压腹部，胎儿会做出回应式的踢腿动作。

二、胎儿期的保健

胎儿期保健是指孕妇在怀孕期间，通过调整自己的生活方式、饮食习惯、心理状态为胎儿提供一个良好的生长环境，促进胎儿的健康发育。胎儿期保健主要包括以下几方面，如遗传性疾病、生物感染、化学污染、安全环境、健康饮食、心理健康等内容，以减少有害物质对胎儿造成不良影响。

（一）预防遗传性疾病

1. 了解家族遗传史 了解家族中是否存在遗传性疾病的病例，如果存在家族中的遗传性疾病，建议在怀孕前咨询医师，进行基因检测和评估，根据结果可以采取相应的医学干预手段和计划生育措施。

2. 孕前基因筛查 对于有高风险遗传疾病的家庭，可早期识别无症状患儿，对其进行孕前基因筛查，有助于了解是否存在遗传疾病（比如遗传性耳聋、脊髓性肌萎缩、地中海贫血及原发性免疫缺陷病等疾病）的风险，并在怀孕前做好相应的准备。

（二）预防先天畸形

1. 健康生活方式 孕妇应保持健康的生活方式。戒烟、戒酒、避免滥用药物和暴露于有害物质环境，这些因素均可能增加先天畸形的风险。

2. 补充叶酸　叶酸的摄入对于预防神经管畸形非常重要。孕妇应在怀孕前和孕早期开始补充叶酸，并遵循医生的建议。

3. 定期孕检　定期孕检是发现和监测胎儿是否存在先天畸形的重要方式。孕妇应按照医生的建议进行必要的产前检查。

（三）预防感染

胎儿期是各种器官形成时期，容易受到微生物感染影响胎儿生长。常见的微生物有寄生虫（如弓形虫、隐孢子虫、肝吸虫等）、病毒（如巨细胞病毒、风疹病毒、水痘病毒、肝炎病毒等）、细菌（如大肠杆菌、链球菌、肺炎球菌等）和真菌（如念珠菌、曲霉菌等）。这些病原体可直接损害细胞，破坏免疫活性物质，导致组织血管炎症，染色体结构发生改变，从而使受感染的细胞分化受到抑制，导致畸形，甚至可引起胎儿死亡。其他病毒性感染如流行性感冒、流行性腮腺炎、寨卡病毒等也可影响胎儿生长发育。为了减少胎儿感染的风险，孕妇应减少公共场所聚集，不养宠物、做好个人清洁，必要时可接种相应疫苗以提高机体免疫水平。

（四）预防早产

胎儿期是胎儿发育过程中比较关键的时期，孕妇应该非常重视胎儿期的保健工作，其中预防早产非常重要。如果发生早产，可能导致严重的并发症，如呼吸窘迫综合征、出血性疾病等。早产是导致新生儿发病率、死亡率及远期并发症明显增加的主要原因。世界范围内早产发生率约为 10.60%，我国约为 6.70%，且均呈现逐年上升的趋势，积极监测、预防和控制早产的发生，对于降低新生儿死亡率及并发症的发生具有重要意义。根据早产儿危险因素，可采取以下具体预防措施。

1. 健康饮食　孕妇应保持均衡的饮食，摄入充足的营养物质，包括蛋白质、维生素、矿物质和纤维素等。这有助于维持健康的孕期体重，并减少早产的风险。

2. 控制体重　孕妇应根据医生的建议控制体重增长，避免过度肥胖或营养不良。过度肥胖或营养不良可能增加早产的风险。

3. 预防感染　孕妇应注意个人卫生，避免感染。定期洗手消毒，避免与患者接触。

（五）避免化学物质污染

生活中可能存在许多化学污染物对胎儿造成危害，如有害气体、药物、化妆品、塑料制品等。孕妇应避免在可能释放甲醛、苯、二氧化碳等有害气体的环境中长时间停留。同时，孕妇在诊治时应特别注意避免随意使用药物，许多药物都对胎儿具有致畸作用。此外，孕妇也应避免接触化学制剂和农药等有害化学物质。在选择化妆品、清洁剂等工业品时，应选用健康产品，尽可能减少使用含有有害化学污染物、香精、防腐剂等富含化学成分的产品。最后，孕妇应注意减少使用塑料制品，特别是减少使用塑料容器来盛放热饮和热食，选择健康的产品，为胎儿的健康发育提供更好的环境。

（六）避免放射性照射以及电离辐射

在胎儿期接触辐射会对胎儿的大脑正常发育产生负面影响。神经的发育过程不仅有细胞增殖也存在凋亡，神经细胞在增殖过程中出现异常，可在分化为神经元过程中出现凋亡，使多余的细胞不能进一步分化为神经元，使之失去平衡。因此即使很小的放射诱导性生化改变，也可能抑制凋亡的发生而导致细胞过量增殖，干扰正常的神经细胞。电离辐射与新生儿体重降低也具有相关性，可增加多动症以及行为障碍风险，因此孕妇需要特别注意避免接触放射线和电离辐射。

（七）其他促进胎儿发育和健康的措施

1. 规律的产前检查　孕妇应按照医生的建议进行规律的产前检查，包括测量血压、测血糖、尿液分析等。这有助于及早发现和处理潜在的健康问题。

2. 遵循良好的睡眠和休息习惯　良好的睡眠和休息对于促进胎儿发育和孕妇的健康非常重要，创造舒适的睡眠环境，确保充足的休息时间。

3. 孕期心理支持　孕妇应得到良好的心理支持和关怀，情绪稳定和积极的心态有助于促进胎儿的健康发展。

4. 治疗慢性病　孕妇如果患有某些慢性病，如高血压、糖尿病、甲状腺功能异常等，对胎儿的发育可能产生一定影响。如长期的高血压会导致胎盘功能障碍、胎儿宫内发育受限等；糖尿病孕妇可能会出现新生儿宫内窒息、巨大儿、低血糖等问题，还容易出现羊水过多、流产、早产等并发症；甲状腺功能异常的孕妇容易引起胎儿宫内发育迟缓、婴儿发育迟缓、低体重等问题，早期治疗有利于胎儿生长。

第二节　新生儿的特点与保健

PPT

一、新生儿的特点

详见第八章第一节。

二、新生儿的保健

详见第八章第一节。

PPT

第三节　婴幼儿的特点与保健

　　婴幼儿期分为婴儿期和幼儿期，婴儿期从出生到1周岁，幼儿期从1岁到3岁。在此阶段，婴儿期的生长发育非常旺盛，因此营养需求量相对较高，但消化系统不够成熟完善，容易发生消化道功能紊乱。同时，婴儿体内的抗体逐渐减少，免疫功能尚未成熟，易发生各种感染和传染性疾病。幼儿期的体格生长发育速度减慢，而智力发育迅速，活动范围逐渐扩大，接触社会事物逐渐增多。此阶段消化系统功能仍不完善，营养需求量仍然相对较高，需要适宜的喂养才能保持正常生长发育。由于对危险的识别和自我保护能力有限，意外伤害发生率非常高，应格外注意防护。

一、婴幼儿的特点

（一）体格生长迅速

　　婴幼儿时期是生长最迅速的阶段之一，尤其是在婴儿期，第3个月婴儿体重将会翻倍，12月龄婴儿体重约为出生时体重3倍；身长也会有显著增长，第1年增长最快；第1年前3个月头围的增长约等于后9个月头围的增长值；出生时胸围略小于头围1~2cm，1岁左右胸围约等于头围；1岁以内上臂围增长迅速。在幼儿期，生长速度会相对缓慢一些，但仍然比其他年龄段更为迅速。

（二）营养需求与消化系统未成熟并行

　　婴幼儿期需要大量营养支持，但消化系统不够成熟完善，易发生消化系统功能紊乱和感染。婴幼儿需要特定类型和适当量的营养来支持生长和发展。

（三）容易感染

由于婴幼儿免疫系统还未完全建立，虽然刚出生体内有通过胎盘从母体获得的抗体（IgG），但非特异性和特异性免疫功能发育不成熟，肠道分泌 IgA 较低，随着时间增长，母传抗体消耗，婴幼儿更加容易感染疾病。尤其是呼吸道和消化道感染最常见，如流感、肺炎、胃肠炎，婴幼儿皮肤较薄，如护理不当，皮肤容易受到感染。

（四）感知觉与认知发育迅猛

在胎儿期，感知觉的发育领先于其他各系统，从动作、语言、感知觉、认知、社会适应这几个方面来看，婴幼儿不断发育，神经系统最先发育，神经髓鞘的形成和发育约在 4 岁完成。新生儿已有视觉感应功能，瞳孔有对光反射，在安静清醒状态下可短暂注视物体，发育由近及远并可区分形状。听感知发育出生时鼓室无空气，听力差，逐渐发育至 4 岁时听觉发育已经完善。认知能力随着宝宝成长而不断增强，运动系统中平衡与大运动以及精细动作（包括手及咀嚼动作）开始发育，语言系统发育为认知社会以及交流沟通打下基础，心理活动逐渐发展，包括注意、记忆、思维、想象、情绪发展，可以使婴儿展现个性以及性格，此时婴儿开始逐步具有社会性行为，道德观念开始萌芽。

二、婴幼儿的保健

婴幼儿期是人类生命中最重要的发展阶段之一。为了确保他们健康快乐地成长，提供适当的保健至关重要。本部分内容讲解一些关键的婴幼儿保健要点，包括饮食与营养、卫生清洁、预防接种、预防意外伤害等内容，帮助父母和照顾者为孩子提供最佳的照料和健康环境。

（一）饮食与营养

1. 母乳喂养或配方奶粉 母乳是最理想的婴幼儿食物，它提供了宝宝所需的营养和抗体，建议母亲在宝宝出生后的前 6 个月内全母乳喂养，如果无法母乳喂养，应选用适合婴幼儿年龄段的配方奶粉。母乳或配方奶粉可为宝宝提供所需的蛋白质、脂肪、碳水化合物以及各种维生素和矿物质，尤其是母乳中含有丰富的抗体和免疫成分，帮助宝宝建立免疫系统，提高抵抗力；母乳含有天然的酶和其他因子，有助于宝宝的消化和吸收。相比之下，配方奶粉的成分较复杂，可能对宝宝的消化系统造成负担。母乳中含有抗过敏物质，可以减少宝宝对某些食物的过敏风险。母乳喂养可以降低宝宝患上哮喘、湿疹和食物过敏等过敏性疾病的概率。

2. 添加辅食 在宝宝 4~6 个月时，可以逐渐引入辅食。要渐进、逐步增加种类和数量，避免过快引入造成消化不良或过敏。婴幼儿添加辅食时，可能会出现食物过敏的情况。常见的过敏食物包括鸡蛋、牛奶、大豆、花生、鱼类、贝壳类海产品、小麦等。如果宝宝出现过敏症状，应该立即停止给予该食物，观察症状是否缓解。如果出现严重过敏症状，应立即就医。为了减少食物过敏的风险，建议在添加新食物时应逐一引入，观察宝宝的反应，开始时使用微量的食物，逐渐增加食物量，优先选择低风险的食物，如米粉、蔬菜等，并定期儿童保健科门诊随访，及时咨询和指导。

3. 规律进食及营养均衡 婴儿可每 3 小时喂养一次，幼儿可采取每日 3 顿正餐和 1~2 次加餐进食，提供富含蛋白质、碳水化合物、脂肪、维生素和矿物质的均衡饮食。避免过多添加盐和糖分。

（二）卫生与清洁

1. 洗手 接触宝宝前，务必彻底洗手，以减少传播病菌的风险。

2. 洗澡 每天给宝宝洗澡，并确保水温适宜、浴具清洁。使用温和的洗浴用品，避免对宝宝皮肤造成刺激。

3. 环境清洁 保持宝宝周围环境的清洁和整洁，定期清洁玩具、床上用品等物品，以防止细菌滋生。

（三）促进神经系统、心理及社交发展

1. 提供丰富多样的感官刺激 给婴幼儿提供各种玩具、音乐、图书和游戏，以促进他们的感知觉发展。让他们接触不同的颜色、形状、声音和质地，帮助他们认识和辨别世界。

2. 与婴幼儿进行交流和互动 与婴幼儿进行频繁的交流，说话、唱歌、讲故事，并重复使用简单的词语，有助于促进他们的语言发展。与他们进行目光交流、面部表情和声音的模仿，帮助他们学习沟通和表达情感。

3. 提供安全活动的环境 为婴幼儿提供安全的空间，让他们自主探索和运动。在地毯上放置合适的玩具，鼓励他们翻身、爬行、坐起和其他运动能力的发展。过程中给予适当的引导和支持，但也要给他们足够的自由空间。

4. 建立稳定和温暖的关系 与婴幼儿建立亲密且安全的关系，回应他们的需求并提供安抚和安全感。通过拥抱、亲吻和温柔的声音，帮助他们建立情感联系，并让他们感受到被爱和关心。

5. 促进社交互动 给予婴幼儿与其他儿童和成人交往的机会，例如参加亲子活动、儿童游乐场和亲友聚会。鼓励他们与同龄儿童玩耍、分享和合作，培养他们的社会性发展和交往能力。

（四）接种疫苗

按照当地卫生部门的建议，确保婴幼儿按时接种疫苗。疫苗能够有效预防一些严重的传染病，保护儿童健康。详见第十三章儿童免疫规划。

（五）预防意外伤害

1. 安全睡眠 确保宝宝睡在安全的睡眠环境中，单独睡在婴儿床上，避免与大人同床睡眠，被子不要过厚，避免出现蒙被窒息。

2. 安全喂养 确保宝宝吃饭时坐直，避免使用有安全隐患的食品或餐具，尽量避免喂食过热或过硬的食物。

3. 预防烫伤 将加热后的食物放在宝宝无法触及的地方，使用安全的温度计来测试奶瓶和食物的温度。

4. 预防跌倒 确保宝宝在学步时有稳固的支撑物，将危险物品放置在宝宝无法触及的地方，避免让宝宝独自在高处活动。

（六）定期健康检查

按照医生的建议，建议婴幼儿进行定期的健康体检，3个月、6个月、9个月到12个月，之后18个月、2周岁各体检一次，2周岁以后就可以每年检查1次。通过体检，建立健康档案，定期记录指标，绘制生长发育监测图并与同龄儿童的标准进行比较。通过监测和评估婴幼儿的生长发育情况，及早发现异常，采取相应的干预措施。

（七）其他保健措施

1. 健康教育与促进 提供专业的婴幼儿健康教育，包括哺乳、喂养、睡眠、卫生等方面的知识。向家长传授正确的喂养方法、护理技巧和日常保健知识，帮助他们理解并满足婴幼儿的生理和心理需求。

2. 常见病的预防 加强常见病的预防工作，包括呼吸道感染、腹泻（轮状病毒胃肠炎）、手足口病、疱疹性咽峡炎等。提供科学的预防措施和防护方法，如保持室内空气流通、定期洗手、合理清洁婴幼儿玩具和用具等。

3. 加强高危儿童管理 对于出生时存在危险因素或患有特定疾病的高危儿童，建立个性化的健康

管理方案，包括定期随访、专业指导、家庭支持等。通过早期干预和监护，降低高危儿童发生并发症的风险。

第四节　学龄前期的特点与保健

PPT

学龄前期是幼儿满 3 岁后至 7 岁前的时期。这个时期是儿童进入幼儿园接受教育的时期，故称学龄前期。这一时期，神经纤维的髓鞘化逐步接近完成，对各种刺激的传导更迅速、精确，皮质兴奋，抑制机能不断增强，所以要注意这段时期的智力开发、生理卫生以及心理，从小培养良好的个性品质，为顺利进入学龄期作好准备。

一、学龄前期儿童的特点

（一）生长发育特点

学龄前期是儿童身体、智力和情感快速发展的阶段，体格仍持续生长速度较稳定，体重每年平均增加 2kg，身高每年平均增长 6 ~ 7cm。学龄前期儿童体格生长发育主要受遗传、内分泌因素的影响。眼功能发育基本完成，视深度逐渐发育成熟。但眼的结构、功能尚有一定可塑性，眼保健是此期的内容之一，听觉发育完善。

（二）神经发育特点

学龄前期是性格形成的关键时期。动作发育协调，语言、思维、想象力成熟，词汇量增加，急于用语言表达思想，遇到困难产生怀疑，出现问题语言（自言自语），情绪开始符合社会规范。学龄前期是语言能力迅速提升的阶段。他们开始学习和使用语言，能够理解简单的指令并表达自己的意愿和需求。

（三）运动系统发育特点

3 ~ 6 岁儿童的骨骼比较柔软，有弹性，脊柱弯曲尚未定型，肌肉收缩能力差，长时间保持同一种姿势就会使有关肌群负担过重。而各种活动交替进行，可以使骨骼肌各部位张弛有度，轮流休息。同时其大脑成熟程度不足，所以不能长时间使某些部分的神经细胞处于抑制状态，要多变换姿势和动作。活泼好动这一特点在幼儿中期尤为突出，原因主要有以下两个：①幼儿园中班儿童经过一年的集体生活，对生活环境和生活制度等方面已经比较熟悉。在人际交往方面也不像小班幼儿那样怯生胆小。② 4 ~ 5 岁儿童在生理上进一步成熟，特别是神经系统进一步发育，动作更加灵活、自如。

（四）免疫系统发育

免疫功能逐渐发育成熟，活动和锻炼增多，体质渐强，感染性疾病发病减少，学龄前期儿童淋巴系统发展快、青春期前达高峰，以后逐渐消退达成人水平。如肾炎、肾病等免疫系统疾病的发病率有增高趋势。

（五）好动好奇

学龄前儿童好动、好奇，喜欢探索和尝试新事物。他们对周围环境有很强的求知欲，并通过观察、模仿、玩耍等方式来学习。

（六）社会情感发展

学龄前儿童开始出现理性意识（自觉、坚持、自制力等），个性也开始形成，但有一定可塑性，性格内外向及情绪稳定性进一步分化，有时儿童主动行为失败后会产生失望和内疚，此时期注意力保持较幼儿时间长，10 ~ 15 分钟。

（七）社交能力

学龄前期的孩子开始与其他小朋友进行互动，学习分享、合作和沟通。他们开始形成朋友关系，懂得分享和宽容。

（八）口腔卫生

5~6岁时，乳牙开始松动脱落，恒牙依次萌出。该期间应重视口腔卫生，防治龋齿。

二、学龄前期儿童的保健

（一）学龄前儿童的合理膳食及餐次安排

学龄前儿童的膳食应由多样化食物构成，建议平均每天食物种类数达到12种以上，每周达到25种以上。建议每天摄入以下种类的食物：谷类、薯类及杂豆类，蔬菜、菌藻及水果类食物，鱼、蛋、畜肉及禽肉类食物，奶、大豆及坚果类食物。

为了获得充足的微量元素，建议保证每天摄入以下量的食物：铁（10mg/d）、锌（5.5mg/d）、碘（90mg/d）、钙（800mg/d）。为了使儿童的膳食更加丰富，推荐以下几种方法：小份量选择，家人共餐，荤素搭配，根据季节更换和搭配食物，变换烹调方式。

学龄前儿童应该每天安排早、中、晚三次正餐和两次加餐，即三餐两点。加餐以奶类水果为主，配以少量松软面点，尽量不选择油炸食品、膨化食品、甜点及含糖饮料。每日摄入优质蛋白质占总蛋白的1/2，其中乳类供能应占总能量的1/3（约25kcal/kg）。

（二）学前教育与发展

学龄前期是儿童认知和社会交往能力发展的重要阶段，此期应加强入学前期教育，培养儿童对学习浓厚的兴趣，发展儿童的注意力、想象与思维能力，使之具有良好的心理素质。为了促进此期小儿认知能力的发展，幼儿园、社区和家庭要有计划地组织他们参加各种游戏、手工活动、体育和文娱活动。儿童在游戏中模仿成人的各种活动，进行角色扮演，体验不同角色的情绪、情感经历，学习自我情绪的调节、语言的表达和社会交往能力，从而促进语言、想象、情绪情感和思维的发展。

家长在培养幼儿情绪调节能力方面可以采取以下几种方法：①保持良好的情绪状态，以积极、愉快的情绪影响幼儿。②用欣赏的态度对待幼儿，注意发现幼儿的优点，接纳他们的个体差异，不要简单与同伴做横向比较。③幼儿做错事时要冷静处理，不厉声斥责，更不能打骂。④帮助幼儿学会恰当表达和调控情绪，例如成人用恰当的方式表达情绪，为幼儿做出榜样，生气时不乱发脾气，不迁怒于人。

在适应能力方面，幼儿需要具备一定的自然环境与社会环境适应能力。具体方法包括：①保证幼儿的户外活动时间，提高幼儿适应季节变化的能力。②锻炼幼儿适应生活环境变化的能力，如注意观察幼儿在新环境中的饮食、睡眠、游戏等方面的情况，采取相应的措施帮助他们尽快适应新环境。③经常与幼儿玩拉手转圈、秋千、转椅等游戏活动，让幼儿适应轻微的摆动、颠簸、旋转，促进其平衡机能的发展。

（三）入学前准备

从学龄前儿童到小学生是人生中的一个重要转折，游戏占了学龄前儿童每日生活的大部分时间，学习时间仅1~1.5小时。成为小学生后，学习成为他们的主要活动，每日学习时间5~6小时。小学生的学习与幼儿园的游戏有本质的区别，需要学习遵守纪律，处理好同学间的关系等。在入学前，儿童的生活由家长或幼儿园老师照料，他们依赖性大、独立性相对弱，入学后，儿童要学习自己上学、回家，独自完成作业，开始了独立生活。在入学前，儿童只学习和使用口头语言，入学后，开始学习和使用书面语言，并由具体形象思维向抽象逻辑思维过渡。

为了帮助儿童尽快适应学校生活，家长和幼儿园老师要对儿童进行入学前教育，做好入学前准备。具体方法包括：①培养儿童的学习热情和尊敬老师的情感；培养儿童的自理生活能力和良好的生活习惯，如洗脸、刷牙、穿脱衣服鞋袜和饭前便后洗手等。②培养儿童的学习能力，如注意力、记忆力、理解能力等。③思想品德方面的培养，如讲礼貌、爱他人、爱集体、爱劳动的教育。④学习用具的准备，为儿童准备的各种文具要实用，不需过于新奇艳丽。⑤帮助幼儿保持良好的作息习惯，如早睡早起、按时进餐、吃好早餐等。⑥帮助幼儿养成良好的饮食习惯，如合理安排餐点，不要边吃边玩。⑦激发幼儿参加体育活动的兴趣，养成锻炼的习惯，如为幼儿准备多种体育活动材料，鼓励他选择自己喜欢的材料开展活动。

（四）具备基本的安全知识和自我保护能力

1. 学龄前期儿童对社会环境意识不足　外界环境存在巨大诱惑，为保证学龄前儿童的安全，需要创设安全的生活环境，提供必要的保护措施。如：①将热水瓶、药品、火柴、刀具等物品放到幼儿触及不到的地方；阳台或窗台要有安全保护措施；要使用安全的电源插座等。②在公共场所要注意照看好幼儿；幼儿乘车、乘电梯时要有成人陪伴；不把幼儿单独留在家里或汽车里等。

2. 需要结合生活实际对幼儿进行安全教育　①外出时，提醒幼儿要紧跟成人，不远离成人的视线，不跟陌生人走，不吃陌生人给的东西；不在河边和马路边玩耍；要遵守交通规则等。②帮助幼儿了解周围环境中不安全的事物，不做危险的事。如不动热水壶，不玩火柴或打火机，不摸电源插座，不攀爬窗户或阳台等。③帮助幼儿认识常见的安全标识，如：小心触电、小心有毒、禁止下河游泳、紧急出口等。④告诉幼儿不允许别人触摸自己的隐私部位。

3. 教给幼儿简单的自救和求救的方法　①记住自己家庭的住址、电话号码、父母的姓名和单位，一旦走失时知道向成人求助，并能提供必要信息。②遇到火灾或其他紧急情况时，知道要拨打110、120、119等求救电话。③可利用图书、音像等材料对幼儿进行逃生和求救方面的教育，并运用游戏方式模拟练习。④幼儿园应定期进行火灾、地震等自然灾害的逃生演习。

学龄前儿童自我保护见表7-1。

表7-1　学龄前儿童自我保护简表

3~4岁	4~5岁	5~6岁
1. 不吃陌生人给的东西，不跟陌生人走	1. 知道在公共场合不远离成人的视线单独活动	1. 未经大人允许不给陌生人开门
2. 在提醒下能注意安全，不做危险的事	2. 认识常见的安全标志，能遵守安全规则	2. 能自觉遵守基本的安全规则和交通规则
3. 在公共场所走失时，能向警察或有关人员说出自己和家长的名字、电话号码等简单信息	3. 运动时能主动躲避危险	3. 运动时能注意安全，不给他人造成危险
	4. 知道简单的求助方式	4. 知道一些基本的防灾知识

（五）定期健康体检，监测生理和心理、行为发育

每年对学龄前儿童进行1~2次健康体检，并记录结果，了解营养状况和生长速度；如每年体重增长<2kg，身高增长≤5cm，为体重增长不良或生长缓慢；如体重/身高变化指标BMI≥M+1SD或≥M+2SD，为超重或肥胖，应寻找原因，指导膳食营养和进食行为干预，或进一步转诊检查和诊断治疗；如可疑有心理行为发育问题，应及时采用相应的标准筛查方法进行筛查，并指导早期干预；如筛查发现异常应及时转诊进行评估和诊治。注意儿童的正确坐、走姿势，预防脊柱畸形。其他健康体检可参考不同

时期儿童健康体检项目（表7-2）。

表7-2 不同时期儿童健康体检项目建议

基本情况	问诊	病史、日常状况、特殊情况等[1]	新生儿期	婴儿期	幼儿期	学龄前期	学龄期	青春期
全身体格检查	一般检查	身高/身长[2]	●	●	●	●	●	●
		体重	●	●	●	●	●	●
		BMI	●	●	●	●	●	●
		头围[3]	●	●				
		前囟[3]	●	●	●			
		血压[4]				●	●	●
		呼吸	●	●	●	●	●	●
		脉搏	●	●	●	●	●	●
	物理检查	内科检查：心、肺、肝、脾	●	●	●	●	●	●
		外科检查：头部、颈部、胸部、脊柱、四肢、皮肤、淋巴结、第二性征	●	●	●	●	●	●
实验室检查	常规检查	血常规	●	●	●	●	●	●
		尿常规[5]	●	●	●	●	●	●
		粪常规[6]			●	●		●
	其他检查	肝功能[7]	●	★	●	★	★	★
		肾功能[7]	●	★	●	★	★	★
		血清酶[8]	●	★	●	★	★	★
		血糖[9]	★	★	★	★	★	★
		血脂[10]			★	★	●	●
		血清铁蛋白	●	●	●	●	●	●
		血苯丙氨酸	●					
		甲状腺激素测定[11]	●			●		
		生长激素水平测定[11]				●		
		胰岛素样生长因子-I[11]				●		
		性激素测定[11]				●		
		胰岛功能测定[11]				●		
		血清电解质检测[11]				●		
		重金属筛查[12]		★	★	★	★	★
辅助检查	影像学检查	心脏超声[13]	●	●				
		肾上腺及性腺超声[14]				●		
		胸部X片[14]				●		
		腹部超声[14]				●		
		脑MRI[14]				●		
		骨龄[14]				●		
	心脏电生理检查	心电图[15]				●		

基本情况	问诊	病史、日常状况、特殊情况等[1]	新生儿期	婴儿期	幼儿期	学龄前期	学龄期	青春期
	量表筛查	孤独症谱系障碍筛查[16]			●			
专科检查	儿童保健科	智力筛查[17]			●	●		
		神经运动发育筛查[18]	●	●	●	●		
		发育迟缓筛查[18]	●	●	●	●		
		语言发育筛查[18]	●	●	●	●		
	呼吸科	肺功能检查[19]				●	●	●
	眼科检查	眼病及视力筛查[20]	●	●	●	●	●	
	耳鼻喉科检查	听力筛查[21]	●	●	●	●	●	
	口腔科检查	口腔保健检查[22]			●	●	●	●

注:"●"代表基本体检项目,是形成健康体检报告及个人健康管理档案的必须项;"★"为专项体检项目,是个体化深度体检项目,主要针对不同风险个体进行的专业化筛查项目;"—●—"代表虚线范围内至少进行一次检查;1)问诊内容主要包括:喂养及饮食史、生长发育史、生活习惯、过敏史及患病情况等;2)身高/长,3岁以下儿童仰卧位测量,称为身长;3岁以上儿童立位测量,称为身高;3)头围的测量在2岁以内比较有价值,婴幼儿期应连续追踪测量;前囟最迟2岁闭合,前囟大小、闭合时间、饱满与否为检查重点;4)3岁以上儿童可每年测量1次血压,3岁以下儿童按需进行血压测量;5)儿童可在全年龄段进行尿常规检查;6)儿童2岁以后可通过粪常规了解寄生虫情况;7)新生儿期及幼儿入园前可对肝功能及肾功能进行检查;对于新生儿期尿常规异常儿童或相关疾病高危儿童可进行肾功能的监测;8)血清酶检查:可通过血清肌酸激酶的检测结果筛查杜氏进行性肌营养不良,杜氏进行性肌营养不良是X连锁隐性遗传性肌肉变性疾病;9)由于单基因糖尿病可能在6月龄内发病、1型糖尿病发病率逐年增高且低龄化趋势明显、2型糖尿病也呈现年轻化,建议对高危儿童进行血糖监测;10)2~7岁高危儿童可进行血脂筛查,8岁以上儿童可普遍筛查血脂;11)儿童期至少进行1次主要的内分泌激素测定;12)潜在重金属污染高危儿童可进行重金属筛查;13)新生儿与婴儿应进行心脏超声检查,以早期发现房间隔缺损、室间隔缺损等先天性心脏疾病;14)儿童期至少进行1次重要的影像学检查;15)儿童期至少进行1次心电图检查,以筛查心律不齐、心房/心室肥大、心包炎、心肌炎等心脏疾病;16)孤独症谱系障碍的筛查在18及24月龄敏感度较高;17)0岁~6岁儿童参考《中华人民共和国卫生行业标准 WS/T580—2017 0岁~6岁儿童发育行为评估量表》进行儿童智力水平评估;18)0~6岁儿童参考《中华人民共和国卫生行业标准 WS/T580—2017 0~6岁儿童发育行为评估量表》进行儿童发育行为水平的评估;19)5岁以上儿童可进行较完整的肺功能检查;20)新生儿眼病筛查初筛时间应在生后28~30天,包括眼部形态学、视觉行为及瞳孔对光反射、视力评估、红光反射等检查;早产儿要注意早产儿视网膜病变;3岁以内儿童主要进行屈光、眼位、视觉行为、红光反射和单眼遮盖厌恶试验的筛查;3岁以上儿童主要进行儿童视力、屈光和眼位的筛查;有条件的地区4岁以上可增加双眼视觉功能和色觉检查;21)听力筛查的对象主要是0~6岁儿童,重点为3岁以下婴幼儿,尤其是具有听力障碍高危因素的婴幼儿;22)婴幼儿应该在第1颗牙齿萌出后6个月内就由家长带去医院检查牙齿,此后每半年检查1次。

(六)视力、口腔和听力保健

每次定期健康检查时,必须检查儿童的视力、听力和牙齿,以便早期发现弱视、听力障碍、龋齿,及时予以矫治。

1. 视力保健 根据不同年龄段儿童眼及视觉发育特点,提供3次眼保健和视力检查服务,分别在4、5、6岁时检查眼外观、视物行为观察、视力检查、眼位检查、屈光筛查等项目。指导家长和儿童保护视力,采用正确的姿势画画、看书,定期检查儿童视力,发现斜视或注视姿势异常者,及时进一步检查与治疗。

2. 听力保健 注意防治中耳炎,定期进行听力检查。询问儿童的家族史,了解有无遗传性发育不全或伴身体其他发育畸形,母亲在妊娠期有无风疹、流感、带状疱疹或药物中毒史,有无影响听觉器官发育的全身性疾病。儿童的正常听力一般为0~20dB,若听力在21~35dB为轻度听力障碍,36~55dB为中度听力障碍,56~70dB为重度听力障碍,71~90dB为严重听力障碍,91dB以上为极重度听力障碍。如果发现听力障碍,要尽早佩戴助听器,充分发展残余听力,培养儿童使用助听器的习惯,早期进行听力语言康复训练。

3. 牙齿保健 每年进行1~2次口腔检查,及时发现龋齿,指导儿童保护牙齿,培养早晚刷牙、饭后漱口的良好口腔卫生习惯。

（七）预防接种和疾病防治

加强免疫接种、传染病管理、常见病防治等，与幼儿期保健要点大致相同。建立合理的生活制度、培养良好的卫生习惯，必须坚持饭前便后洗手、勤剪指甲的卫生习惯，坚持定时进食，不随意吃零食和不暴饮暴食、不吃腐烂变质的食物。

知识链接

幼儿健康评量，AI 大有可为

人工智能在幼儿园领域的应用被称为"AI幼儿园"，它可以通过人像和姿态识别技术实现对幼儿体质健康的评估和监测。这项新技术将深度赋能儿童体质健康评量与干预，提升了评量效率和准确性。通过算法智能化发展，将人工智能技术与儿童体质评量结合运用，不仅可以实现对幼儿体质健康进行监测和测量，还可以评估幼儿的思维、学习和心理发展，并通过人工智能和大数据描绘每个儿童的成长画像，使整个生长发育过程可视化。这种模式通过环境感知、规划决策和执行控制为特定场景带来积极的变革。AI幼儿园的落地将提高体质评量的精准度和效率，为国民体质测定提供精准和有效的技术手段，满足提高国民健康体质的国家战略需求。

PPT

第五节　学龄期儿童的特点与保健

学龄期是自6~7岁至青春期前。学龄期儿童体格生长速度逐渐减慢，神经精神发育迅速，大脑功能发育趋于成熟，理解和学习能力增强，是培养优良的品质，建立良好的卫生、学习和劳动习惯的关键时期。保证充足的营养，通过游戏、体育活动增强体质，预防外伤、溺水、误服药物及食物中毒等意外事故。

一、学龄期儿童的特点

（一）体格生长稳定增长，其他系统发育逐渐成熟

学龄期是儿童身体生长发育的关键阶段。在此时期，儿童身高、体重和骨骼系统都将相对稳定的增长。他们的身高和体重通常会比学龄前期增长速度放缓，但仍然保持稳定增长。身高每年增长6~7cm。体重每年增加约2kg。此外，儿童的其他系统，如神经系统、心血管系统和呼吸系统等，也逐渐成熟和发展，其中淋巴系统处于发育高潮，学龄期儿童在运动技能、协调性和适应性方面的能力不断提高，从而增加了在日常活动和运动中的自主性和独立性。

1. 呼吸系统　学龄期儿童的呼吸系统逐渐成熟，肺容量增大，呼吸频率和深度逐渐稳定。气道和支气管发育也更加完善，能更有效地进行气体交换。此外，学龄期儿童的肺功能也逐渐增强，他们在运动强度和运动耐力方面表现出更大的潜能。

2. 循环系统　学龄期儿童的循环系统在2.5岁前和青春期发育最快，心脏容积从20~25毫升逐渐增大到60毫升、100~120毫升，至青春期又迅速增长，14岁时达到130~150毫升。血管发育过程中，10岁以前肺动脉较宽，至青春期主动脉开始超过肺动脉。年龄越小，血管壁越薄，弹力越小。12岁时动脉结构与成人相似，青春期后血管发育落后于心肺发育。学龄期儿童心脏逐渐增强，容量增大，心肌组织得到增强，以更好地应对日常活动和运动需求。由于儿童新陈代谢旺盛，心肺发育不完善，心率比成人快，一般随年龄增加而逐渐减慢，十岁以后才逐渐稳定。经常参加体育锻炼的儿童的心率相对较

慢。此外，血液中的红细胞数量和质量逐渐增加，使得血液能够更好地运输氧气和养分到身体各个部位，促进儿童整体健康和生长发育。

3. 消化系统 在学龄期，儿童的乳牙会逐渐脱落并被恒牙替换，6岁左右第一个恒牙长出，通过咀嚼食物来支持消化和吞咽，消化功能也将逐渐成熟，包括胃容量增加，胃酸和消化酶的分泌增强，这均有助于更好地消化食物，此时肠道的吸收能力也得到提高，使营养物质可以更有效地被吸收。

4. 运动系统 在学龄期，儿童骨骼系统快速生长和发育，骨骼长度逐渐增长，密度增加，身高不断增长，骨骼更强壮，更能承受日常活动和运动的压力。此时儿童骨骼中蛋白质较多，无机盐较少，骨骼柔软有弹性，不易骨折，柔韧性较高。可以通过适当的伸展运动来增加关节灵活性，减少肌肉紧张度，预防运动损伤。学龄期儿童的肌肉系统也在不断发展，肌肉纤维数量和体积增加，肌肉力量和耐力提高，但此阶段肌肉含水量较高，能量储存不足，易疲劳，不宜做高强度、长时间运动，可做一些中等强度运动，如跑步、跳跃、体操等，促进平衡感和协调能力的提高，提高运动技能的执行水平。

（二）心理发育成熟

学龄期儿童开始接受正规教育，开始承担一定的社会义务，其社会地位、交往范围、生活环境都发生巨大的变化，促使儿童的心理产生质的飞跃。学龄期儿童的主要心理特点是：各种感受性不断提高，知觉的分析与综合水平也开始发展，能自觉集中注意力，注意的稳定性渐渐延长，注意的范围逐渐扩大，注意的转移逐渐灵活协调，逐渐学会较好地分配注意；记忆能力从机械记忆逐渐向理解记忆发展，从无意识记忆向有意识记忆发展；思维形式由具体形象思维向抽象逻辑思维过渡；想象力丰富，富有幻想；儿童言语发展迅速，书面语言在这一时期进行着大量的正规训练，这些训练不仅促使口头言语的继续发展，而且促进了儿童思维的发展；情感的表现仍比较外露、易激动，但已开始学着控制自己的情绪。

（三）常见病

根据《全国学生常见病防治方案》和《全国学生常见病和健康影响因素监测方案》，学龄儿童常见病包括视力不良、贫血、龋齿与牙周病、营养不良和肥胖、沙眼、肠道蠕虫感染、脊柱侧凸等，意外事故包括外伤、车祸、溺水、食物中毒、有机磷农药中毒等，其他常见病见表7-3。

表7-3 其他儿童常见病简表

疾病分类		常见病
免疫性疾病		支气管哮喘、风湿热、儿童类风湿病、过敏性紫癜、川崎病
感染性疾病	病毒感染	麻疹、脊髓灰质炎、水痘、传染性单核细胞增多症、流行性腮腺炎
	细菌感染	中毒性细菌性痢疾、败血症
	结核病	原发性肺结核、急性粟粒型肺结核
	寄生虫病	蛔虫病、蛲虫病、钩虫病

学龄期儿童由于群体生活以及学业压力，会导致一些心理异常情况，常见心理疾病包括注意缺陷多动障碍（ADHD）、学习困难、孤独症谱系障碍（ASD）、抑郁症、焦虑症、强迫症（OCD）、饮食障碍、学校恐惧症等，以上疾病均会影响儿童行为异常甚至可能出现偏激行为，从而导致学习、社交障碍，早期发现及干预具有良好结局。

二、学龄期儿童的保健

（一）培养良好的学习能力，加强素质教育

学习是学龄期儿童的主要活动，学习的成功或失误、被成人的肯定与批评，成为儿童获得自信、勤

奋或自卑、懒惰的重要因素。此期不同的教育与教养环境将培养不同性格的儿童。应提供适宜的学习条件，培养良好的学习兴趣、习惯，以正面积极教育为主，加强素质教育：①对家长开展学龄期儿童心理行为发育特点的教育，以帮助家长了解儿童认知、行为和个性的发展特征，发现儿童的认知特点和学习长处，从而鼓励儿童的强项，加强对儿童弱项的训练，如感觉统合、注意力、阅读能力的训练，并早期发现行为异常，如注意缺陷多动障碍、学习困难和违拗、说谎等行为问题，应及早干预治疗。②指导家长学会正确的教养策略和方法，如以正面的鼓励和支持为主，对儿童好的行为应及时强化，帮助儿童学习注意力的培养、自我控制力的培养，良好学习习惯的培养。③指导家长如何与儿童沟通倾听儿童的想法，并以身作则，引导儿童学会自我情绪的调控和社会能力的发展。④培养儿童具有良好的学习习惯，建立规律的学习时间和地点，让儿童养成自觉学习的习惯。加强对学习任务的规划和组织，提高时间掌控能力。⑤给予儿童多元化的学习方式，鼓励使用多样化的学习方法，包括传统意义的听讲、阅读、写作、讨论、实践，以及新时代的视觉学习、动手实践、互动学习、虚拟学习、触觉学习等方式，增强儿童学习兴趣及效果。⑥培养儿童批判性思维能力，鼓励孩子们独立思考、质疑和分析问题。培养他们的逻辑推理能力和批判性思维，提高问题解决能力。⑦家长教授儿童一些有效的学习技巧，比如如何记忆、整理笔记、阅读理解和解题方法等。这些技巧将有助于提高学习效率和成绩。

（二）培养德智体美劳全面发展

1. 德 家长可给予儿童培养良好的品德与价值观，注重道德教育，培养孩子们正确的人生观和价值观。教育他们诚实、正直、尊重他人等美德。

2. 智 多元化的兴趣培养，鼓励孩子们参与艺术、音乐、运动、手工等不同领域的活动，培养他们的兴趣爱好和个性特长。

3. 体 学龄儿童体格发育持续稳定。学校及家长应根据不同年龄学生的体格发育情况，组织学生参加适当的体育锻炼，并结合卫生保健进行科学的指导，做到循序渐进、持之以恒，以预防骨骼发育畸形，增加儿童体质，同时也促进儿童动作和认知能力的发展。

4. 美 激发创造力，提供创造性的学习机会，鼓励孩子们进行探索和创新，培养他们的创造力和问题解决能力。

5. 劳 关注社会实践，鼓励孩子参与社区服务和志愿者活动，让他们了解社会、关心他人，培养社会责任感，培养团队合作精神。鼓励孩子们参与集体活动，学会与他人合作和沟通，培养团队意识和合作能力。

（三）正确处理心理卫生问题

1. 培养儿童认知能力的发展 学龄期应培养儿童迅速地默读及有表情地朗读课文的能力，初步的观察能力、写作能力，掌握一定的记忆方法，促进具体形象思维向抽象思维过渡，让他们学会思考，启发他们的思维、想象等。

2. 培养儿童良好的习惯 此期主要培养的良好习惯有：①良好的学习习惯。要让儿童做到上学不迟到、不早退，不随便缺课，上课专心听讲，积极举手发言，独立完成作业，自己整理学习环境。②培养集体意识。让儿童体会到自己是集体的一员，集体的光荣就是自己的光荣，要为集体争光。③学会有始有终。做任何事情都要持之以恒，不要养成有始无终的坏习惯。④学会替别人着想，不打扰别人。⑤培养儿童对家庭的责任心，帮助孩子学做一些简单的家务劳动。

3. 及时纠正学龄期儿童常见的不良行为 ①逃学。儿童在学校如学习成绩不好，受老师批评，同伴排斥，便会引起学习积极性下降，交往障碍，甚至产生厌学、逃学。面对这种情况首先要了解其原因，针对原因予以纠正。②说谎。儿童的兴趣极为广泛，自制力又较差，他们常常会因玩游戏而忘了时间、忘了学习，同时又担心家长及教师的批评，所以采用说谎来"补救"自己的错误。若发现儿童有说谎行为，不能过分严厉地责备也不能"置之不理"，应以说理的方式教导他，并让他自觉改正错误。③偷窃。有些是因为对物质的羡慕或贪小便宜，有些则是精力得不到正当发泄而寻找刺激。对个别行窃的儿童要说服教育，切忌当众令其出丑，引起同学的嘲笑，伤害自尊心。对集体行窃的儿童，要注意引导他们的精力正当发挥，注意榜样教育，如培养他们的兴趣爱好，注意防止同伴间不良行为的影响。

（四）加强营养、合理安排作息制度、增强体质

该期儿童体格增长速度稳定，骨骼处于成长发育阶段，因此，仍应注意合理营养和平衡膳食。小学生课间加餐，可补充能量并消除饥饿感，保持体力充沛，便于更好地完成上午的学习任务。每日摄入优质蛋白质应占总蛋白的1/2；多食富含钙的食物，如牛乳（300g）、豆制品；加强运动，使骨骼发育达最佳状态，减少成年期后骨质疏松、骨折的发生；预防缺铁性贫血、营养不足等常见病；当BMI接近或超过正常上限时，应调整食谱，改善进食行为，加强体格锻炼，避免肥胖症的发生。

在学龄期，养成良好的作息习惯能够保障孩子的健康成长以及具有促进学习效果，需要制定合理的作息安排，避免手机等电子设备的过度使用，每天规定睡眠时间和运动时间。①规律的作息时间，建立固定的起床和就寝时间，保持规律的作息习惯。每天保证充足的睡眠，儿童需要 9～10 小时的睡眠时间。②合理的午休时间，为学龄儿童安排适当的午休时间，帮助他们恢复精力，提高学习效率。午休时间应不少于 1 小时，并避免过长的午睡。③有序的学习时间，每天设定固定的学习时间，安排专心学习的时段。避免过度疲劳，可以适当设置短暂的休息时间，让孩子们放松身心。

（五）预防疾病与意外

1. 监测生长发育指标 定期健康体检是该阶段健康保健的最基本任务。对儿童和家长开展学龄期儿童发育特点和保健知识的宣传教育，提高儿童对机体生长发育的了解和自我保健意识，爱护自己的身体。如注重合理营养和平衡膳食，合理安排作息以保证充分的睡眠和运动时间。此期应特别注意预防以下疾病：①骨骼畸形：学龄期儿童如不注意正确的坐姿、书写姿势、行走姿势，容易在日积月累中影响脊柱的发育，导致脊柱发育畸形，如脊柱侧弯、后凸畸形。应在日常的学习生活中引导孩子形成良好、正确的行走、书写和阅读姿势，书包不宜过重，采用双肩背带；体检中注意检查学龄儿童的脊柱发育，以便早期防治。②体格生长发育异常：定期监测生长速率，如发现生长缓慢或过快、消瘦或超重、肥胖，应查找原因，如饮食营养、遗传、内分泌或疾病等因素，给予指导性意见，必要时转专科进一步诊治。③性发育异常：监测学龄期儿童的生长及性发育指标，并参考骨龄评价儿童的骨骼发育水平，判断有无性早熟或性发育迟缓，必要时转专科进一步诊治。

2. 眼、口腔保健 预防近视和龋齿是学龄期儿童保健的重点之一，具体保健措施包括：①加强眼、口腔保健知识的宣教工作：教育儿童认识到眼、口腔保健的重要性。②定期进行视力和口腔检测：一般每年做眼、口腔检查一次，预防屈光不正、龋齿的发生。③平衡膳食、合理营养，限制含糖量高的饮料和食品，补充维生素充足的食物。④提倡正确的书写、阅读姿势，读写做到"三个一"，保证充足的光线照射，坚持"20—20—20"原则，多做户外运动，每天日间户外活动不少于 2 小时。⑤分龄管控视屏时间，每天坚持做眼保健操。⑥注意口腔卫生，指导正确的刷牙方式，每天刷牙。⑦如检查发现异常，应及时转专科诊治。

3. 法制和性知识教育 增加儿童法律知识，认识家庭与自己遵纪守法的重要性。按不同年龄进行性教育，包括对自身的保护，正确认识性发育对儿童心理、生理的影响，学习有关性病、艾滋病危险因素科普知识。

4. 预防感染和伤害 继续重视传染病管理和常见疾病的防治，防止学校传染性疾病的传播和流行；加强学校对各类意外伤害的防范措施和意外伤害发生时紧急预案的建立；组织学生学习交通安全规则和事故的防范知识；学习灾难发生时的紧急应对和自救措施，减少伤残发生。

PPT

第六节　青春期的特点与保健

青春期（adolescence period）是指由儿童阶段发展为成人阶段的过渡时期，由一系列内分泌变化导致性成熟并形成生殖能力的过程。同时，也是一个生理、心理和情感发展的过程，是人身心发展的重要时期，一般女孩 10～18 岁，男孩 12～20 岁。青春期的进入和结束年龄存在较大的个体差异，约可相差 2～4 岁。青春期可分为三个阶段，即青春早期、青春中期和青春晚期。在这个过程中，青少年会经历身体上的发育和心理上的发展及转变，包括第二性征的出现和其他性发育、体格发育、认知能力的发展、人格的发展、社会性的发展等。每个青少年进入青春期的年龄和时期都因遗传、营养和运动等因素有所不同。

一、青春期的特点

（一）生长发育

1. 出现第二个生长高峰　除身高、体重迅速增长外，青春期儿童身体各方面都经历着巨大变化，如形态上的充实、健美，机体功能的完善和生殖系统的日趋成熟等，使机体代谢旺盛，激素分泌增加。

2. 身高体重增加　青春期开始后生长速度加快，身高一般每年增长 5～7cm，处在生长速度高峰时一年可达 10～12cm，男孩增幅大于女孩。体重一般每年增长 4～5kg，高峰时一年可达 8～10kg。青春期突增后生长速度再次减慢，约在女 17～18 岁，男 19～20 岁左右身高停止增长。

（二）第二性特征出现

1. 男孩第二性特征　毛发的变化最为突出，其中最早出现的是阴毛，平均在 11～12 岁左右，腋毛在阴毛出现后一年至一年半开始长出。喉结约在 12 岁左右开始出现，这是雄性激素使喉头增大及声带变长的结果，所以自 13 岁左右起男孩的声音渐渐变粗，进入"变声期"，此过程中也会长出胡须。

2. 女孩第二性特征　8～10 岁身高突增开始，子宫开始发育；11～12 岁乳房开始发育，出现阴毛，身高突增达到高潮，阴道黏膜出现变化，内外生殖器官发育；13～14 岁月经初潮，腋毛出现，声音变细，乳头色素沉着，乳房显著增大；15～16 岁月经形成规律，脂肪积累增多，臀部变圆，脸上长粉刺。

3. 女孩月经初潮　月经初潮是指女孩子第一次来月经，在我国这个年龄段一般在 9～13 岁。在这之前有部分女孩已经出现阴道的分泌物增多，乳房出现小包，同时慢慢增大，这个情况出现至两三年后，预示着个体的下丘脑－垂体－卵巢轴的启动，提示卵泡发育，即快来月经。月经前的部分女孩可出现情绪不稳定，厌食，乳房胀痛等，出现这样的情况都是正常。部分女孩月经初潮前无任何先兆症状就来月经。所以家长要跟孩子进行这一方面知识的普及，告知要注意卫生和注意事项。

4. 男孩遗精　男孩在 12～13 岁开始出现遗精的现象，青春期是性心理活动最为活跃的时期，在这个时期的孩子会对异性表现出浓厚的兴趣，思想很容易集中于性的问题。有时出现意淫，即通过虚幻的想象获得意念上满足，他们想象与某个异性接触，这往往容易诱发第一次梦遗。家长要适当地对孩子进行宽慰，告知其是一种正常的生理现象，并且要教导其正确的性知识、性观念。

（三）激素的分泌

在青春期，大脑开始分泌性激素，如雌激素和雄激素。这些激素对身体的发育和性格特征的形成起着重要的作用，促进生长发育和基础代谢的激素比如生长激素，甲状腺激素分泌上升。青春期结束后，这些激素仍然会持续分泌，只是激素水平会有所下降。巨人症是一个典型的例子，患者分泌过量的生长激素，导致身体在青春期之后仍然继续进行发育。

（四）皮肤变化

由于激素的分泌增加，青春期的孩子们通常会面临皮肤问题。油脂分泌增加可能导致痤疮、粉刺的发生。

（五）心理变化

青春期除了身体变化外，还伴随着许多心理变化，包括情绪波动、自我意识增强、对性和身体的探索等。性激素的增加不仅影响性器官发育，还会导致行为变化，使青春期的孩子寻求好奇和刺激。同时，皮质醇和血清素的变化也会影响情绪，造成孩子情绪不稳定。多巴胺的分泌增加使青少年喜欢冒险和刺激的活动。父母需要理解孩子情绪不稳定的生理原因，避免盲目指责和抱怨孩子。

二、青春期的保健

（一）多样化食物选择以及平衡膳食

青春期是人体发育的第二个高峰期，对各种营养素的需求增加，为成人时期乃至一生的健康奠定良好基础。在此期间，应养成健康的饮食习惯，按需进食，提供富含铁和维生素 C 的食物，保证钙、磷的摄入，适量食用含锌丰富的食品，如海产品、红色肉类和动物内脏，以利于机体的发育成熟。同时，注意饮食安全与卫生，以预防食源性疾病。

（二）个人卫生

青春期运动量大，接触环境复杂，个人卫生是维护健康不可或缺的一部分。通过正确方式进行洗手，尤其是在接触到污垢、食物或使用完卫生间后，应经常洗手，保持良好的个人卫生习惯，预防疾病的发生；口腔卫生也不可忽略，每日刷牙并使用牙线和漱口水可预防牙菌斑的形成，可保持口气清新；每天洗澡并选择适合肤质的洁面产品，并定期去角质，可解决青春痘问题；保持整洁头发，定期修剪、清洗及梳理；睡眠需保持床铺清洁并每日换洗睡衣；日常生活中避免共享个人物品，避免共用个人用具，如毛巾、牙刷、餐具等个人用具应当专属个体使用，以防传播疾病。养成良好卫生习惯可以帮助青少年保持并提高整体健康水平。

（三）预防常见青春期营养和性发育问题

1. 培养良好的饮食和生活习惯，加强体育锻炼，限制静态活动，鼓励参与家务劳动。

2. 预防营养不良和神经性厌食症，注意平衡膳食和体育活动，对体重有正确认识和控制。

3. 饮食应注意多样化，经常吃含铁丰富的动物类食品和富含维生素 C 的食物，如瘦肉、鱼、动物血和动物肝等。

4. 月经问题需到专科就诊。

5. 遗精只要不过于频繁，并且对身体和精神没有明显的不良影响，则都属正常现象。严重者需至专科就诊并查找原因。

6. 青春期妊娠和避孕应加强教育和提供正确的方法，防止少女过早怀孕和不必要的伤害。

（四）促进认知和情感的发育

1. 认知发展　青春期是一个认知发展的重要阶段，青少年在这个阶段的知觉、观察和注意力有了显著提高。他们的记忆能力逐渐转变为有意识的记忆和逻辑记忆，在推理、概括和理解事物本质特征方面能够实现更好的记忆。在注意力方面，青春期的注意力集中性和稳定性接近成人水平，能够保持约40 分钟的有意识注意力。思维方式的变化是青少年认知发展的核心特征。进入青春期的年龄差异可能导致部分青少年的认知发展仍停留在具体操作阶段，因此需要采用更具体的教育和学习方法来帮助他们。同时，培养他们的抽象逻辑思维能力也是非常重要的。需要注意的是，每个青少年在认知发展方面存在个体差异，因此教育和学习方法应根据个体的特点和发展需求进行个性化设计和指导。

2. 思维创造性和批判性　青少年喜欢别出心裁，具有较强的求知欲和探索精神，对新鲜事物特别敏感，并易于接受。对事物的看法可以提出自己的新思路和新观点，老师和家长要保护他们的独立思考和标新立异的积极性，培养他们勇于探索创新的能力。

3. 情感发展　青春期青少年的自我概念、自我意识和认同迅速发展，引导不当会导致青少年对自我身体形象的曲解，引起相应的心理行为问题。同时，青少年开始产生"成人感"，与家庭、同伴和社会关系的发展，情绪和情感的不稳定，需要尊重青少年的独立性和自尊心，给予指导和建议，但不过多干涉，指导和帮助青少年学会调控自己的情绪，尊重别人，与别人沟通和交流。

（五）预防青春期心理行为问题

1. 饮食障碍　预防非器质性进食问题，包括神经性厌食症和神经性贪食症。需要宣传健康饮食知识和平衡膳食的重要性，引导青少年有正确的自我形象，并在学校积极开展各类体育、文艺活动。如有严重饮食障碍问题，应转专科治疗。

2. 睡眠障碍　常见睡眠障碍包括睡眠时相延迟综合征和失眠。青春期的神经内分泌模式变化可能导致睡眠时间推迟，同时学习任务重、情感需求或社交活动多可能导致就寝延迟。过多使用兴奋性物质或药物，学校或家庭压力过大可能引起焦虑等造成失眠。需要开展"睡眠生理"和"睡眠卫生"知识教育，帮助青少年培养良好睡眠习惯、合理安排睡眠时间、减少兴奋性饮料的饮用，不饮酒，缓解焦虑、及时释放压力。严重失眠影响正常学习与生活时，可在医生指导下服用催眠药物。

3. 青春期抑郁　抑郁症是青春期常见的情绪障碍，自杀是最严重的心理危机。需要加强人生观和人生意义的教育，重视培养青少年乐观向上的个性发展和社会适应性，为各年龄阶段发育的转折期提供预先的心理准备和支持。在青少年面临挫折和应激事件时及时给予支持和疏导，应重视青少年情绪变化，提供心理咨询和治疗。

4. 逆反心理和行为的盲从　青春期独立意识、成人感的出现使青少年在心理上渴望别人认同自己的成熟，能够尊重和理解自己。但社会和生活经验的不足、经济的不能独立、父母的权威性又迫使他们依赖父母。这种独立性与依赖性的矛盾，使其在面对父母的干预时容易出现逆反心理，在行为上努力依照自己的意愿行事，对后果欠考虑，盲从性较大。家长和老师应充分尊重青少年的独立性，指导并鼓励其社会能力的发展，培养其既尊重老师或家长的意见，同时又具备独立思考和判断的能力，为进入社会做好准备。

5. 精神物品滥用　青春期自我意识的迅速发展导致内在自我与外在环境产生矛盾。他们往往不能很好地适应环境，行为不稳定，判别是非能力尚不成熟或为逃避现实、解除烦恼和焦虑，或为得到同伴的认可和接受而模仿或尝试吸烟、饮酒、服用药物，继而物质滥用，这对青少年的身心造成严重损害。应加强对青少年有关酗酒、吸烟、物质滥用潜在危害的教育，为青少年提供适宜的社会活动和心理支持。不鼓励未成年人饮酒。

（六）锻炼和体育活动

青春期是人生长发育的关键时期，锻炼和体育活动在青春期保健中起着非常重要的作用。适当的锻炼可以促进身体健康、增强体质、培养良好的运动习惯，同时对于心理健康的维护也十分重要。选择适合的运动项目，根据个人兴趣、身体条件和时间安排，每天保持适量的运动时间，推荐每天进行60分钟以上的中等强度锻炼，可以分为几个时间段进行，如早晨、下午和晚上各进行一段，采取温和预热和放松，锻炼前进行几分钟的热身运动，如慢跑、拉伸等，可以降低运动损伤概率，锻炼后进行几分钟的放松运动，如散步、呼吸练习等，以帮助身体恢复平静。还要调整锻炼强度，根据自己的身体状况和锻炼目标，逐渐增加运动的强度和时间，但要注意避免过度运动和损伤。坚持锻炼计划，保持锻炼的规律性和持久性，不论是平时还是假期都要坚持进行锻炼，以养成良好的锻炼习惯，运动过程中要保证安全第一原则。可采用多样化的运动方式并且锻炼后要及时补给营养，及时补充水分，合理搭配饮食，摄取足够的营养，以支持身体的恢复和发展。

（七）睡眠和休息

1. 养成良好睡眠习惯，确保每天 8~10 小时睡眠时间。
2. 创造安静、舒适、温度适宜、通风良好的睡眠环境。
3. 建立放松的睡前准备，避免剧烈运动和刺激性活动。
4. 避免过度使用电子设备，减少蓝光干扰。
5. 控制咖啡因和刺激性饮食的摄入。
6. 避免过长或过晚的午睡。
7. 避免频繁熬夜，确保充足睡眠时间。
8. 如有睡眠问题，及时寻求帮助。

不同年龄段生长特点与保健重点见表 7-4。

表 7-4　不同年龄段生长特点与保健重点

年龄	生长特点	影响因素	保健重点	措施
胎儿期	依赖母体	母亲健康	预防先天畸形	定期产前检查
	器官成形生长快	营养、疾病、毒物、射线、情绪	防早产、IUGR	
新生儿期 0~1个月	生长快免疫力弱	营养感染	科学喂养，保暖	新生儿筛查，新生儿访视
	体温中枢不成熟	环境温度	皮肤清洁	预防接种
婴儿期	生长第一高峰	营养	科学喂养：与消化道发育过程相适应	定期体检
0~12个月	消化道不成熟，主动免疫不成熟，神经心理发育	疾病，环境刺激	适应早教：语言、感知觉、运动、独立能力、体格训练、生活能力	≤6个月每月1次；1次>6个月1~2个月预防接种
幼儿期	生长速度减慢	教育环境	早教：生活习惯与能力、语言、性格、社交并且预防事故	定期体检
1~3岁	心理发育进入关键期	营养疾病	合理营养	3~6个月1次
学前期	生长稳步增长	教育环境	心理发育	定期体检
3~5岁	心理发育日益成熟，免疫活跃	营养免疫性疾病	预防事故，合理安排生活，营养	6个月~1年1次
学龄期	部分生长进入青春期	教育环境	心理教育	定期体检1年1次
6~12岁	心理发育日益成熟，免疫活跃	营养免疫性疾病	预防事故，合理安排生活（体格锻炼），营养性教育	
青春期	生长第二高峰	教育环境	心理教育	定期体检
	性发育	营养	营养性教育，体格锻炼	1年1次

（杨傲然）

答案解析

✐ 练习题

一、选择题

[A 型题]

1. 人体器官系统在由胎儿期发育至成熟的过程中，以下哪一个系统仅存在一次生长突增高峰（　　）

    A. 骨骼系统　　　　　　　B. 肌肉系统　　　　　C. 神经系统

    D. 呼吸系统　　　　　　　E. 循环系统

2. 属于婴儿期特点的是（　　）

    A. 生长发育缓慢　　　　　　　　　　B. 容易发生消化不良和营养紊乱

    C. 容易出现心理卫生问题　　　　　　D. 喜欢参与集体化和社会化活动

    E. 容易发生龋齿和弱视

3. 痤疮发生主要是由于（　　）

    A. 面部不清洁　　　　　　B. 遗传　　　　　　　C. 肥胖

    D. 雄性激素分泌过多　　　E. 喜欢油腻

4. 建议青春期男孩不穿紧身衣裤是为了（　　）

    A. 保护皮肤　　　　　　　B. 促进生长　　　　　C. 防止频繁遗精

    D. 保护生殖系统　　　　　E. 以上都不是

5. 以下哪些措施不是幼儿期保健的主要措施（　　）

    A. 建立正确的自我意识　　　　　　　B. 通过游戏进行学习

    C. 提供温暖和睦的家庭环境　　　　　D. 注意断乳期的辅食添加

    E. 保持和培养独立性、自尊心和自信心

6. 体育锻炼能促进哪些器官组织的发育（　　）

    A. 心肺功能　　　　　　　B. 神经精神发育　　　C. 全面促进身体发育

    D. 免疫系统　　　　　　　E. 骨骼系统

7. 儿童第二次生长突增的高峰是在（　　）

    A. 胎儿期　　　　　　　　B. 婴儿期　　　　　　C. 幼儿期

    D. 学龄前期　　　　　　　E. 青春期

[B 型题]

1. 小明尚未出生，正处于胎儿期。根据胎儿期特点，下列哪种保健措施最适合（　　）

    A. 增加蔬菜和水果摄入量　　　　　　B. 长时间进行电子设备使用

    C. 鼓励早期学习和教育　　　　　　　D. 避免进行孕妇体育运动

    E. 定期产前检查和遵循医生建议

2. 小红刚出生不久，处于新生儿期。根据新生儿期特点，下列哪种保健措施最适合（　　）

    A. 提供多种固体食物尝试　　　　　　B. 长时间将新生儿放置在床上

    C. 鼓励大量的社交互动　　　　　　　D. 定期接种疫苗并遵循预防接种计划

    E. 限制新生儿的触觉刺激和身体接触

3. 小杰是一个 2 岁的幼儿。根据幼儿期特点，下列哪种保健措施最适合（　　）

    A. 增加电子设备使用时间　　　　　　B. 提供高糖高脂肪食物作为奖励

    C. 定期参加体育活动和运动游戏　　　D. 忽视睡眠时间和规律

  E. 暴露于有毒物质和化学品

4. 小杰是一个 16 岁的青少年。根据青少年期特点，下列哪种保健措施最适合（ ）

  A. 忽视体育锻炼和健身活动   B. 长时间沉迷于电子游戏和社交媒体

  C. 维持平衡的饮食，睡眠和学习时间 D. 减少与同龄人的交流和社交互动

  E. 增加学术压力，进行过多的功课

二、简答题

请简述 3~6 岁幼儿的特点并提供相应的保健措施。

书网融合……

   本章小结   微课   题库

第八章　新生儿期保健

新生儿（neonate，newborn）是指出生断脐到生后 28 天内的婴儿。新生儿是婴儿的特殊阶段。新生儿离开安全、舒适的宫内环境，需要逐步适应外界环境并开始一种新的生命活动方式，在此过程中，本身的组织器官功能尚未发育完善，特别是心、肺、肾等组织相对"负担"较大，从母体得到的免疫物质较少，新生儿免疫系统也未发育成熟，是人群中最脆弱、死亡率最高的一组群体，特别是当存在早产或疾病的影响时。因此，做好新生儿保健工作尤为重要。 📱微课

第一节　正常新生儿的特点与保健

PPT

正常新生儿是指胎龄足月，即胎龄大于或等于 37 周（259 天），但小于 42 周（280 天），出生体重 2500～3999g，无任何疾病的新生儿。

一、正常新生儿的特点

正常新生儿经历从胎儿到新生儿的转变，发生许多生理变化，需根据解剖生理特点给予相应的管理，保证新生儿的正常生长与发育。

（一）呼吸系统

胎儿有微弱的呼吸运动，但呼吸处于抑制状态。出生时由于本体感受器及皮肤温度感受器受寒冷刺激，反射性兴奋了呼吸中枢；脐带结扎引起交感神经兴奋性增高，加速了流经颈动脉体的循环，提高了该感受器的敏感性，也对呼吸起作用；产程的应激过程，引起血液气体浓度及 pH 的变化，起着强有力的化学刺激作用，将呼吸中枢的兴奋性调节到一个新的水平。这些因素共同维持出生后新生儿的正常呼吸。

胎儿肺泡中含有液体。因肺泡壁的气液界面存在表面张力，第一次吸气所需胸腔负压可达3.92kPa（29.4mmHg），以后正常呼吸的维持则需要足够的肺表面活性物质的存在。

新生儿鼻腔狭小，黏膜血管丰富，易充血水肿导致严重鼻塞。

新生儿肋间肌薄弱，呼吸主要依靠膈肌运动，若胸廓软弱，随吸气而凹陷，则通气效率降低。新生儿呼吸运动较浅表，但呼吸频率快，每分钟35~45次。生后前两周呼吸频率波动较大，快速眼动睡眠相时，呼吸常不规则，可伴有3~5秒的暂停；在非快速眼动睡眠相时，呼吸一般规则而浅表。

（二）循环系统

出生后胎儿循环发生如下血流动力学变化：①脐血管结扎，使脐循环中断；②肺膨胀与通气使肺循环阻力降低，体循环压力大于肺循环压力，回心血量增加；③卵圆孔功能性关闭。

正常新生儿血流分布多集中于躯干和内脏部位，四肢血流量较少。脑血流分布不均匀，足月儿大脑皮层矢状旁区和早产儿脑室周白质部位是脑血流分布最少的部位，如全身低血压时，容易造成这些部位的缺血性损伤。

新生儿时期心脏重20~25g，与身体的比例大于年长儿和成人，占体重的0.8%。出生时心脏的迷走神经发育尚未完善，交感神经占优势，迷走神经中枢紧张度较低，对心脏的抑制作用较弱，而交感神经对心脏作用较强，故新生儿心率比较快，为120~160次/分，有时可以出现一过性心率波动。血压在6.66/4kPa（50/30mmHg）至10.66/6.66kPa（80/50mmHg）范围。

（三）泌尿系统

出生时肾单位数量与成人相似，但组织学上还不成熟，滤过面积不足，肾小管容积少，因此肾功能仅能适应一般正常的代谢负担，储备能力有限。

肾小球滤过率，按体表面积计算仅为成人的1/4~1/2，出生后随血压上升和肾血管阻力下降，滤过面积增大和基底膜通透性改善，滤过率逐渐提高，到1岁可接近成人水平。肾排出过剩钠的能力低，含钠溶液输给过多可致水肿。

肾脏浓缩功能相对不足，最大浓缩能力500~700mOsm/（kg·H_2O），故以较浓配方奶喂养新生儿，可导致血尿素氮浓度增高。肾脏稀释功能尚可，尿溶质最低浓度可达50mOsm/（kg·H_2O），在负荷增加的情况下酸化尿功能有限。

多数新生儿出生后不久便排尿，如果生后24小时不排尿，应及时查找原因，如48小时不排尿者应考虑泌尿系统畸形可能。

（四）血液系统

新生儿血容量与脐带结扎的迟或早有关，若延迟结扎5分钟，血容量可从78ml/kg增至126ml/kg。足月儿平均血容量85ml/kg。血常规也随断脐早晚而有差别，延迟断脐者红细胞计数及血红蛋白含量均较高。

正常新生儿出生时血红蛋白量为170g/L，随着年龄增长，1~2个月龄时血红蛋白会进行性下降至较低水平（足月儿生后6~12周Hb可降至95~110g/L）并持续一段时间，这段时期称为生理性贫血期。对于健康足月新生儿，生理性的Hb水平下降并不是真正意义上的贫血。

白细胞计数第1天平均为$18 \times 10^9/L$，第3天开始明显下降，第5天接近婴儿值。分类计数，第1天中性粒细胞67%±9%，淋巴细胞18%±8%。其后中性粒细胞数下降，淋巴细胞数及单核细胞数上升，到第1周末两者几乎相等。

（五）消化系统

消化道解剖与功能发育可适应生后纯乳汁的营养摄入；具有最基本的进食动作——觅食反射、吞咽反射，但吞咽时咽 - 食管括约肌不关闭、食管无蠕动、食管下部括约肌不关闭，易发生溢乳；生后几周小肠上皮细胞渗透性高，以吞饮方式吸收，易产生过敏与感染。

新生儿出生时肠道无菌，生后 2 日出现双歧杆菌，7 日到达高峰，为新生儿的优势菌。母乳喂养儿的酸性粪便有利于双歧杆菌的生长。

胎便由肠道分泌物、咽下的羊水及胆汁等形成，故含有上皮细胞、毳毛、胎脂、黏液、胆汁及消化酶等，为墨绿色的糊稠便，多在生后 24 小时内排出，在 2～3 天内排完。若生后 24 小时内不排胎便，应考虑消化道畸形可能。

（六）神经系统

新生儿脑相对较大，占体重的 10%～20%（成人为 2%）。但脑沟、脑回仍未完全形成。脊髓相对较长，下端在第 3～4 腰椎水平。新生儿可出现多种无条件反射（原始反射），即觅食、吸吮、吞咽、拥抱及握持反射等。

大脑皮层兴奋性低，对外界刺激反应易于疲劳，以睡眠状态为主；皮层下中枢兴奋性高，成蠕动样动作，肌张力高。

（七）免疫系统

新生儿胸腺 10～20g，T 细胞具有免疫应答能力，故新生儿生后早期接种卡介苗可以免疫致敏。体内有通过胎盘从母体获得的抗体（IgG），可以保护新生儿减少感染的危险。新生儿非特异性免疫功能表现包括皮肤、黏膜、脐带及血 - 脑屏障、吞噬细胞、白细胞吞噬功能、补体及溶菌酶等均不足。

（八）体温调节

因室温较宫内温度低，出生后体温明显下降，以后逐渐回升，并在 12～24 小时达到 36℃。由于新生儿体温调节中枢功能未完善及皮下脂肪较薄，体表面积相对较大，容易散热，故出生体温不稳定。

（九）代谢

按体重计算，新生儿代谢较成人高。新生儿生后不久即能维持蛋白代谢的正氮平衡。由于胎儿糖原储备不多，早期未补给者在生后 12 小时内糖原就可消耗殆尽，机体只能动用脂肪和蛋白质来提供能量。故新生儿血糖较低，尤其小于胎龄儿易出现低血糖症状。

新生儿体内水分占体重 65%～75% 或更高，以后逐渐减少。出生数天内由于丢失较多的细胞外液水分，可导致出生体重下降 4%～7%，即成为"生理性体重下降"，体重丢失不应超过出生体重的 10%。

新生儿每日不显性失水 21～30ml/kg，尿 25～65ml/kg，粪便中 2～5ml/kg，故生后头几天内需水 50～100ml/（kg·d）。

（十）酶系统

新生儿肝内葡萄糖醛酰转移酶不足，多数新生儿生后第 2 天开始表现不同程度的生理性黄疸。此酶不足还使新生儿不能对多种药物进行代谢处理，产生过量现象，如氯霉素可引起"灰婴综合征"。在肝内需进行葡萄糖醛酰化的药物还有水杨酸盐、新生霉素等，此类药物新生儿应慎用。

（十一）常见特殊生理现象

1. 生理性黄疸　也可称为非病理性高胆红素血症。特点是：①一般情况良好。②足月儿生后 2～3 天出现黄疸，4～5 天达高峰，5～7 天消退，最迟不超过 2 周；早产儿黄疸多于生后 3～5 天出现，5～7 天达高峰，7～9 天消退，最长可延迟到 3～4 周。③每日血清胆红素升高 <85μmol/L（5mg/dL）或每小时小于 0.5mg/dL。④血清总胆红素值尚未达到小时胆红素曲线（Bhutani 曲线）的第 95 百分位数，或未达到相应日龄、胎龄及相应危险因素下的光疗干预标准。生理性黄疸是排除性诊断。

2. "马牙"和"螳螂嘴" 在上腭中线和牙龈部位，由上皮细胞堆积或者黏液腺分泌物积留而形成的黄白色小颗粒，俗称"马牙"，数周内可以自然消退。新生儿两侧颊部各有一隆起的脂肪垫，俗称"螳螂嘴"，有利于乳汁吸吮。

3. 乳腺肿大 由于来自母体的激素中，雌激素和孕激素半衰期短，而催乳素半衰期较长，导致乳腺肿大。男女新生儿可于生后4～7天出现乳腺肿大，如蚕豆或核桃大小，乳头处可伴有白色乳汁样小点，2～3周后自然消退。切勿挤压，以免发生感染。

4. 假月经 部分女婴于生后5～7天阴道流出少许血性分泌物，俗称"假月经"，也是雌激素中断所致。可持续1周左右，无需特殊处理。

5. 新生儿红斑及粟粒疹 生后1～2天，在头部、躯干及四肢的皮肤出现大小不等的多形红斑，俗称"新生儿红斑"；也可因皮脂腺堆积形成小米粒样黄白色皮疹，称为"新生儿粟粒疹"，几天后自然消失。

二、正常新生儿的保健

1. 保暖 新生儿出生后应置于适中温度环境中，适中温度是指对新生儿耗氧量最低的最适当环境温度。室温过高时，足月儿能通过增加皮肤水分的蒸发来散热。炎热时有的新生儿发热，是因水分不足，血液溶质过多所致，故称脱水热。室温一般应维持在20～22℃。如室温低于20℃，新生儿应戴帽子并包裹两层毯子。

2. 喂养 正常新生儿在生后20～30分钟即可以开始母乳喂养，早吸吮可以促进乳汁有效分泌，喂哺前可以先将乳头触及新生儿口唇，刺激觅食反射后再给予喂哺，母婴同室的新生儿建议按需喂养。无母乳者可给予配方乳，每3小时一次。奶量以理想的体重增长为标准（15～30g/d）。

3. 预防接种 正常新生儿出生后24小时内，应尽早常规接种第1剂乙肝病毒疫苗；卡介苗也可以同时接种，但是需注意有无接种的禁忌证，如免疫缺陷和HIV感染者。

4. 预防感染 正常新生儿皮肤娇嫩，特别注意护理时轻柔，脐带注意保持干燥，有渗液时及时清理和消毒处理；不应挑割"马牙"和"螳螂嘴"；应劝阻和谢绝患感冒和其他各种传染病家属接触和探望。

5. 新生儿随访 正常新生儿从产科出院回家后需要接受健康检查，同时向家长宣传科学育儿知识，指导做好新生儿喂养、护理和疾病预防，早期发现异常和疾病及时处理和转诊。

正常新生儿经阴道分娩者常在生后48～72小时出院，不少新生儿黄疸刚刚出现，特别需要告知家属黄疸加重时需要门诊随访，避免核黄疸的发生；对出生时有窒息、宫内窘迫、心脏杂音等问题的新生儿，应建议到相应专科做随访观察。

第二节 高危新生儿的特点与保健

PPT

一、早产儿的特点与保健

早产儿是指胎龄<37周（≤259天）的新生儿。我国早产儿发生率逐渐增加，早产儿组织器官不成熟，对外界适应能力差，易发生各种并发症，死亡率较高，存活者发生严重伤残的风险也高。

（一）早产儿的特点

1. 外表特点 ①头大，头长为身长的1/3，囟门宽大，颅缝可分开，头发呈短绒样，耳壳软，耳舟不清楚；②皮肤呈鲜红薄嫩，水肿发亮，胎毛多，胎脂丰富，皮下脂肪少，趾（指）甲软，不超过趾

（指）端；③乳腺结节不能触到，36周后触到直径小于3mm的乳腺结节；④胸廓呈圆筒形，肋骨软，肋间肌无力，吸气时胸壁易凹陷，腹壁薄弱，易有脐疝；⑤足纹仅在足前部见1~2条足纹，足跟光滑；⑥生殖系统，男性睾丸未降或未全降，女性大阴唇不能盖住小阴唇。

2. 体温调节功能 ①早产儿体温中枢发育不全；②体表面积大，皮下脂肪少，易散热；③基础代谢低、肌肉运动少，产热少；④汗腺发育不良，包裹过多因散热困难可发热。故早产儿的体温常因上述因素影响而不稳定，合理的保暖可以提高早产儿的存活率。

3. 呼吸系统 ①呼吸中枢未成熟，呼吸动力弱，呼吸浅快不规则，常有间歇或呼吸暂停；②肺泡表面活性物质少，可发生肺透明膜病；③肺泡数量少，呼吸肌发育不全，肋骨活动差，易引起肺膨胀不全；④咳嗽反射弱，黏液在气管内不易咳出，容易引起呼吸道梗阻和吸入性肺炎；⑤易因炎症反应、呼吸机相关的肺损伤导致支气管肺发育不良（BPD）。

4. 心血管系统 ①早产儿动脉导管关闭常常延迟，常导致心肺负荷增加，引起充血性心力衰竭、肾脏损害和新生儿坏死性小肠结肠炎（NEC）；②心肌收缩力低，心排出量少易发生低血压。

5. 消化系统 ①吸吮及吞咽反射不健全，易呛咳；②贲门括约肌松弛，幽门括约肌相对紧张，胃容量较小，排空时间长，易发生胃食管反流和呕吐；③吸吮能力差，吞咽和呼吸不协调，通常需要管饲喂养；④胃肠分泌及消化能力弱，易导致消化功能紊乱及营养障碍；⑤脂肪消化能力差，尤其对脂溶性维生素吸收不良；⑥NEC发病率较高。

6. 肝脏功能 ①葡萄糖醛酰转换酶不足，生理性黄疸持续时间长且较重；②肝贮存维生素K较少，Ⅱ、Ⅶ、Ⅸ、Ⅹ凝血因子缺乏，易致出血；③维生素A、D储存量较少，易患佝偻病；④肝糖原转变为血糖的功能低，易发生低血糖；⑤合成蛋白质的功能不足，血浆蛋白低下，易致水肿。

7. 肾脏功能 ①与肺不同，肾功能没有生后的加速成熟过程，肾小球滤过率仅取决于胎龄而不是生后日龄；②早产儿肾小球滤过率低，限制了水、钠、钾的排泄，易导致水肿和少尿；③肾小管对电解质和葡萄糖的回吸收能力差，易导致电解质紊乱和糖尿，特别是钠的排泄能力有限，同时又不能有效地重吸收，因此，高钠和低钠血症均极常见；④早产儿最大尿浓缩能力为550mOsm/（kg·H_2O），因此早产儿的需水量较足月儿多；⑤肾酸碱调节功能差，易发生代谢性酸中毒；⑥由于肾排泄能力差，经肾排泄的药物给药间隔时间应拉长。

8. 水电解质和酸碱平衡功能 ①早产儿机体含液量相对比足月儿多；②由于体表面积相对大和皮肤不成熟，呼吸浅快，早产儿不显性失水多，且与胎龄成反比；③因不显性失水量大及入量不足，常可引起高渗性脱水而导致高钠血症，但输入液量过多，又可能会增加NEC、BPD和动脉导管开放的发生率，因而，补液量宜根据不同情况给予调整。

9. 免疫功能 ①固有免疫系统、体液免疫和细胞免疫均不成熟；缺乏来自母体的抗体，故对感染的抵抗力弱，容易引起败血症；②频繁的医护操作增加了感染的机会。

10. 造血系统 ①促红细胞生成素（EPO）生成障碍，骨髓对EPO的反应迟钝，红细胞寿命短，体内贮存铁的利用和消耗增加，以及静脉抽血所致失血等因素使早产儿贫血出现早且重；②血小板数略低于成熟儿，血管脆弱，易出血；③常因维生素E缺乏而引起溶血；④凝血、抗凝和纤溶功能发育不成熟，易导致出血，血栓性疾病。

11. 神经系统 ①胎龄越小各种反射越差，如吞咽、吸吮、觅食、对光、眨眼反射等均不敏感，觉醒程度低，嗜睡，拥抱反射不完全，肌张力低；②室管膜下胚胎生发层基质对脑血流的波动、缺氧、高碳酸血症及酸中毒极为敏感，容易发生脑室周–脑室内出血（PVH–IVH）；③早产儿的大脑大动脉的长短分支发育不全，早产儿脑白质的少突胶质细胞对缺血性损伤存在着先天易感性，易发生脑室周白质软化（PVL）。

12. 早产儿视网膜病 由于早产儿在生理和解剖结构上的发育不成熟，氧疗时间过长或浓度过高，常可严重影响视网膜的血管形成，从而引起早产儿视网膜病变（ROP）。

（二）早产儿保健

早产儿因胎龄、体重不一，故生活能力亦不同。

1. 出生时护理 早产儿娩出时，应提高产房室温，准备好开放式远红外床和暖包及预温早产儿暖箱。娩出后应马上擦干水分，并用干燥、预热的毛毯包裹，及时清除口鼻黏液，无菌条件下结扎脐带。一般不必擦去皮肤上可保留体温的胎脂。根据 Apgar 评分，采取相应的抢救及护理措施。

2. 一般护理 护理人员应具有高度责任心，且有丰富学识及经验，对早产儿喂奶、穿衣、测体温及换尿布等工作需在暖箱中轻柔完成，避免不必要的检查及移动，以减少医护刺激。每 4~6 小时测体温一次，体温应保持恒定（皮肤温度 36~37℃，肛温 36.5~37.5℃）。每日在固定时间称一次体重，宜在哺乳前进行。早产儿生理性体重减轻的幅度和恢复至出生体重的时间可随出生体重不同而有不同，一般都在生后第 5~6 天开始逐渐回升，体重 <1500g 的早产儿也可延迟至 2~3 周才恢复至出生时体重。早产儿恢复出生体重后每日应增加体重 10~30g 为宜。

3. 保暖 早产儿在暖箱中，箱温应保持适中温度，早产儿适中温度一般在 32~35℃，或将箱温调节至早产儿腹部皮肤温度 36.5℃。一般箱内相对湿度在 60%~80% 之间。在无暖箱的条件下，保暖方法可因地制宜、谨慎选择。

4. 防止发生低血糖 据统计有半数早产儿在生后 24 小时内可出现低血糖。近年来主张不论早产儿的胎龄和日龄，血糖值低于 2.2mmol/L（40mg/dl）为"新生儿低血糖"的诊断标准，但是当血糖水平低于 2.6mmol/L（47mg/dl）时应开始治疗，防止低血糖脑损伤的发生。

5. 液体需要量 根据胎龄、环境条件和疾病状况，早产儿的液体需要量有所变化。未经口喂养的早产儿，忽略其大便失水量不计，其所需液量相当于不显性失水、肾脏排泄、生长所需以及其他少见失水量的总和。超早产儿、使用取暖器、光疗期间以及发热时，其不显性失水量增加。糖尿病、腹泻以及急性肾小管酸中毒多尿期时，均可增加水分丢失，导致严重脱水，应及时增加液体摄入量。同时，也要防止液体摄入量过多，后者可导致水肿、心衰、PDA 和 BPD 等病变。通常胎龄较小早产儿的水分摄入量第一天从 70~80ml/kg 开始，以后逐渐增加到 150ml/（kg·d）。

6. 喂养

（1）喂养奶源的选择以母乳为最优，凡具吸吮力的早产儿均应母乳喂养。与足月母乳相比，早产母乳含有更多的蛋白质、必需脂肪酸、能量、矿物质、微量元素及 IgA，可使早产儿在较短时间内恢复出生体重。但一个月后的早产母乳对于正在生长发育的早产儿来说，蛋白质等物质的含量则相对不足，此时需加用商品化的母乳强化剂（HMF）。若无母乳或人乳库的捐赠母乳，则应予专用于早产儿的配方奶为好。一般早产儿配方奶中，蛋白质含量至少为 2g/100ml，以乳清蛋白为主。当喂养量达到 150ml/（kg·d）时，可以提供早产儿至少 3g/（kg·d）的蛋白质。

（2）喂养技术 经口喂养除了需要强有力的吸吮力外，还需依靠协调的吞咽功能、用会厌和软腭关闭喉部及鼻通道以及具备正常的食管运动功能。胎龄 34 周前的早产儿往往缺乏这些协调功能，大多需要管饲法喂养。

（3）喂养方法 早产儿对能量及水分的需求量有较大的个体差异，不可硬性规定。多数早产儿能量可按 502.32kJ/（kg·d）[120kcal/（kg·d）] 计算供给，最大量需 669.76kJ/（kg·d）[160kcal/（kg·d）]。其中推荐蛋白质摄入量为 3~4g/（kg·d），脂肪摄入量为 5~7g/（kg·d），碳水化合物摄入量为 10~14g/（kg·d）。水分一般以 120~150ml/（kg·d）计算。

（4）肠道外营养 在肠道内喂养途径尚未建立前或因病较长期未能经肠道喂养时，肠道外（全静脉）营养，以维持早产儿生长的需要。

（5）维生素及铁剂的供给　由于早产儿体内各种维生素及铁的贮量少，生长又快，容易导致缺乏，完全用母乳或人乳喂养的早产儿需另外补充维生素、矿物质及铁剂。因维生素 D 贮存量少，生后第 10 天起需给早产儿服用浓缩鱼肝油滴剂，由每日一滴（约 100IU/d）逐步增加到每日 3 ~ 4 滴（300 ~ 400IU/d）。早产儿体内铁的贮存量一般只能维持生后 8 周左右，为防止出现缺铁性贫血，生后 6 周左右应予补充铁剂，可予 10% 枸橼酸铁胺 1 ~ 2ml/（kg·d）或予葡萄糖酸亚铁糖浆（10ml/0.3g）1ml/（kg·d），持续 12 ~ 15 个月。

7. 预防感染　做好早产儿室的日常清洁消毒工作。地板、工作台、床架等均要温拖湿擦，每日定时通风，定期大扫除和乳酸蒸发消毒。用具要无菌，要经常更换氧气瓶、吸引器、水瓶、暖箱水槽中的水。要严格执行隔离制度，护理要按无菌技术操作，护理前后需用肥皂洗手或消毒液擦手。护理人员按期做鼻咽拭子培养，感染及带菌者应调离早产儿室工作。早产儿中有感染者宜及时治疗。有传染病者还需及时隔离。

8. 出院标准　早产儿出院前，除特殊疾病需要带管行家庭鼻饲喂养外（需要培训家长），应能自己吸吮进奶，在一般室温中体温稳定，体重以每天 10 ~ 30g 的速度稳定增长，并已达 2000g 或以上，近期内无呼吸暂停及心动过缓发作，并已停止用药及吸氧一段时期，除非有 BPD 等需要院外继续吸氧的患儿。常规进行血红蛋白或血细胞比容检查，以评价有无贫血。在上述情况均稳定的条件下，可考虑早产儿出院。出院后应定期随访，评估早产儿的发育状况，并指导进行相关干预。

二、小于胎龄儿的特点与保健

小于胎龄儿（small for gestational age infant，SGA）是指出生体重在同胎龄儿平均体重第 10 百分位以下，或低于平均体重 2 个标准差以上的新生儿，多数 SGA 属于胎儿生长受限（fetal growth restriction，FGR）。小于胎龄儿有早产、足月及过期产之分，一般以足月小于胎龄儿为主，其出生体重低于 2500g，又称足月小样儿。SGA 可能是胎儿宫内生长受限的结果，其中一部分 SGA 属于生长发育偏小但健康的新生儿。

（一）小于胎龄儿的病因

胎儿生长发育是组织器官生长、分化、成熟的连续动态过程，受母体、胎盘功能及遗传等因素的影响。母亲、胎盘和胎儿等因素均可造成 SGA。

1. 母亲因素　母亲身材矮小、多胎妊娠、营养状况不良、慢性疾病及特殊药物接触史等。

2. 胎盘因素　胎盘种植位置异常、异常血管交通、绒毛膜炎、无血管绒毛膜、胎盘多灶梗死或钙化、胎盘早剥、单脐动脉等。

3. 胎儿因素　①染色体异常：如 21 - 三体（唐氏综合征）、18 - 三体（爱德华综合征）、13 - 三体（帕陶综合征）、染色体缺失、Turner 综合征等。②先天性代谢异常及综合征：胰腺发育不全、苯丙酮尿症、软骨发育不全等。③先天性感染：宫内感染是导致胎儿生长受限的另一重要因素。

（二）小于胎龄儿的临床表现

SGA 是胎儿对胎内营养和氧供不足的一种反应，因而 SGA 患儿的问题重点不在宫内生长迟缓（IUGR）本身，而在于营养不良和缺氧可能对胎儿带来的危险。

1. SGA 类型　根据重量指数 [出生体重（g）×100/出生身长^3（cm^3）和身长头围之比]，分为匀称型、非匀称型。

（1）匀称型 SGA　胎儿头围、体重及身长受到同等程度的影响，其重量指数 > 2.00（胎儿 ≤ 37

周），或 >2.20（胎龄 >37 周）；身长与头围之比 >1.36。多发生于孕早期，与一些严重影响胎儿细胞数目的疾病有关，生长潜能往往降低。除遗传因素外，其他因素如感染或孕妇高血压也可造成胎儿生长潜能的降低。孕早期感染病毒后果最为严重，可明显影响细胞复制和出生体重。基因缺陷和染色体异常也可造成孕早期的生长受限。

（2）非匀称型 SGA　重量指数 <2.00（胎儿 >37 周）或 <2.20（胎龄 >37 周），身长与头围之比 <1.36。身长和头围受影响不大，但皮下脂肪消失，呈营养不良外貌。多发生于孕晚期，与母亲营养不良或高血压、先兆子痫等因素有关，通常伴有胎盘功能下降或营养缺乏，使胎儿的生长潜能受限。孕后期胎儿生长速度显著增快，此时如胎盘功能不足，则可能发生 SGA。胎儿心输出量因应激反应而进行重新分布，以保证脑部血流优先灌注，因此胎儿脑发育相对不受影响，而体重和脏器则明显受限，其中肝、脾、肾上腺及脂肪组织受影响程度最大。出生后若能得到充分的营养则可出现加速生长。两类 SGA 特点见表 8-1。

表 8-1　不同类型 SGA 特点

匀称型	非匀称型
孕早期发生	孕晚期发生
围产期窒息危险性小	围产期窒息危险性大
脑发育同等程度受限	脑发育相对不受影响
无血流重新分布	血流重新分布
低血糖少	易发生低血糖
可能原因：遗传因素、TORCH 感染、染色体异常	可能原因：胎儿慢性缺氧、母亲子痫前期、慢性高血压、能量摄入不足

2. SGA 生理特征　除伴有明显畸形、先天性综合征以及母亲严重疾病等所导致的匀称型 SGA 儿外，大多数 SGA 新生儿具有以下特征性生理表现：与躯干四肢相比较，头相对较大，面容似"小老头"，舟状腹，四肢皮下脂肪明显缺乏，皮肤松弛多皱纹，易脱屑。颅骨骨缝可增宽或重叠。由于膜性成骨不足，致使前囟较大。由于缺乏胎脂保护的皮肤一直暴露于羊水中，生后皮肤呈现脱屑。乳房组织的形成也依赖于外周组织的血流灌注和雌三醇水平，因此发育也明显不足。当排除中枢神经系统和代谢异常后，SGA 新生儿的神经电生理发育如视觉或听觉诱发电位反应基本与胎龄相适应，甚至显得更为成熟些。尽管体格生长迟缓，但其大脑皮质沟回、肾小球及肺泡等的成熟度与胎龄基本相符，因此并不因为 SGA 而落后。

（三）小于胎龄儿的保健

SGA 围产期死亡率显著高于正常新生儿，主要的死因包括胎儿慢性缺氧、出生时窒息、窒息致多系统功能异常及致死性先天畸形等。神经系统及其他系统的发病率亦为正常新生儿的 5~10 倍。

1. 复苏　围产期窒息是 SGA 最为重要且必须立即处理的急症之一。对原本因胎盘功能下降而处于慢性缺氧状态的胎儿，子宫收缩往往造成严重的缺氧应激，致使进一步导致胎儿低氧血症、酸中毒及脑损伤。SGA 母亲分娩时，应预先做好复苏人员和器械的准备，以便进行积极有效的复苏。

2. 新生儿代谢异常以及喂养　SGA 较其他新生儿更容易发生低血糖，常见于生后前 3 天。肝糖原储备下降是低血糖发生的主要原因。密切观察、及早喂养或静脉补充葡萄糖，是防治 SGA 新生儿发生低血糖的关键。监测血糖水平可发现无症状低血糖。血糖浓度低于 2.2mmol/L（40mg/d），应给予早期喂养或给予葡萄糖 4~8mg/（kg·min）作为起始剂量，可逐步增加直至血糖正常。对于症状性低血糖，尤其是出现惊厥者，立刻静脉注射 10% 葡萄糖 200mg/kg，纠正血糖后按上述剂量维持。

3. 体温调节　由于 SGA 并不一定造成棕色脂肪完全消失，SGA 新生儿处于寒冷环境时首先表现为氧耗增加及产热增加。由于这些新生儿体表面积相对较大且皮下脂肪层薄，热量丢失明显，如果寒冷应激持续存在，新生儿的核心温度将下降。此外，低血糖和（或）低氧均可影响产热，进而造成体温不稳定。SGA 新生儿适中温度的范围通常较足月新生儿窄，但比早产儿宽。理想的适中温度应能防止热量的过多丢失和促进体重的增长。

4. 红细胞增多症 防治胎儿缺氧导致促红细胞生成素增加进而生成过量红细胞，是红细胞增多症的主要原因。此外，分娩过程及胎儿缺氧时的胎盘向胎儿输血，也可引起红细胞增多。增高的血细胞比容将明显增加血液黏滞度，从而影响重要组织器官的灌流。增高的血液黏滞度还可引起血流动力学变化，影响心肺及代谢功能，造成低氧及低血糖，并可发生坏死性小肠结肠炎。如存在红细胞增多症并伴有上述症状，应给予治疗纠正低氧及低血糖，并给予部分交换输血以降低血液黏滞度，改善组织器官的灌流。

5. 其他 SGA 新生儿免疫功能受抑制。先天性风疹综合征新生儿的 B 淋巴细胞和 T 淋巴细胞功能均低下，这可能是由于细胞内病毒感染所致。其他 SGA 新生儿也表现不同程度的免疫功能低下并可持续至儿童期，表现为淋巴细胞的计数降低和功能低下。此外，这些新生儿的免疫球蛋白水平也较低，对脊髓灰质炎疫苗的抗体反应减弱。血小板减少症、中性粒细胞减少症、凝血酶时间及部分凝血酶原时间延长亦可见于这类新生儿。

三、大于胎龄儿和巨大儿的特点与保健

大于胎龄儿（large for gestational age infant，LGA）指出生体重大于同胎龄平均体重的第 90 百分位，约相当于平均体重的 2 个标准差以上。出生体重 >4000g 的新生儿又称巨大儿。国内曾报道 LGA 发生率 3.5%。国外报道正常妊娠中大于胎龄儿发生率 8%~14%，但在妊娠糖尿病母亲中大于胎龄儿发生率可高达 25%~40%。

（一）大于胎龄儿和巨大儿的病因

1. 遗传因素 通常父母体格较高大。

2. 营养因素 孕期营养过剩，摄入蛋白质较高。

3. 病理因素 如孕母为糖尿病患者、胎儿患 Rh 溶血病、大血管错位及 Beckwith 综合征等。

（二）大于胎龄儿和巨大儿的临床表现

1. 糖尿病母亲巨大儿 可出现下列临床表现及并发症。①窒息和颅内出血：因胎儿过大，易发生难产和产伤，是导致窒息和颅内出血的主要原因。②低血糖：发生率为 58%~75%，因胰岛素量增加所致，多为暂时性。③呼吸困难：主要为新生儿呼吸窘迫综合征（RDS），欧美国家报道发病率约为 30%，死亡率较高。④低血钙：发生率约为 60%，可能与甲状旁腺功能减退有关。⑤红细胞增多症：血黏稠度高，易发生血管内凝血，形成静脉血栓。常见肾静脉血栓，临床可出现血尿及蛋白尿。⑥高胆红素血症：生后 48~72 小时内可出现，尤以胎龄 <36 周更为常见。⑦约有 10% 伴有先天性畸形。

2. Rh 溶血病巨大儿 除溶血表现外，易发生低血糖。

3. Beckwith 综合征巨大儿 其外表呈突眼、舌大、体型大伴脐疝，有时伴先天性畸形。在新生儿早期约 50% 可发生暂时性低血糖。本病死亡率高。

4. 大动脉转位巨大儿 主要表现为发绀、气促、心脏大，生后早期易发生心力衰竭。

（三）大于胎龄儿和巨大儿的保健

1. 发生窒息及产伤者，积极抢救。

2. 出生后先称体重，然后全身检查有无畸形及其他疾病。母亲有糖尿病者需查母亲的血糖和尿糖；发绀者应疑及大动脉转位；Beckwith 综合征从外表即可发现；Rh 溶血病需查血型和抗人球蛋白试验。

3. 检查婴儿血糖，如血糖低，即予 10% 葡萄糖液输注，按 60～80ml/kg 计算，以 6～8mg/（kg·min）的速度缓慢静脉滴入，一次量不宜过大，因会刺激胰岛素的分泌。能进食者尽早喂乳，以免发生早期低血糖症。

4. 其他有关生化检查，如血钙、血清胆红素等，并予相应处理。红细胞增多和血黏稠度高者，可用等量血浆或生理盐水进行部分交换输血。

5. 巨大儿不一定成熟，尤其母亲有糖尿病的患儿，需加强护理，注意并发症的发生。

知识链接

为减少新生儿死亡、改善新生儿结局，世界卫生组织西太平洋地区办公室于 2013 年提出"新生儿早期基本保健（Early Essential Newborn Care，EENC）技术"的概念。2016 年，原国家卫生和计划生育委员会在世界卫生组织和联合国儿童基金会支持下将 EENC 引入我国，在部分地区进行了试点。中华医学会围产医学分会、中华护理学会妇产科专业委员会和中国疾病预防控制中心妇幼保健中心联合颁布了"新生儿早期基本保健技术的临床实施建议（2017 年，北京）"。2020 年对 2017 版建议进行更新，并提供相关的循证依据。这对提高我国新生儿保健水平、减少新生儿发病和死亡有重大的意义。

PPT

第三节　新生儿疾病筛查

新生儿疾病筛查是疾病三级预防的有效措施，是指医疗保健机构在新生儿群体中，用快速、简便、敏感的检验方法，对一些危及儿童生命、危害儿童生长发育、导致儿童智能障碍的一些先天性、遗传性疾病进行群体筛检，从而使患儿在临床尚未出现疾病表现，而其体内代谢已有异常变化时就做出早期诊断，早期而有效地对症治疗，避免患儿重要脏器出现不可逆的损害，保障儿童正常的体格发育和智能发育。

一、新生儿疾病筛查标本采集和检测

2010 年，国家卫生与计划生育委员会发布了《新生儿疾病筛查技术规范》，对血片采集、实验室检测技术规范进行了详细的规定。

（一）血片的采集和运送

1. 血片采集前的准备　血片采集前应充分告知新生儿监护人，并取得书面同意，认真填写采血卡片。

2. 采血时间　正常采血时间为出生 72 小时后，7 天内，并充分哺乳。对各种原因（早产儿、低体重儿、正在治疗疾病的新生儿、提前出院者等）未采血者，采血时间一般不超过出生后 20 天。

3. 血片采集　75% 乙醇消毒皮肤后，使用一次性采血针刺足跟内侧或外侧，深度小于 3mm，从第 2 滴血开始采样，使血液自然浸透至滤纸背面，至少采集 3 个血斑，且每个血斑直径大于 8mm。自然晾干后密封于密封袋内，2～8℃保存。并在规定时间内递送至新生儿遗传代谢病实验室进行检查。

4. 患者召回与样本保存　对可疑阳性病例，应协助新生儿遗传代谢病筛查中心及时通知复查，以便确诊或采取干预措施。并做好资料登记和存档保管工作。

（二）常规新生儿疾病筛查

1. 苯丙酮尿症　以苯丙氨酸（Phe）作为筛查指标，Phe 浓度阳性切割值根据实验室及试剂盒而定，一般大于 120μmol/L（2mg/dl）为筛查阳性。

新生儿筛查阳性者需及时召回进行 Phe 测定，Phe 持续大于 120μmol/L 为高苯丙氨酸血症（HPA），所有 HPA 患者均需进行尿蝶呤谱分析、血二氢蝶啶还原酶（DHPR）活性测定，以鉴别苯丙氨酸羟化酶缺乏症和四氢生物蝶呤缺乏症。

高苯丙氨酸血症除外四氢生物蝶呤缺乏症后，Phe 浓度 >360μmol/L，诊断为苯丙酮尿症；Phe 浓度在 120~360μmol/L 之间时诊断为高苯丙氨酸血症。

2. 先天性甲状腺功能减退症　以促甲状腺素（TSH）作为筛查指标，TSH 浓度阳性切割值根据实验室及试剂盒而定，一般大于 10~20μIU/ml 为筛查阳性。对于筛查阳性患儿应及时召回，进行 TSH 和 FT_4 浓度测定，以进一步明确诊断。

3. 先天性肾上腺皮质增生症　以 17-羟孕酮（17-OHP）作为筛查指标。推荐足月儿和正常体重儿（≥2500g）17-OHP 切割值为 30nmol/L；早产儿或低体重儿（<2500g）为 50nmol/L。对筛查阳性者均需召回复查，如复查仍高于切割值，需通知患儿监护人尽早带患儿至筛查中心或遗传代谢内分泌专科进行确诊。对于召回复查 17-OHP 浓度较筛查下降，尤其是早产儿或低体重儿以及临床无症状或体征者应继续随访，每 2 周至 1 个月复查 17-OHP，以排除假阳性，必要时仍需要做诊断性检查。对筛查阳性者，均需进一步进行诊断性检查确诊。

二、遗传代谢病筛查

遗传代谢病（inherited metabolic disease，IMD）是由遗传基因突变导致酶（蛋白质）的生物合成障碍、受体缺陷或细胞膜功能障碍等，使体内的代谢过程不能正常进行，代谢产物或旁路代谢途径在体内堆积，引起的生化异常的一类疾病的总称。遗传代谢病大部分在新生儿期起病或新生儿期已经出现生化异常，是 NICU 患儿死亡的主要原因之一。

（一）遗传代谢病分类

遗传代谢性疾病种类多，虽然每种疾病在人群中发病率低，但总体发病率高，随串联质谱及二代测序技术不断应用，越来越多的遗传代谢病被人们所认识。遗传方式多为常染色体隐性遗传，也有性染色体隐性遗传和线粒体遗传。

遗传代谢性疾病根据累及的生化物质，可分为：①氨基酸代谢病：如苯丙酮尿症、酪氨酸血症、枫糖尿症等；②有机酸代谢病：新生儿期起病常见的有甲基丙二酸血症、异戊酸血症、丙酸血症等；③脂肪酸代谢缺陷：如肉碱棕榈酰酶缺乏症、短链乙酰辅酶 A 脱氢酶缺乏症、中链乙酰辅酶 A 脱氢酶缺乏症和长链乙酰辅酶 A 脱氢酶缺乏症等；④碳水化合物代谢病：如糖原贮积病；⑤尿素循环障碍及高氨血症；⑥溶酶体贮积病；⑦线粒体病如 Leigh 综合征和 MELAS 综合征。另外还包括核酸代谢异常和金属元素代谢病等。

人体正常生长发育以及酸碱平衡维持离不开碳水化合物、蛋白、脂肪等各种物质的合成分解，各种酶和辅酶功能的维持等。当编码这类蛋白的基因发生突变，不能合成或合成了无活性的产物时，就会导致有关的代谢途径不能正常运转，造成具有不同临床表型的各种代谢缺陷病。其病理生理改变大致可以分为三类：①该代谢途径的某些终末产物缺乏，产物相关功能缺陷所引起的症状；②受累代谢途径的中间和（或）旁路代谢产物大量蓄积，如苯丙酮尿症、甲基丙二酸血症等，通常都呈现累积物导致的中毒症状；③因代谢途径受阻引起重要脏器如肝、脑、肌肉等组织的供能不足，引起相关组织的功能障碍。

部分遗传代谢病在新生儿期已经发病，甚至生后数小时或数天内，大多数患儿病情进展快，病死率高，易猝死。新生儿期发病的遗传代谢病主要有脂肪酸氧化缺陷、氨基酸代谢病和有机酸代谢病。大部分遗传代谢病在新生儿期临床表现不典型，如喂养困难、拒奶、嗜睡、反应差、肌张力低下及哭声低弱等。常规检查主要有低血糖、代谢性酸中毒、高乳酸血症、高氨血症、贫血及不易解释的心脏增大、心力衰竭、肝脾大等。

（二）串联质谱技术在新生儿遗传代谢病筛查中的应用

经典新生儿疾病筛查属一种方法检测一种疾病。近年来发展起来的一种新技术是串联质谱技术（MS/MS），它可以直接分析复杂混合物的样品，无需经过特殊预处理。MS/MS技术能够在2～3分钟内对一个标本进行几十种代谢产物分析，筛查包括氨基酸代谢缺陷、有机酸代谢缺陷和脂肪酸氧化障碍等30多种遗传代谢病，真正实现了"一种实验检测多种疾病"的要求，且具有高特异性、高选择性的特点，极大提高了新生儿疾病筛查效率，降低了筛查费用，提高了成本效益。

1. 氨基酸代谢病 包括苯丙酮尿症（PKU）、枫糖尿病（MSUD）、同型胱氨酸尿症（HCY）、高甲硫氨酸血症（MET）、非酮性高血糖症、酪氨酸血症Ⅰ型（TYRⅠ）、酪氨酸血症Ⅱ型（TTYRⅡ）、暂时性酪氨酸血症、组氨酸血症、高脯氨酸血症Ⅰ型、高脯氨酸血症Ⅱ型、高鸟氨酸血症、瓜氨酸血症（CIT）、精氨琥珀酸尿症（ASA）、精氨酸酶缺乏、磷酸氨甲酰合成酶缺乏（PS）。

2. 有机酸代谢紊乱 包括丙酸血症（PROP）、异戊酸血症（IVA）、戊二酸血症Ⅰ型（GAⅠ）、戊二酸血症Ⅱ型（GAⅡ）、甲基丙二酸血症（MMA）、甲基丙二酸辅酶-A变异酶缺乏症（MUT）、腺苷钴胺合成酶缺乏症（ACSD）、3-羟3甲基戊二酰辅酶A裂解酶缺乏症、多种辅酶A羧化酶缺乏症、3-酮硫解酶缺乏症、3-甲基戊二酰辅酶A羟化酶缺乏症、3-甲基巴豆酰辅酶A羧化酶缺乏症、异戊辅酶A脱氢酶缺乏症。

3. 脂肪酸氧化缺陷病 包括短链乙酰辅酶A脱氢酶缺乏症（SCAD）、中链乙酰辅酶A脱氢酶缺乏症（MCAD）、长链乙酰辅酶A脱氢酶缺乏症（LCAD）、极长链乙酰辅酶A脱氢酶缺乏症（VLCAD）、长链羟化乙酰辅酶A脱氢酶缺乏症（LCHAD）、肉碱棕榈酰酶缺乏症、肉碱棕榈酰转移酶缺乏症（CPT）、肉碱转运体缺乏症、2,4-二烯酰辅酶A还原酶缺乏症、肉碱/乙酰肉碱转位酶缺陷症。

MS/MS筛查结果还受一些因素的影响，进行解读时要尤其注意：静脉全肠外营养可引起氨基酸增多或支链氨基酸增高，此时可通过氨基酸比值如苯丙氨酸/酪氨酸、甲硫氨酸/苯丙氨酸以及亮氨酸/丙氨酸等进一步区分真假阳性；药物如抗生素可引起酰基肉碱增高；特殊饮食：高蛋白饮食时总氨基酸、蛋氨酸、酪氨酸增高；低体重婴儿食用含中链甘油三酯奶粉时，可导致C_6、C_8、C_{10}和C_{12}浓度升高。窒息昏迷和组织缺氧时，长链脂肪酸升高。

（三）二代基因测序技术与新生儿筛查

二代基因测序技术（next generation sequencing，NGS）是全新的DNA测序技术，与传统的一代基因测序技术相比，可以同时对几十万至几亿的DNA分子进行平行测定，具有高通量、高敏感性等优势。随NGS技术的逐步成熟、费用的降低和实验周期的缩短，使其在大规模人群中的应用成为现实。

三、听力筛查

国内外研究报道，先天性的听力障碍（hearing loss）在正常新生儿中的发病率为0.1%～0.3%。在NICU中的发病率为2%～4%。正常的听力是儿童语言学习的前提，儿童听力的最关键期为0～3岁。胎儿后期听觉已较为敏感，这就是早期教育中能够对胎儿进行胎教的基础。但是新生儿听力较差，需要较强的声刺激才能引起反应。3～4月龄时头可以转向声源；6月龄时能够辨别父母的声音；8月龄时能够辨别声音的来源。由于儿童听力的发展与儿童的智能以及社交能力有密切关系，故早期发现儿童听力障碍应及时干预。有专家研究认为听力障碍儿童最终的语言发育水平并不取决于其严重的程度，而取决于其被发现和干预的早晚。不管听力损害的程度怎样，若能在6个月前发现，通过适当的干预，患儿的语言发育能力可以基本不受影响。

目前的医学知识和技术并不能完全预防先天性听力障碍的发生，因而如果能在新生儿期或婴儿早期及时发现听力障碍的儿童，可通过放大技术等方法重建其语言刺激环境，使语言发育不受或少受损害，使先天性听力障碍的患儿做到聋而不哑，从而避免家庭和社会的不幸，减轻家庭和社会沉重的经济负担。因此，新生儿听力筛查是一项利国利民的大事，对于提高我国出生人口素质，减少出生缺陷具有重要意义。

新生儿听力筛查（neonatal hearing screening）就是用快速而简便精确的方法从某个特定的群体中鉴别出可能存在听力障碍的个体的过程。新生儿听力筛查的方法必须满足三个条件。①敏感性：即能够鉴别听力障碍的个体，减少假阳性发生；②特异性：即能够剔除听力正常的个体，减少假阴性；③经济性：即能方便、快捷、大规模的筛选，易为公众所接受。

（一）听力筛查的目的及内容

1. 听力筛查的目的　采用一种有效的听力筛查方法，尽早发现刚出生的新生儿是否有听力问题，明确听力损失的程度及听力损失的部位，尽早进行干预治疗，促进其听力和语言的正常发育。

2. 听力筛查项目　主要有三大部分组成。

（1）新生儿听力筛查　正常新生儿的听力筛查和 NICU 新生儿听力筛查。

（2）听力诊断　新生儿听力筛查阳性（未通过）、进行性听力下降以及后天获得性听力异常的患儿需进一步明确诊断，包括听力损失的程度和部位。

（3）干预与康复　根据患儿听力损失的程度和类型，采用不同的干预方法。包括手术、物理的声放大、人工耳蜗植入，以及听力矫正之后言语 - 语言康复训练。

（二）听力筛查方法

1. 行为观察测听法　此方法是观察新生儿声音刺激后的行为反应、惊跳反射以及头部摆动。该法比较粗糙，有较高的假阳性率。

2. 耳声发射（otoacoustic emission，OAE）　1978 年，Kemp 首先在人耳记录到一种产生于耳蜗，经听骨链及鼓膜传导释放至人外耳道的能量。耳声发射仪客观、无创、快捷、灵敏，测量由耳蜗外毛细胞发射出的能量，可全面直接反映耳蜗毛细胞的功能。按有无声刺激可将耳声发射分为两大类：自发性耳声发射（SOAE）和诱发性耳声发射（EOAE）。诱发性耳声发射根据刺激类型不同又可分为三种：瞬间诱发性耳声发射（TEOAE）、刺激频率耳声发射（SFOAE）和畸变产物耳声发射（DPOAE）。在新生儿听力筛查中常用的是 TEOAE 和 DROAE。

3. 自动听性脑干诱发反应（auto auditory brain - stem response，AABR）　主要采用短声（click），固定强度，进行刺激，诱发出微电信号，经放大记录到诱发电位，然后经计算机软件处理，显示出新生儿听力筛查通过或未通过的结果。AABR 能迅速检测新生儿听觉传导神经通路，筛查敏感性较高，受背景噪声影响较小。

4. 筛查时间　常规在新生儿出生 3～5 天进行筛查，根据美国 Doyle 教授对 400 例新生儿统计发现，在这期间进行筛查可减少假阳性，因为刚出生第 1～2 天的新生儿，外耳道油性分泌物及中耳腔的羊水较多，易导致假阳性。

第四节　新生儿家庭访视服务

PPT

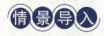
情景导入

情景描述：新生儿呱呱坠地，家庭就迎来了一个新的生命。初为父母，家长们会对这个新成员充满关爱与期待，同时也会充满焦虑和迷茫。例如：母乳喂养，孩子到底吃饱了吗？新生儿脐带脱落，脐窝出现分泌物怎么办？皮肤黏膜有黄染，一直不退为什么？新生儿粟粒疹、皮肤红斑到底需不需要处理？新生儿乳腺肿大、乳头有凹陷可以挤压吗？家长的这些疑问都突出了新生儿家庭访视服务的重要性，是新生儿期保健的重要一环，也是促进母婴健康的重要措施。

讨论：

1. 结合以上家长可能出现的疑问，谈一谈新生儿家庭访视的重要性。

2. 新生儿家庭访视服务的内容有哪些？

一、新生儿分类及特点

根据胎龄、出生体重、出生体重与胎龄的关系及出生后周龄不同将新生儿进行分类，不同类型新生儿各有自身特点，需要相应的医疗护理。

（一）根据出生时胎龄分类

1. 足月儿（term infant） 指胎龄（gestational age，GA）大于或等于 37 周但小于 42 周（胎龄在 260 ~ 293 天之间）的新生儿。

2. 早产儿（preterm infant） 指胎龄小于 37 周（胎龄≤259 天）的新生儿。其中胎龄 34^{+0} ~ 36^{+6} 周为晚期早产儿（late preterm infant），胎龄小于 28 周为超早产儿（extremely preterm infant）。

3. 过期产儿（post-term infant） 指胎龄大于或等于 42 周（胎龄≥294 天）的新生儿。

（二）根据出生体重分类

1. 正常出生体重儿（normal birth weight infant，NBW） 指出生体重 2500 ~ 3999g 的新生儿。

2. 低出生体重儿（low birth weight infant，LBW） 指出生体重 <2500g 的新生儿。

3. 极低出生体重儿（very low birth weight infant，VLBW） 指出生体重 <1500g 的新生儿。

4. 超低出生体重儿（extremely low birth weight infant，ELBW） 指出生体重 <1000g 的新生儿。

5. 巨大儿（macrosomia） 指出生体重≥4000g 的新生儿。

（三）根据出生体重与胎龄关系分类

1. 小于胎龄儿（small for gestational age infant，SGA） 出生体重在同胎龄儿体重的第 10 百分位数以下的新生儿。

2. 适于胎龄儿（appropriate for gestational age infant，AGA） 出生体重在同胎龄儿体重的第 10 至第 90 百分位数之间的新生儿。

3. 大于胎龄儿（large for gestational age infant，LGA） 出生体重在同胎龄儿体重的第 90 百分位数以上的新生儿。

（四）根据出生后周龄分类

1. 早期新生儿（early newborn） 指出生后 1 周内的新生儿。

2. 晚期新生儿（late newborn） 指出生后第 2 周至第 4 周末的新生儿。

（五）高危新生儿

高危新生儿（high risk infant）是指已经发生或潜在可能发生某些严重疾病而需要监护的新生儿。常见于以下情况。

1. 孕母存在高危因素 孕母年龄大于 40 岁或小于 16 岁；孕母有慢性疾病如糖尿病、感染、慢性心肺疾病、吸烟、吸毒或酗酒史；孕母为 Rh 阴性血型，曾有死胎、死产或性传播疾病史等；母孕期有阴道流血、妊娠期高血压、羊膜早破、前置胎盘等。

2. 出生过程存在高危因素 如早产或过期产，难产、手术产、急产、产程延长、分娩过程中使用镇静或止痛药物史等。

3. 胎儿和新生儿存在的高危因素 窒息儿、多胎儿、早产儿、小于胎龄儿、巨大儿、宫内感染和先天畸形等。

二、新生儿家庭访视内容与要求

足月正常新生儿自产院出院后，在生后 28 天内家庭访视不少于 3～4 次。每次访视前，医护人员需用肥皂和清水洗手、戴口罩。每次访视完毕，及时填写访视记录，并给婴儿父母反馈。每次访视重点不同，发现问题及时处理，并增加访视次数，或及时转医院诊治。第四次访视结束后，填写小儿生长发育图，转入婴儿期系统保健。

（一）正常新生儿家庭访视

1. 第一次访视 在新生儿出院后 3～7 天内进行。随访内容为：①观察新生儿居室条件和卫生状况，如室温、湿度、通风状况，用具是否清洁，新生儿的衣被及尿布。②观察新生儿的一般健康状况，如呼吸、面色和皮肤颜色，有无黄疸，黄疸程度及出现时间。③询问出生情况，如体重、身长、分娩方式，有无窒息，了解新生儿吸吮、进食、睡眠、哭声、大小便情况等；是否接种了乙肝疫苗和卡介苗。④测量体重、身长及全身体检。检查时动作轻柔，特别注意颈、腋、腹股沟等处的皮肤有无糜烂，有无尿布皮炎；检查脐带及脐轮、脐窝，脐部有无分泌物或感染；身体各部位有无畸形；观察新生儿的各种反射和四肢活动情况等。发现异常及时处理或建议转诊。⑤宣传指导母乳喂养、正确护理和预防感染的方法，指导添加维生素 D 的方法和剂量。

2. 第二次访视 生后 10～14 日（必要时）进行。观察新生儿一般健康状况，测量体重，了解体重生理性下降后是否恢复到出生时体重。若未恢复，应分析原因，给予指导。观察脐带是否脱落，黄疸是否消退。了解喂养和护理情况及存在问题，并给予相应指导。

3. 第三次访视 生后 28～30 日（可结合免疫接种在社区卫生服务中心或乡镇卫生院进行）。进行全面的体格检查，包括新生儿的视力、听力检测。测量体重，将体重测量值与出生时体重比较，若增长值不足 600g 应分析原因，指导喂养，必要时及时转诊。

（二）高危新生儿家庭访视

凡从新生儿病房或新生儿重症监护病房（NICU）出院的高危新生儿，包括出生体重低于 2500g 的低出生体重儿，除常规新生儿访视外，应增加访视次数和内容。

1. 增加访视次数 得到报告后应于当日访视。访视次数根据新生儿的具体情况而定，出生体重在 2500g 以下或体温不正常、喂养困难、呼吸困难需家庭用氧者，每日访视一次；一般情况较好且稳定者，每周访视 1～2 次或酌情而定。

2. 指导保暖 对早产儿尤其要注意保暖（室温保持在 24～26℃，湿度 50%～60%）。戴帽子减少头部散热，衣被厚度适中，使体温维持在 36～37℃。建议家长采用袋鼠式护理法。袋鼠式护理简单方便、经济、温度适宜，不仅能给早产儿很好的保暖，还便于母乳喂养，增进母婴感情。具体方法是：将早产儿竖直，放在母亲两侧乳房之间，胸腹部贴紧母亲皮肤。将早产儿的头侧向一边，微仰，捆绑袋的上缘应在婴儿的耳下，捆紧衣服以防婴儿滑出，但不要捆紧婴儿的腹部。早产儿应戴帽子、穿袜子、兜尿布。母亲可以穿略宽松上衣，便于包裹新生儿。每次不少于 60 分钟，如无其他保暖措施，应昼夜持续进行，坚持到婴儿足月（孕 40 周左右）或体重达 2500g 时。袋鼠式护理不妨碍母亲各种活动，家中其他人也可临时代替母亲，可用于正常新生儿。

3. 指导喂养　必须强调母乳喂养。根据日龄、体重、吸吮力的强弱和吸吮－吞咽协调性，确定自行哺乳或经胃管等的喂养方式。年龄越小，体重越低，每次哺乳量愈少，间隔时间也愈短，如体重1500～2000g，每2小时喂一次；体重2500g，每2～3小时喂一次。早产儿理想的体重增长为10～15g/（kg·d）。早产儿生后即补充维生素D 800～1000IU/d，3月龄后改为400IU/d，直至2岁。生后2周及28日时分别测量体重1次。对满月时体重增加不足600g者应分析原因，必要时转医院诊治。

4. 指导护理　①指导父母观察新生儿的一般情况，如吃奶、精神、面色、呼吸、哭声、皮肤、大小便的性状和次数，若发现异常及时报告或转到医院诊治。②指导日常护理，包括皮肤清洁、脐部护理。③指导呼吸管理，保持婴儿呼吸道通畅，早产儿仰卧时可在肩下放置软垫，避免颈部弯曲、呼吸道梗阻；喂奶后注意拍背排气，并注意让婴儿侧卧，以免溢乳后吸入气道；对慢性支气管肺发育不良的婴儿，指导父母进行胸部物理治疗。

5. 预防感染　对高危儿尤其应注意预防感染。指导婴儿家人注意勤洗手，保持居室通气，定期消毒婴儿物品、用具，有感染者应与婴儿隔离，保持婴儿脐部，皮肤清洁干燥。

（三）建立转诊制度

新生儿病情变化快，症状体征表现呈非特异性，在家庭访视中若发现新生儿问题，轻者及时处理，密切观察。经处理观察未见好转或病情重者，应及时就近转院诊治，以免延误治疗。各地要根据当地实际情况建立转诊制度和新生儿转运系统，转运中注意保暖，监测生命体征和予以必要的治疗，保证新生儿得到及时的救治。

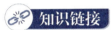 **知识链接**

新生儿保健专科建设

健康和疾病的发育起源（developmental origin of health and disease，DOHaD）学说认为，生命早期的健康状况对人一生的发展起到重要作用。在全生命周期的健康管理环节中，新生儿期是儿童生存和发展的关键时期之一。

为了持续提升各级医疗保健机构的新生儿保健专科服务能力，根据《中国儿童发展纲要（2021～2030)》和《健康儿童行动提升计划（2021~2025年)》要求，参考国际指南中新生儿保健服务的质量评估标准，制定了《新生儿保健专科建设专家共识》，以指导各地持续加强新生儿保健专科建设，提升各级医疗保健机构的新生儿保健服务能力。

（陈树霞　张学艳）

答案解析

练习题

选择题

[A型题]

1. 新生儿期的保健护理重点为（　）

　A. 保温　　　　　B. 合理喂养　　　　　C. 注意清洁卫生

　D. 预防交叉感染　E. 以上都正确

2. 新生儿出生两周后应口服维生素 D，预防佝偻病，剂量为每日（　　）

    A. 100IU　　　　　　　B. 200IU　　　　　　　C. 300IU

    D. 400IU　　　　　　　E. 800IU

3. 出生后 2~3 天到 2 个月内应实施预防接种的是（　　）

    A. 卡介苗　　　　　　　B. 脊髓灰质炎减毒活疫苗　　　C. 麻疹减毒活疫苗

    D. 乙脑疫苗　　　　　　E. 破伤风类毒素

4. 新生儿期保健重点是（　　）

    A. 生后第 1 周　　　　　B. 生后第 2 周　　　　　C. 生后第 3 周

    D. 生后第 4 周　　　　　E. 生后 28 天

5. 生理性体重下降常在几天内应恢复到出生时的体重（　　）

    A. 3 天　　　　　　　　B. 5 天　　　　　　　　C. 7~10 天

    D. 2 周　　　　　　　　E. 3 周

6. 小儿死亡率最高的时期是（　　）

    A. 围产期　　　　　　　B. 新生儿期　　　　　　C. 婴儿期

    D. 幼儿期　　　　　　　E. 学龄前期

[B 型题]

1. 新生儿的神经反射以下哪些项是正常的（　　）

    A. 觅食反射阳性　　　　B. 拥抱反射阴性　　　　C. 握持反射阳性

    D. 巴宾斯基征阳性　　　E. 交叉伸腿反射阴性

2. 新生儿时期保健特别强调护理是因为（　　）

    A. 各种疾病的发病率高、死亡率高

    B. 刚脱离母体，内外环境变化巨大，而其生理调节及适应能力不成熟

    C. 各器官功能尚未完全发育成熟

    D. 体液免疫及细胞免疫尚不健全

    E. 皮肤、黏膜娇嫩，屏障功能差

3. 新生儿期的特点（　　）

    A. 生理调节和适应能力差　　　　　　　B. 易发生体温不升

    C. 免疫功能低下，不易患感染性疾病　　D. 易呛奶窒息

    E. 发病率及死亡率高

4. 以下属于早产儿的有（　　）

    A. 新生儿胎龄 39 周，出生体重 2.4kg　　　B. 新生儿胎龄 38 周，出生体重 2.5kg

    C. 新生儿胎龄 37 周，出生体重 2.5kg　　　D. 新生儿胎龄 36 周，出生体重 2.4kg

    E. 新生儿胎龄 32 周，出生体重 2.5kg

书网融合……

本章小结

微课

题库

第九章　儿童五官保健

第一节　耳及听力保健

PPT

一、儿童听力发育特点

新生儿出生时鼓室无空气，听力差；生后3~7日听觉已相当良好；3~4个月时头可转向声源，听到悦耳声时会微笑；7~9个月时能确定声源，区别语言的意义；13~16个月时可寻找不同响度的声源；4岁时听觉发育已经完善。听感知发育和儿童的语言发育直接相关，听力障碍如果不能在语言发育的关键期内（6个月内）或之前得到确诊和干预，则可因聋致哑。

二、听力损伤

听力损伤也称为聋，是各种听力减退的总称。我国2006年第二次全国残疾人抽样调查显示，7岁以下的聋哑儿童高达80万人，并以每年3万聋儿的速度在持续增长。国内新生儿先天性听力障碍发病率为1‰~3‰，其中高危新生儿听力损失发病率为2%~4%。

（一）分类

1. 按听力损伤时间分类

（1）先天性聋　指在出生时就已患有的耳聋。可由遗传性因素引起，也可为孕期、产时等原因引起。

（2）后天性聋 指出生以后获得的耳聋。常见原因有传染性疾病、中毒或外伤等。

2. 按解剖学分类

（1）传导性聋 指由于外耳和（或）中耳病变，使外界声波传入内耳受到阻碍。常见的病因有外耳疾病（外耳道炎症、外耳道异物、耵聍栓塞、外耳道肿瘤等）和中耳疾病（中耳急慢性炎症、外伤致鼓膜穿孔和听骨链中断等）。

（2）感音神经性聋 由于内耳、听神经或听觉中枢等病变阻碍声音的感受和分析，由此引起的耳聋。可分为感音性聋（耳蜗损伤，如噪声性聋和药物性聋）、神经性聋（蜗神经损伤，如听神经病、听神经瘤等）、中枢性聋（脑干和皮质病变，如脑肿瘤、小脑脑桥角肿瘤等）。

（3）混合性聋 中耳、内耳病变同时存在。常见原因有慢性化脓性中耳炎、耳硬化症等。

（二）分级

1980 年 WHO "障碍、残疾和残废的国际分类"见表 9 - 1。

表 9 - 1 1980 年 WHO 耳聋分级标准

听力分级	评价阈值及粗略判断
正常听力	＜25dBHL
轻度聋	26 ~ 40dBHL（听小声讲话困难）
中度聋	41 ~ 55dBHL（听一般讲话有困难）
中重度聋	56 ~ 70dBHL（听大声讲话亦有困难，影响工作和生活）
重度聋	71 ~ 90dBHL（只能听耳边的大声喊叫，在儿童影响语言发育）
极重度聋	＞91dBHL（几乎听不到任何声音）

（三）诊断

1. 病史 包括家族史（耳聋病史、耳毒性药物过敏史、中毒史等）、妊娠史（孕期特别是妊娠早期的感染史、用药史、是否接触有害物质等）、分娩史（产程、分娩方式是否正常，有无难产、助产史，有无新生儿窒息等）、小儿疾病史（新生儿溶血、感染、外伤史、用药史等）和伴随耳聋的其他病史（外耳、皮肤、眼部疾病以及先天性心脏病、肾病和内分泌疾病等）。

2. 听力学评估

（1）行为测听 常用的方法有听觉行为观察测听、便携式听觉评估仪测听，观察儿童的应答反应。行为测定获得的患儿听力，反映整个听觉系统的功能，是判断耳聋的金标准。

（2）客观听力检查 常用的方法有耳声发射测试、自动听性脑干反应测试、稳态诱发电位等。

（3）中耳功能检查。

3. 身体检查 对精神行为、言语及情感等发育评估，全身性常规检查和必要的专科检查。

（四）预防

1. 一级预防 避免使用或慎用耳毒性药物；开展耳聋遗传咨询，实行优生优育；预防孕期感染风疹、单纯疱疹、巨细胞病毒、弓形虫和梅毒等；防治妊娠期疾病，减少产伤发生；预防和治疗新生儿黄疸、新生儿窒息等。

2. 二级预防 开展遗传性聋的产前诊断、婴幼儿听力筛查，早期发现听力障碍，早期干预。高危幼儿应在 3 岁前接受听力检测追踪。

3. 三级预防 对患儿进行语言培训，尽可能提高其听力和语言沟通能力。耳聋患儿可通过手术、佩戴助听器或人工耳蜗植入矫正或改善听力。

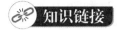
知识链接

关爱听力健康，聆听精彩未来

佩戴助听器和人工耳蜗植入是帮助听障儿童认识世界的重要手段。助听器是一种通过放大声音以改善听障患者声音感知能力的装置，是目前提高听障患者声音感知能力使用最广泛的手段。人工耳蜗是一种为重度、极重度或全聋的小儿重建或获得听力的一种电子装置，可把声音信号转变为电信号直接刺激听神经纤维，从而产生听觉。与助听器佩戴者听到的是被放大的声音（声波）不同，人工耳蜗植入者接收到的是机械振动，现已被应用于重度、极重度感音神经性耳聋患者的临床治疗中。

三、急性化脓性中耳炎

急性化脓性中耳炎是中耳黏膜的急性化脓性炎症，好发于儿童。

（一）病因

主要致病菌为肺炎球菌、葡萄球菌、溶血性链球菌、流感嗜血杆菌等，最常见的感染途径为经咽鼓管感染。婴幼儿咽鼓管短而平直，急性上呼吸道感染、呼吸道传染病、不当的捏鼻鼓气或擤鼻涕等易使细菌经咽鼓管进入中耳，引起感染。

（二）临床表现

1. 耳痛 为耳深部搏动性跳痛或刺痛，咳嗽、吞咽时加剧。耳痛常昼轻夜重，婴儿常因耳痛而哭闹、不眠、摇头擦枕。鼓膜穿孔流脓后耳痛减轻。

2. 听力减退及耳鸣 初期听力减退，伴耳鸣。鼓膜穿孔排脓后耳聋反而减轻。

3. 流脓 鼓膜穿孔后有液体流出，初为脓血样，以后变为黏脓性分泌物。

4. 全身症状 可有畏寒、发热、倦怠、食欲减退。小儿全身症状较重，常伴呕吐、腹泻等类似消化道中毒症状。一旦鼓膜穿孔，体温很快恢复正常，全身症状明显减轻。

（三）治疗

治疗原则是控制感染，通畅引流，祛除病因。

1. 全身治疗 及早应用足量抗生素控制感染。一般可用青霉素类、头孢菌素类等药物。

2. 局部治疗 分为鼓膜穿孔前治疗和鼓膜穿孔后治疗。鼓膜穿孔前，可用1%酚甘油滴耳，消炎止痛，如鼓膜明显膨出，经一般治疗后无明显减轻，可行鼓膜切开术。鼓膜穿孔后，先以3%过氧化氢溶液彻底清洗并拭净外耳道脓液，局部应用抗生素水溶液滴耳，脓液减少、炎症逐渐消退时，可用3%硼酸乙醇甘油、3%硼酸乙醇等滴耳。

3. 病因治疗 积极治疗鼻咽部感染，有助于防止中耳炎复发。

（四）预防

1. 积极防治上呼吸道感染和呼吸道传染病。

2. 及时治疗耳邻近器官的感染灶。

3. 普及正确擤鼻涕及哺乳的卫生知识，如哺乳位置应取头高足低位，不宜平卧位哺乳，以免乳汁经咽鼓管进入中耳腔。

四、0～6岁儿童耳及听力保健

（一）定期检查耳及听力

儿童应在3个月、6个月、8个月、12个月、18个月、24个月、30个月、36个月、4岁、5岁和6

岁健康检查同时，接受耳及听力检查和指导，早期发现和及时干预听力损失。6、12、24 和 36 月龄为听力筛查的重点年龄。

1. 耳外观检查　检查有无外耳畸形、外耳道异常分泌物、外耳湿疹等。

2. 听力筛查　运用听觉行为观察法（表 9 - 2）或便携式听觉评估仪（表 9 - 3）进行听力筛查。有条件的社区卫生服务中心和乡镇卫生院，可采用筛查型耳声发射仪进行听力筛查。

表 9 - 2　0 ~ 3 岁儿童听觉观察法听力筛查阳性指标

年龄	听觉行为反应
6 月龄	不会寻找声源
12 月龄	对近旁的呼唤无反应 不能发单字词音
24 月龄	不能按照成人的指令完成相关动作 不能模仿成人说话（不看口型）或说话别人听不懂
36 月龄	吐字不清或不会说话 总要求别人重复讲话 经常用手势表达主观愿望

表 9 - 3　0 ~ 6 岁儿童听觉评估仪听力筛查阳性指标

年龄	测试音强度	测试音频率	筛查阳性结果
12 月龄	60（dB SPL，声场）	2kHz（啭音）	无听觉反应
24 月龄	55（dB SPL，声场）	2、4kHz（啭音）	任一频率无听觉反应
3 ~ 6 岁	45（dB HL，耳机或声场）	1、2、4kHz（纯音）	任一频率无听觉反应

注：室内本底噪声 ≤ 45dB（A）。

（二）耳及听力保健知识指导

1. 正确的哺乳及喂奶，防止呛奶。婴儿溢奶时应当及时、轻柔清理。

2. 不要自行清洁外耳道，避免损伤。

3. 洗澡或游泳时防止呛水和耳进水。

4. 远离强声或持续的噪声环境，避免使用耳机。

5. 有耳毒性药物致聋家族史者，应当主动告知医生。

6. 避免头部外伤和外耳道异物。

7. 患腮腺炎、脑膜炎等疾病，应当注意其听力变化。

8. 如有以下异常，应当及时就诊：儿童耳部及耳周皮肤的异常；外耳道有分泌物或异常气味；有拍打或抓耳部的动作；有耳痒、耳痛、耳胀等症状；对声音反应迟钝；有语言发育迟缓的表现。

（三）转诊

出现听觉行为观察法筛查任一项结果阳性、听觉评估仪筛查任一项结果阳性、耳声发射筛查未通过等情况之一者，应当予以及时转诊至儿童听力检测机构做进一步诊断。

第二节　眼及视力保健

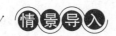

情景描述：某童，女，6 岁 2 个月，G₁P₁，足月顺产，出生体重 3.5kg。母亲因孩子视物有眯眼行

为 3 个月前来咨询。母亲诉小儿从小喜欢吃甜食，不爱吃蔬菜水果，不爱户外运动，喜欢玩手机看电视，近三个月视物有眯眼行为。经标准对数视力表检查远视力，左右裸眼视力均为 4.8。

讨论：

1. 造成视力不良的主要眼病有哪些？

2. 视力不良与近视是一回事吗？

3. 如何预防近视？

一、儿童视功能发育特点

0~3 岁是儿童视觉发育的关键期。新生儿出生仅有光感，1 岁视力一般可达 4.3（标准对数视力表，下同），2 岁视力一般可达 4.6 以上，3 岁视力一般可达 4.7 以上，4 岁视力一般可达 4.8 以上，5 岁及以上视力一般可达 4.9 以上。视觉发育过程，详见第三章第二节的感知觉发展。

二、视力不良

视力不良又称视力低下，是指裸眼远视力低于相应年龄的正常值。各种屈光不正和眼病（如远视、近视、斜视、弱视等）均可造成儿童的视力不良。其示意图见图 9-1。采用标准对数视力表筛查，6 岁以上儿童单眼裸眼远视力 <5.0 即可判定为视力不良。

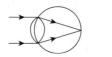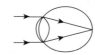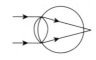

图 9-1　正视、近视和远视示意图（从左到右依次为正视、近视、远视）

（一）远视

远视是指无限远（5 米以外）平行光进入眼后，经过屈光系统的屈折，其焦点和成像落在视网膜之后。婴儿出生时眼轴较短，屈光能力较弱，主要呈现远视屈光状态。随着眼轴逐渐发育，眼轴变长，屈光力增强，眼睛逐渐向正视化发展。远视根据度数可分为：①低度远视：≤ +3.00D（屈光度）；②中度远视：+3.25 ~ +5.00D；③高度远视：> +5.00D。

远视眼可用正透镜（凸透镜）进行矫正。轻度远视并无症状和体征者不需矫正，但要进行随访观察。一旦有症状或体征，如有视疲劳、视力不佳或内斜视等，即使远视度数低也应戴镜。中度远视者应戴镜矫正视力，消除视疲劳及防止内斜视的发生。

（二）散光

散光是一种不均匀的屈光状态，主要是角膜或晶状体各个经线的弧度不同所致。正常眼球的表面每一条经线和纬线的曲率都是一致的，所以眼球的折光面非常匀称，物体在视网膜的聚像点十分清晰。散光眼角膜表面的经线或纬线曲率不一致，光线经曲度大的部位折射后聚焦于视网膜前，经曲度小的部位折射后聚焦于视网膜之后，造成物像变形或视物不清。

（三）斜视

斜视是一种视轴分离状态，即注视一目标时，一眼注视目标，另一眼偏离目标（向内、外、上或下斜）。斜视因双眼单视功能的缺失，不仅影响美观，还可导致弱视等视觉功能障碍。斜视分为共同性斜视和麻痹性斜视。

定期检查是预防婴幼儿斜视的关键。儿童斜视一经确诊即应开始治疗，主要目标是恢复双眼视觉功能。斜视治疗应首先尝试消除斜视造成的知觉缺陷，包括脱抑制、治疗弱视；双眼视力接近平衡后，再运用非手术的或手术的方法矫正斜视。如果斜视影响到儿童的心理和社会交往，建议早期手术。

（四）弱视

弱视是指视觉发育期内由于单眼斜视、屈光参差、高度屈光不正以及形觉剥夺等因素，引起的单眼或双眼最佳矫正视力低于相应正常儿童；或双眼最佳矫正视力相差 2 行及以上（标准对数视力表），较差的一眼为弱视。其主要特征包括最佳矫正视力低下，一般物理检查眼球及其后部结构无器质性病变。

3 岁以内为儿童视觉发育关键期，故婴幼儿为弱视的高危人群，8 岁以上的儿童视觉发育基本成熟，发生弱视的概率较低。儿童弱视若能早期发现，及时去除异常视觉环境后，视细胞的发育仍可能达到正常状态，即经过恰当的治疗或训练大部分可达到最佳矫正视力。因此，治疗年龄越小，疗效越好。治疗弱视的基本策略为消除视觉剥夺的原因、矫正在视觉上有意义的屈光不正和促进弱视眼的使用。

（五）近视

近视是指在调节放松状态时，平行光线经眼球屈光系统后聚焦在视网膜之前（图 9 - 1）。在流行病学调查中，使用最多的近视判定标准是等效球镜度数（SE）≥ - 0.50D（近视 50 度及以上）。

我国儿童青少年总体近视发病形势严峻。2018 年全国儿童青少年总体近视率为 53.6%。其中，6 岁儿童为 14.5%，小学生为 36.0%，初中生为 71.6%，高中生为 81.0%。

1. 近视分类

根据屈光度分类：①轻度近视：≤ - 3.00D；②中度近视：- 3.25D ~ - 6.00D；③高度近视：> - 6.00D。

根据屈光成分分类：①屈光性近视：主要由于角膜或晶状体曲率过大，眼的屈光力超出正常范围，而眼轴长度在正常范围；②轴性近视：眼轴长度超出正常范围，角膜和晶状体曲率在正常范围。

根据有无调节因素参与分类：①假性近视：用睫状肌麻痹药前为近视，用药后近视消失，成为正视或远视；②真性近视：用药后近视屈光度不变；③半真性近视：用药后屈光度下降，但仍为近视。

根据病程进展和病理变化分类：①单纯性近视：多指眼球在发育期发展的近视，发育停止，近视也趋于稳定，屈光度数一般在 - 6.00D 之内。一般眼底无病理变化，用适当光学镜片即可将视力矫正至正常。②病理性近视：多指发育停止后近视仍在发展，并伴发眼底病理性变化的近视类型，亦称为进行性近视，大多数患者的度数在 - 6.00D 以上。

2. 近视发生原因　近视是遗传和环境因素交互影响的结果。

（1）遗传因素　近视的发生有明显的遗传倾向。

（2）环境因素　每天户外活动时间不足、每天睡眠时间不达标、课后作业时间和持续近距离用眼时间过长、不正确的读写姿势、过度使用电子产品等，均会引起近视发生。

（3）体质健康因素　体质弱、健康状况差、早产儿、低出生体重儿等容易发生近视。

3. 近视矫正

（1）佩戴眼镜　在近视眼前加适度凹透镜，可使远处平行光进入眼球前变为散射光，在视网膜上重新准确成像。儿童期、青春早期应增加配镜频次，不充分矫正，以佩戴后能获得较好视力的低度凹球镜片为宜。

（2）角膜塑形镜　简称 OK 镜，是有塑形功能的硬性角膜接触镜。睡觉时戴在角膜上，通过机械压迫、镜片移动的按摩及泪液的液压等物理作用，达到改变角膜曲率、暂时降低近视度数的作用。夜间戴镜，白天取下镜片后一般可以保持一天清晰的裸眼视力。角膜塑形术所实现的近视矫治效果是可逆的，一旦停戴，近视度数会恢复到原有水平。

（3）睫状肌松弛剂　如阿托品制剂眼药水，可抑制睫状肌收缩，解除调节痉挛，达到使晶状体变扁平，屈折力降低，减轻近视的目的，对于假性近视有一定效果。

（4）手术治疗　可使用激光角膜屈光手术矫治近视。一般适用于 18 周岁以上，发育尚未成熟的儿童少年不宜使用。

4. 近视预防

（1）定期检查视力　学龄前儿童应每 6 个月、中小学生每年进行 1 次视力检查，做到早发现，早矫正。

（2）养成良好用眼习惯　配置适合坐高的桌椅和良好的照明，读写连续用眼不宜超过 40 分钟。培养正确读写姿势，坚持"三个一"，即眼睛离书本一尺，胸部离桌沿一拳，手指尖离笔尖一寸。不长时间观看手机、游戏机、电脑、电视等电子屏幕。不在走路、吃饭、卧床时以及晃动的车厢内、光线暗弱或阳光直射等情况下看书、写字、使用电子产品。保证充足的睡眠，使眼睛充分休息。

（3）加强体育锻炼，增加户外活动　保证每天进行 2 小时以上白天户外活动（寄宿制幼儿园不应少于 3 小时）。户外较强的光照强度可以促进视网膜多巴胺的释放，抑制眼轴的延长，延缓近视进展。户外具有开阔的视野，可以减轻眼调节负荷，放松睫状肌，预防和控制调节紧张性近视。

（4）合理饮食，注意营养　不偏食、挑食，少吃糖，多吃新鲜蔬菜水果；保证各种营养素平衡摄入，尤其应摄入足够的优良蛋白质、钙、磷、维生素、锌、铬等微量元素。

（5）创造良好的环境　学校应加强预防近视的健康教育；减少作业量，减少近距离读写时间和强度；保障体育课、课间操、课外锻炼、户外活动时间和质量；改善教学设施，教室、黑板、课桌椅、采光照明设置均应符合卫生标准；定期调换学生座位。家长应督促孩子积极参加户外活动；减少给孩子增加课外读写负担；改善照明条件；注意饮食营养，保持充足睡眠。

三、结膜炎

结膜炎是最常见的眼科疾病之一，可由细菌、病毒、衣原体感染所致，也可因超敏反应或外伤（物理或化学原因）所致。结膜炎症状有异物感、烧灼感、痒、畏光、流泪。重要的体征有结膜充血、水肿、渗出物、乳头增生、滤泡、真膜和假膜、肉芽肿、假性上睑下垂、耳前淋巴结肿大等。以局部治疗为主，严重的结膜炎需结合全身用药治疗。大多数类型的结膜炎愈合后不会遗留并发症，少数可因并发角膜炎而损害视力。

结膜炎多为接触传染，因此要教育儿童养成勤洗手、洗脸、不用手和衣袖擦眼的卫生习惯。对传染性结膜炎患者应及时隔离，患者用过的盥洗用具或接触过的物品要严格消毒。医务人员检查患者后要洗手消毒，防止交叉感染。对学校、托幼机构、游泳池等人员集中场所应进行卫生宣传、定期检查、加强管理。

新生儿出生后应常规立即用 1% 硝酸银滴眼剂滴眼 1 次或涂 0.5% 四环素眼药膏，以预防新生儿淋病奈瑟菌性结膜炎和衣原体性结膜炎。

（一）新生儿淋病奈瑟菌性结膜炎

新生儿主要是分娩时经患有淋球菌性阴道炎的母体产道感染，发病率大约为 0.04%，潜伏期 2 ~ 5 天。双眼常同时受累。有畏光、流泪，结膜高度水肿，重者突出于睑裂之外，可有假膜形成。分泌物由病初的浆液性很快转变为脓性，脓液量多，不断从睑裂流出，故又有"脓漏眼"之称。常有耳前淋巴结肿大和压痛。严重病例可并发角膜溃疡甚至眼内炎。

（二）急性或亚急性细菌性结膜炎

急性或亚急性细菌性结膜炎也称"急性卡他性结膜炎"，俗称"红眼病"。多见于春秋季节，可散发感染，也可流行于学校、幼托机构等集体生活场所。发病急，潜伏期 1 ~ 3 天，两眼同时或相隔 1 ~ 2

天发病。发病 3~4 天炎症最重，以后逐渐减轻，病程多少于 3 周。最常见的致病菌是表皮葡萄球菌、金黄色葡萄球菌、流感嗜血杆菌及肺炎双球菌。

（三）沙眼（衣原体性结膜炎）

沙眼是一种由沙眼衣原体引起的慢性传染性结膜角膜炎，是致盲的主要疾病之一。因其在睑结膜表面形成粗糙不平、形似沙粒的外观，故名沙眼。好发于儿童或少年期，多为双眼发病。潜伏期为 5~14 天。沙眼初期表现为滤泡性慢性结膜炎，以后逐渐进展到结膜瘢痕形成。

急性期症状包括畏光、流泪、异物感，较多黏液或黏脓性分泌物。可出现眼睑红肿，结膜明显充血，乳头增生，上下穹隆部结膜满布滤泡，可合并弥漫性角膜上皮炎及耳前淋巴结肿大。

慢性期无明显不适，仅眼痒、异物感、干燥和烧灼感。结膜充血减轻，结膜污秽肥厚，同时有乳头及滤泡增生，病变以上穹隆及睑板上缘结膜显著，并可出现垂帘状的角膜血管翳。病变过程中，结膜的病变逐渐为结缔组织所取代，形成瘢痕。沙眼性角膜血管翳及睑结膜瘢痕为沙眼的特有体征。

四、0~6 岁儿童眼及视力保健

（一）定期检查眼和视力

0~6 岁儿童应接受 13 次眼保健和视力检查服务，早期发现和及时矫治影响儿童视觉发育的眼病。其中，新生儿期 2 次，分别在新生儿家庭访视和满月健康管理时；婴儿期 4 次，分别在 3、6、8、12 月龄时；1 至 3 岁幼儿期 4 次，分别在 18、24、30、36 月龄时；学龄前期 3 次，分别在 4、5、6 岁时。

1. 眼病筛查　通过眼外观、光照反应、瞬目反射、红球试验、眼位和眼球运动等检查，以评估儿童眼部结构、视力和眼位是否异常。

2. 视力检查　4 岁及以上的儿童采用国际标准视力表或对数视力表检查视力。

（1）检测方法　受检者距离视力表 5m，视力表照度为 500lx，视力表 1.0 行高度为受检者眼睛高度。检查时，一眼遮挡，但勿压迫眼球，按照先右后左顺序，单眼进行检查。自上而下辨认视标，直到不能辨认的一行时为止，其前一行即可记录为被检者的视力。以儿童单眼裸眼视力值作为判断视力是否异常的标准。

（2）4 岁儿童裸眼视力≤4.8（0.6）、5 岁及以上儿童裸眼视力≤4.9（0.8），或双眼视力相差两行及以上（标准对数视力表），或双眼视力相差 0.2 及以上（国际标准视力表）者为视力低常。提示可能存在屈光不正、斜视、弱视、白内障、青光眼及其他眼病。应在 2 周~1 个月复查一次，若复查后视力无变化，应及时矫治。

3. 对于出生体重＜2000 克的低出生体重儿或出生孕周＜32 周的早产儿，应当在生后 4~6 周或矫正胎龄 32 周，告知家长及时转诊到具备条件的医疗机构进行眼底病变筛查，排除早产儿视网膜病变。

（二）眼及视力保健指导

1. 注意用眼卫生　通过培养正确的看书、写字姿势、握笔方法，在良好的照明环境下读书、游戏，来培养儿童良好的用眼卫生习惯。注意电视、电脑等电子视频产品对儿童眼及视力的损伤，儿童持续近距离注视时间每次不宜超过 30 分钟，操作各种电子视频产品时间每次不宜超过 20 分钟，每天累计时间建议不超过 1 小时。2 岁以下儿童避免操作各种电子视频产品。眼睛与各种电子产品荧光屏的距离一般为屏面对角线的 5~7 倍，屏面略低于眼高。

2. 合理安排生活制度和保证营养　经常到户外活动，每天不少于 2 小时。注意合理营养和平衡膳食。

3. 防止眼外伤　儿童应远离烟花爆竹、锐利器械、有害物质，不在具有危险的场所活动，防范宠物对眼的伤害。儿童活动场所不要放置锐利器械、强酸强碱等有害物品，注意玩具的安全性。

4. 预防传染性眼病 教育和督促儿童经常洗手，不揉眼睛。不要带领患有传染性眼病的儿童到人群聚集的场所活动。托幼机构应注意隔离患有传染性眼病的儿童，防止疾病传播蔓延。

5. 识别异常 儿童若出现眼红、畏光、流泪、分泌物多；瞳孔区发白；眼位偏斜或歪头视物；眼球震颤；不能追视；视物距离过近或眯眼、暗处行走困难等异常情况，应及时到医院检查。

（三）转诊

①出生体重 < 2000 克的低出生体重儿或出生孕周 < 32 周的早产儿，出生后 4 ~ 6 周或矫正胎龄 32 周时，未按要求进行眼底检查；存在其他眼病高危因素的新生儿，未做过眼科专科检查；②眼睑、结膜、角膜和瞳孔等检查发现可疑结构异常；③检查配合的婴儿经反复检测均不能引出光照反应及瞬目反射；④注视和跟随试验检查异常；⑤具有任何一种视物行为异常的表现；⑥眼位检查和眼球运动检查发现眼位偏斜或运动不协调；⑦ 4 岁儿童裸眼视力 ≤ 4.8（0.6）、5 岁及以上儿童裸眼视力 ≤ 4.9（0.8），或双眼视力相差 2 行及以上（标准对数视力表），或双眼视力相差 0.2 及以上（国际标准视力表）；⑧屈光筛查结果异常等。出现以上情况之一者，应当予以及时转诊至上级妇幼保健机构或其他医疗机构的相关专科门诊进一步诊治。

PPT

第三节 口腔保健

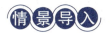

情景描述：某童，男，10 岁。因右上牙食物嵌塞数月伴牙痛 3 日前来就诊。经检查，右上 4 牙咬合面有较大龋洞。

讨论：

1. 龋病是如何形成的？

2. 龋病的危害有哪些？

3. 如何预防龋病？

一、儿童牙齿的发育

儿童牙齿发育的规律，详见第二章第五节。

二、龋病 ⓔ 微课

龋病是牙齿在身体内外因素作用下，硬组织脱矿，有机质溶解，牙组织进行性破坏，导致牙齿缺损的儿童常见病。

2010 ~ 2012 年中国儿童龋病监测结果显示，3 岁儿童患龋率为 40.9%，龋均为 1.62。至 4 岁、5 岁时患龋率分别为 56.8%、66.5%，龋均增加到 2.63、3.63。说明乳牙龋发病早，发展快，并且随着年龄增长而逐渐累积。

（一）发生原因

龋病是由细菌、食物、宿主和时间四个因素相互作用的结果，即龋病病因的四联致病因素学说。

1. 细菌和菌斑 口腔中的主要致龋菌有变形链球菌和乳杆菌等。在牙菌斑（附着于牙面的一种软而黏的不易被清除的物质，细菌寄居在其中生长、发育和衰亡）存在的条件下，细菌在牙齿表面产酸，导致牙齿脱矿致龋。

2. 食物 碳水化合物尤其是蔗糖与龋病的发生密切相关。致龋性与碳水化合物种类、性状、黏度、进食频率、摄入量有关。糕点、饼干、糖果较易黏附在牙齿上，并容易发酵，因而有利于龋病的发生；蔬菜、水果、肉类不易发酵，在咀嚼的过程中，可摩擦牙齿，帮助清洁，抑制龋病发生。

3. 宿主 不同的个体对龋病的易感程度不同，与牙的形态、结构、牙排列、唾液的流速流量、抗菌及缓冲成分、全身状况等因素有关。

4. 时间 龋病是慢性硬组织破坏性疾病，菌斑在牙表面的滞留时间、菌斑内酸性产物的持续时间越长，发生龋病的危险性越大。

（二）龋病治疗

治疗原则是：终止龋蚀发展，保护牙髓活力，预防并发症。牙齿硬组织遭到破坏后，无再生能力，一般需要人工修复。主要方法是利用充填材料充填龋洞，恢复牙齿外形和功能，并保护牙髓。

（三）预防控制

1. 加强口腔保健宣教，培养健康行为 儿童应养成良好的刷牙习惯，用保健牙刷和含氟牙膏每天刷牙，饭后漱口，少吃甜食、零食、碳酸饮料，多吃新鲜瓜果蔬菜、蛋、奶、肉类等食品。

2. 定期口腔检查 定期口腔检查是确保早期发现龋患的最重要途径。婴儿在萌出第一颗乳牙时就应进行口腔专科检查，使家长获得一些科学喂养和保健知识。此后每6个月检查一次牙齿。

3. 控制牙菌斑 有效控制菌斑是预防龋病的关键途径。方法有机械法（如刷牙、牙线等）、化学法（化学制剂、抗生素等）、免疫法（人工接种、特异性抗体等）等。

4. 氟化物防龋 氟化物与牙釉质相互作用，可形成抗酸性强的保护层，使牙釉质更为坚固。最常用的方法是使用含氟牙膏刷牙和氟化物局部涂布。3岁以上儿童建议每年2次局部应用氟化物防龋。

5. 窝沟封闭 窝沟封闭利用合成高分子树脂材料的强大防酸蚀能力，将点隙裂沟封闭，像一道屏障，起到隔绝口腔致龋因素侵害窝沟的作用。封闭乳磨牙宜在3~4岁、封闭第一恒磨牙宜在6~7岁、第二恒磨牙应在12~13岁进行。窝沟封闭之后应每6个月至1年复查一次，若有脱落，应重新封闭。

三、其他口腔常见疾病

（一）牙龈及牙周病

儿童由于牙龈上皮薄、角化程度差，故受刺激后易发生炎症。乳牙冠部隆起，牙颈部明显收缩，龈缘处易积存食物残屑；加上乳牙替换期，乳、恒牙的脱落与萌出出现暂时性牙列不齐并存在生理间隙，极易引起牙垢堆积、食物嵌塞，引起牙龈炎甚至移行为牙周炎。

（二）鹅口疮

本病由白色念珠菌感染引起。多见于婴幼儿，尤以新生儿最多见。好发部位为颊、舌、软腭及唇，损害区黏膜充血，随即出现许多散在的色白如雪的小斑点，略高起，状似凝乳，逐渐增大，不久即相互融合为白色丝绒状斑片，严重者蔓延至扁桃体、咽部、牙龈。早期黏膜充血较明显，斑片附着不紧密，稍用力擦掉可见黏膜下鲜红溢血的浅表糜烂面。患儿烦躁不安、哭闹、拒食，有时伴有轻度发热，少数病例还可蔓延到食管、支气管或肺部，或并发皮肤念珠菌病。

四、0~6岁儿童口腔保健

（一）定期检查口腔

儿童应在3个月、6个月、8个月、12个月、18个月、24个月、30个月、36个月、4岁、5岁和6

岁健康检查同时，接受口腔检查和保健指导，早期发现并及时干预龋病、牙颌畸形等口腔疾病。

1. 问诊　询问儿童的喂养、饮食及口腔护理情况，了解是否喜食甜食、进食甜食的频率，是否有吮指、咬唇、吐舌、口呼吸等不良习惯，是否使用安抚奶嘴，是否有口腔清洁、刷牙等卫生习惯。

2. 面部检查　检查是否有唇裂、腭裂等颜面发育异常。

3. 牙齿、口腔黏膜和舌系带的检查　检查牙齿的数目、形态、颜色、排列、替换及咬合情况，乳牙有无早萌、滞留、反咬合。检查有无口腔溃疡、鹅口疮、舌系带过短等异常。

4. 龋病检查　检查牙齿是否有褐色或黑褐色改变，或者出现明显的龋洞。

（二）口腔保健指导

1. 预防龋病

（1）提倡母乳喂养，牙齿萌出以后规律喂养，逐渐减少夜间喂养次数。不要养成含着乳头或奶嘴睡觉的习惯。

（2）儿童应减少吃甜食及碳酸饮品的频率，多吃蔬菜和新鲜水果等纤维含量高、营养丰富的食物。养成规律饮食的习惯，除每日三餐外，尽量少吃零食，刷牙后睡前不再进食。

（3）注意儿童的口腔清洁，尤其在每次进食以后。牙齿萌出后，家长应用温开水浸湿消毒纱布、棉签或指套牙刷轻轻擦洗婴儿牙齿，每天 1 次。当后牙萌出后，家长可选用婴幼儿牙刷为幼儿每天刷牙 2 次。3 岁以后，家长和幼儿园老师可开始教儿童自己刷牙。此外，家长还应每日帮儿童刷牙 1 次（最好是晚上），保证刷牙的效果。选用适合儿童年龄的牙刷。当儿童学会含漱后，建议使用儿童含氟牙膏。

（4）3 岁以上儿童每年 2 次局部应用氟化物；窝沟较深的乳磨牙及第一恒磨牙可进行窝沟封闭。

2. 预防牙颌畸形

（1）人工喂养应选用合适的奶嘴，避免孔洞太大，奶液不需吸吮就流出，使婴幼儿咀嚼肌得不到应有的锻炼，不利于口颌的正常发育。奶瓶放置过高或过低都可能会造成牙颌畸形，避免奶瓶压迫其上下颌。建议儿童 18 个月后停止使用奶瓶。

（2）牙齿萌出后，进行咀嚼训练；培养规律性的饮食习惯，注意营养均衡，多吃富含纤维、有一定硬度的固体食物，促使牙齿排列整齐，增强咀嚼功能。

（3）幼儿期尽量不用安抚奶嘴。纠正吮指、咬下唇、吐舌、口呼吸等口腔不良习惯，否则会造成上颌前突、牙弓狭窄、牙列拥挤等口颌畸形。

（三）转诊

出现唇裂、腭裂等颜面发育异常、舌系带过短、乳牙早萌或滞留、乳牙反咬合、龋病等情况之一者，应当予以及时转诊至上级妇幼保健机构或其他医疗机构的相关口腔专业门诊进一步诊治。

（卢小敏　张学艳）

✎ 练习题

答案解析

选择题

1. 进行听力筛查的重点人群是（　　）

　　A. 0~6 岁儿童　　　　B. 3 岁以前的儿童　　C. 0~1 岁婴儿

　　D. 4 岁内儿童　　　　E. 3 岁以上儿童

2. 0~3 岁儿童听觉观察法听力筛查哪个不是阳性指标（　　）

    A. 4 月龄，不会寻找声源

    B. 12 月龄，对近旁的呼唤无反应，不能发单字词音

    C. 24 月龄，不能按照成人的指令完成相关动作

    D. 24 月龄，不能模仿成人说话（不看口型）或说话别人听不懂

    E. 36 月龄，吐字不清或不会说话，总要求别人重复讲话，经常用手势表示主观愿望

3. 弱视分类包括（　　）

    A. 斜视性　　　　　　B. 形觉剥夺性　　　　C. 屈光不正性

    D. 屈光参差性　　　　E. 以上都是

4. 预防矫治弱视最主要的措施是（　　）

    A. 定期检查婴幼儿视力，早期发现，早期矫治

    B. 注意用眼卫生，小儿看书距离不宜过近

    C. 经常做眼保健操

    D. 及早佩戴眼镜

    E. 以上都不是

5. 屈光不正的预防原则是（　　）

    A. 培养儿童注意阅读、书写卫生　　　　B. 注意户外活动

    C. 坚持作眼保健操　　　　　　　　　　D. 改善学习环境

    E. 以上都是

6. 出生体重 <2000 克的低出生体重儿或出生孕周 <32 周的早产儿，应当在生后（　　）及时转诊到具备条件的医疗机构进行眼底病变筛查，排除早产儿视网膜病变。

    A. 2~4 周或矫正胎龄 30 周　　　　　　B. 4~8 周或矫正胎龄 34 周

    C. 4~6 周或矫正胎龄 32 周　　　　　　D. 4~6 周或矫正胎龄 38 周

    E. 4~6 周或矫正胎龄 40 周

7. 龋病发生的四联因素不包括（　　）

    A. 致龋细菌　　　　　B. 糖类食物　　　　　C. 酸性食品

    D. 宿主　　　　　　　E. 时间

8. 预防龋病最主要的卫生措施是（　　）

    A. 保持口腔卫生　　　B. 少吃糖　　　　　　C. 少吃酸性食物

    D. 加强营养　　　　　E. 药物预防

书网融合……

本章小结　　　　　微课　　　　　题库

第十章 儿童保健信息的综合管理

儿童时期是人类生长发育最为关键的时期，也是最容易发生问题的时期。儿童保健的意义不仅仅在于发现问题，更重要的是研究儿童时期生长发育规律，采取有效措施，防止不利因素，促进小儿健康成长。儿童时期是人的一生的基础阶段，处在不断生长发育的过程中，其生理、心理特点与成人不同。根据儿童的生理、心理特点，对儿童保健信息进行综合管理，是掌握儿童健康变化和发展趋势的有效手段，是评价儿童保健工作质量的重要指标，是各级政府制订卫生保健发展战略、规划和疾病防治的基本要素。儿童保健信息综合管理工作可为政府部门提供及时、准确、完整的公共卫生重要数据，有利于制定更加有效和针对性更强的干预措施。

第一节 信息综合管理在儿童保健工作中的意义和作用

PPT

一、制定决策和计划的基础

儿童保健信息是制定决策的基本条件，任何决策和计划的实施过程，都需要信息的处理和反馈。在儿童保健工作中，制定科学的决策和计划，必须以全面反映客观实际的儿童保健信息为依据，无论是从出台国家政策的宏观层面，还是从制定社区卫生服务工作年度计划的微观层面，都必须以实际开展的儿童保健工作情况为依据，结合儿童保健信息的主客观因素的影响加以分析，最后作出科学的决策和具体计划。这些都需要充分地搜集和利用儿童保健信息，在利用现况评价获得准确信息的基础上才能进行。而在计划的实施过程中，为保障整个计划正常进行，确保预期目标达成，也需要对信息进行循环处理、传递和反馈。因此，信息也是控制计划实施过程的重要基础依据。

二、评价工作质量和技术水平的重要依据

信息是控制和监督各项工作的依据，在儿童保健工作中，通过年报、监测网络或各种专项调查，可获得儿童健康状况的重要信息，结合具体开展的儿童保健服务项目，确定优先解决的儿童健康问题，有针对性地开展儿童保健工作。通过对儿童保健信息进行比较分析，掌握儿童群体的综合健康状况，同时对儿童保健服务的工作内容、质量和技术水平进行监督和评价。对儿童保健信息管理工作质量和技术水平的评价，是获取计划实施后所取得的成效和工作经验，找出存在的问题，改进工作流程和提高效率的重要途径。

评价工作可以鉴定儿童保健工作实施的进度、效果和效益，从而检验儿童保健工作内容的合理性、可行性。同时对存在的问题、疏漏和不完善等内容，及时进行修订和调整。这都需要有系统化信息的支持。

三、沟通卫生服务系统内部和外部联系的纽带

信息可以帮助卫生服务系统内部协调各层次、各部门之间的活动，可以实现系统内部和外部各方面的沟通联系。随着医疗改革的不断发展，为了保证儿童的健康成长，增强儿童体质，儿童保健工作越来越受到国家和社会的关注。对儿童保健在管理的范围和服务的质量上都有了新的要求，必须对儿童保健信息进行全面有效的信息化综合管理。依据儿童保健工作的功能需求，对数据进行管理和统计分析，有利于加强社区卫生服务系统内部各机构之间、外部机关与内部科室之间的有效联系，同时也大大提升了儿童保健工作效率和管理水平。

总之，儿童保健信息综合管理是妇幼保健院现代化信息管理建设的客观要求，是妇幼保健院管理水平的重要标志。在新的医学管理模式下，信息的综合管理是实现儿童保健管理工作的人性化、精细化、规范化以及技术化的必要手段，也是提升医疗保健服务质量和水平新的突破，对全国公共卫生信息化建设和应用具有十分重要的意义。

第二节　儿童保健信息的收集

PPT

儿童保健是研究儿童时期生长发育规律及其影响因素，采取有效措施，加强有利条件，防止不利因素，促进和保证儿童健康成长的综合性防治医学。儿童保健工作的目的是要增强儿童体质，培育品德优良、智力发达、体格健全的下一代，降低儿童发病率和死亡率。随着医疗卫生事业的改革和发展，社区卫生服务正处于快速发展过程中，社区卫生服务信息管理存在巨大的发展空间，信息管理工作在构建社区卫生服务中心、满足社区居民卫生服务需求、加强管理与监督中将发挥越来越重要的作用。 微课

一、儿童保健信息的概述

信息是指音讯、消息、通讯系统传输和处理的对象，泛指人类社会传播的一切内容。如各种消息、情报、知识、指令、数据、代码等。现代科学所研究的信息与消息有联系，但又有所区别。信息与人类任何有目的的活动息息相关，是人们发现、分析和最终解决问题所必不可少的。人们在获得这种信息之后，就能消除某种认识上的不确定性，改变原有的知识状态。

儿童保健工作是生命科学、社会科学及技术科学等多学科的综合。根据儿童各年龄阶段的生理、心理特点，儿童保健工作内容包括：①新生儿期保健（neonatal health care），主要包括出生时保健、新生

儿访视、建立健全生命统计制度等；②婴儿期保健（infant health care），主要包括儿童的体格生长、定期健康体检、神经精神发育检查、早期教育、预防接种、健康教育等；③幼儿期保健（infancy health care），主要包括自我生活能力、定期健康检查、合理营养、预防疾病和伤害以及疾病筛查等；④学龄前儿童保健（preschool child health care），主要包括定期体格检查、合理营养和安全教育等。儿童保健工作内容见图 10 - 1。

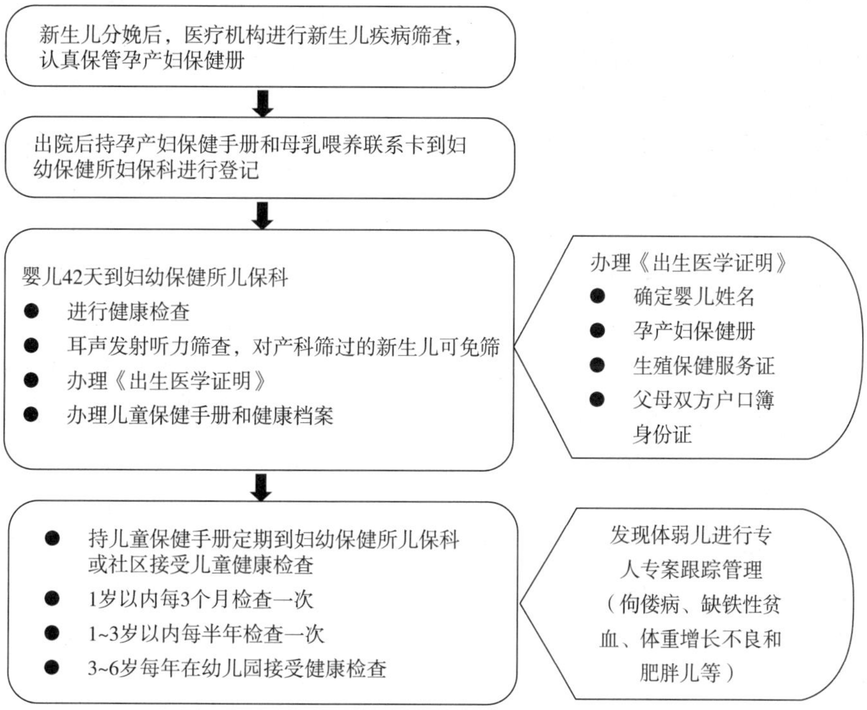

图 10 - 1　儿童保健服务流程图

儿童保健信息是蕴含于各种数据、符号、信号、实物等中的有助于消除卫生服务内外环境把握方面的不确定性的一种存在，它是卫生工作者发现、分析和解决社区卫生服务与管理中需要解决的问题时所必不可少的。我国政府高度重视并直接领导各级儿童保健工作。儿童保健工作网包括从省一级的到村一级的妇幼保健网络临床服务体系和散布于医院、研究所、高等院校的学术研究单位。儿童保健信息综合管理是对儿童进行整体全面连续的保健管理，旨在保护和促进儿童健康。

二、信息收集的内容

儿童保健信息管理是按照国家有关法律法规和政策、标准的要求，根据当前儿童保健工作的需要，以计算机技术、网络通讯技术等现代化手段，对儿童保健各阶段所产生的业务、管理等相关数据进行采集、处理、分析、录入、传输和交换，从而为卫生行政主管部门、各级妇幼保健机构及社会公众提供全面的、现代化的管理及各种服务的信息系统，实现对儿童保健流程的规范化和后续的跟踪治疗，以及医学方面的科学研究。儿童保健信息涉及面广，信息量大，层次多，需要从诸多途径获取。在收集时，力求全面、系统、准确、可靠，而且要注意量化和动态性。信息综合管理主要分为四大模块，分别是出生证明数据管理模块、新生儿疾病筛查模块、儿童健康体检模块以及体弱儿童管理模块。收集信息内容架构见图 10 - 2。

1. 儿童基本信息　《出生医学报告》主要是登记新生儿出生情况、出生地点以及父母基本信息等，是公安机关进行出生人口登记的重要依据。因此，在进行儿童保健信息收集时，《出生医学证明》内容要包括首次签发、换发、补发等相关管理信息数据。

2. 儿童保健信息　从首次新生儿访视到学龄期各年龄段儿童的卫生保健信息、儿童生长监测、健康体检情况、母乳喂养状况及儿童营养性疾病的管理情况、早期教育、心理卫生问题的筛查和教育干预等相关数据信息实行有效管理，并进行动态化评价，同时收集出生缺陷儿童及体弱儿童健康状况相关数据并进行动态化监测。5 岁以下儿童死亡率和婴儿死亡率是衡量一个国家儿童健康状况的一项重要指标，儿童健康状况在国家间和地区间的差异反映了一个国家和地区的经济发展水平。因此，收集的信息还要包括收集所在地区的社会经济发展状况、

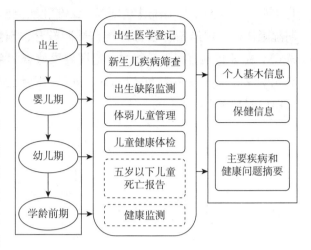

图 10 - 2　收集信息内容架构

人口数量和质量的构成、教育情况等，尤其是儿童人口相关信息数据。

3. 儿童疾病防治信息　主要包括新生儿疾病筛查、儿童健康体检以及体弱儿童专案管理。新生儿疾病筛查主要是对新生儿进行先天性、遗传性疾病实行专项检查，并提供早期诊断和治疗的儿童保健技术，是提高人口素质，减少出生缺陷的有效预防措施。儿童健康体检主要包括各级保健机构对 0~6 岁儿童进行健康体检、眼保健、口腔保健、听力保健、心理保健、疾病管理等内容，通过定期的健康检查，实现对 0~6 岁儿童的动态连续追踪管理。也可以较系统地掌握儿童生长发育和健康状况的动态变化，进行科学的分析，并给予早期矫正治疗。对发现的疾病，也能及时给予科学有效的治疗，从而提高儿童健康水平。对于在筛查和体检过程中，发现体弱因素，确诊为体弱儿童，需转到体弱儿童专案管理。

三、收集的途径和方法

（一）收集的途径

儿童保健服务项目繁多，统计数据涉及面广泛，因此能全面反映相关人群的服务内容和健康状况。妇幼卫生年报表是以国家级妇幼卫生统计报表为主要内容，对妇女保健和儿童保健等信息系统所收集、管理的相关业务数据进行整理分类汇总统计分析和预警预测，实现妇幼卫生信息管理的现代化科学化而建立的报表系统。主要包括：孕产妇保健和健康情况年报表、住院分娩情况月报表（新增）、7 岁以下儿童保健和健康情况年报表、非户籍儿童与孕产妇健康状况年报表、妇女常见病筛查情况年报表。另外，2008 年在全国范围内新增了流动人口儿童与孕产妇健康状况工作报表。

1. 7 岁以下儿童保健工作年报表　7 岁以下儿童保健工作年报表是以国家级卫生统计报表为主要内容，对儿童保健信息系统中所收集、管理的相关业务数据进行整理分类汇总和分析，是实现儿童保健信息管理的现代化、科学化而建立的报表系统，是妇幼保健信息的重要组成部分，也是获取儿童保健信息的最主要途径。7 岁以下儿童保健工作年报表是妇幼卫生年报表中的重要报表，主要内容包括：各年龄段的儿童人口数、5 岁以下儿童各年龄段死亡数、7 岁以下儿童保健服务情况、6 个月内纯母乳喂养情况、5 岁以下儿童营养评价。另外，新增的流动人口儿童健康状况工作报表，能够反映各地区流动人口儿童生存状况及儿童保健工作的基本情况。因此，对 7 岁以下儿童保健工作年报表信息内容进行科学系统的分析，可以为儿童保健工作决策以及调整政策提供科学依据。见图 10 - 3。

20___年七岁以下儿童保健和健康情况统计表（___年 ___月___日─___年___月___）

（统计起止时间：___年 ___月___日─___季度，全年）

填报单位（盖章）：___市（州）___县（市，区）___乡（镇，街）

社区村委名称	儿童数				5岁以下儿童死亡情况												6个月内母乳喂养情况			7岁以下儿童保健服务				5岁以下儿童营养评价						
	7岁以下	5岁以下	3岁以下	活产	5岁以下儿童死亡				婴儿死亡				新生儿				母乳喂养调查人数	母乳喂养人数	纯母乳喂养人数	新生儿访视人数	7岁以下儿童健康管理人数	3岁以下儿童系统管理人数	身高（长）体重检查数	低体重人数	生长迟缓人数	超重人数	肥胖人数	血红蛋白检查人数	贫血患病人数	中重度贫血患病人数
					合计	男	女	性别不明	合计	男	女	性别不明	合计	男	女	性别不明														
	(1)	(2)	(3)	(4)	(5)	(6)	(7)	(8)	(9)	(10)	(11)	(12)	(13)	(14)	(15)	(16)	(17)	(18)	(19)	(20)	(21)	(22)	(23)	(24)	(25)	(26)	(27)	(28)	(29)	(30)
合计																														

单位负责人：___ 填报人：___ 联系电话：___ 报告日期：___年___月___日

逻辑关系：（1）≥（2）≥（3）≥（4）；（5）≥（9）≥（13）；（6）≥（10）≥（14）；（7）≥（11）≥（15）；（8）≥（12）≥（16）；（17）≥（18）≥（19）；（4）≥（20）；（1）≥（21）；（3）≥（22）；（23）≥（24）；（23）≥（25）；（23）≥（26）；（23）≥（27）；（28）≥（29）≥（30）。

图10-3 7岁以下儿童保健工作年报表

2. 儿童保健常规工作记录和报告卡 儿童保健工作记录和报告卡，既是基层日常工作的凭证，又能产出年报表所需的全部数据。例如各级妇幼保健院（所、站）的病历、医学检验记录、预防接种记录、出生记录、孕产妇系统管理手册、新生儿管理卡、儿童常见疾病专案管理记录本、儿童死亡登记册和报告卡等相关信息数据。这些原始工作记录可以反映当地的儿童保健工作的覆盖面和管理工作水平，所以均需要规范填写原始登记表、卡、册上的内容。对照原始记录和年报表，可以及时发现数据存在的质量问题，从而保证年报表数据的完整性和准确性。

（二）收集的方法

儿童保健工作的目的是促进或改变儿童健康轨道，包括生命初期的健康准备、生长过程中的健康保护以及健康促进。儿童保健研究方法适合采用有别于微观的疾病研究的流行病学研究方法，流行病学最基本的方法学框架可以使儿童保健工作者进行前瞻性的随访观察，科学评价干预效果，从而不断修正和优化儿童保健服务技术。儿童保健工作者可根据儿童保健服务内容与条件，选择适合的、可行的方法。流行病学研究方法框架见图 10 - 4。

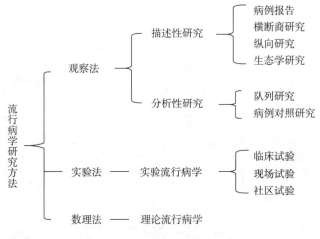

图 10 - 4 流行病学研究方法框架

1. 专题调查研究 专题调查或实验研究的内容通常反映了当前妇幼卫生领域的重要研究方向或重点关注的内容，也显示出一定时期内妇幼卫生科学研究的水平。在妇幼卫生领域，有些问题不能利用上述途径所提供的信息进行解释时，一般需要开展专题调查或实验研究。这类方法通常收集到的资料目的性强，常常针对某一特定问题或特定人群进行，常用于病因学研究和疾病的预防干预及效果评价等，研究更加深入，可揭示某一问题的深层次原因及规律。如想要对某地区母乳喂养率及其影响因素进行研究，五岁以下儿童死亡原因调查等研究均可选用此类方法。

专题调查收集信息的方法主要有横断面调、典型调查、病例对照研究和队列研究等，在儿童保健工作中，可以根据不同的调查目的而采用不同的收集信息的方法。

（1）横断面研究 横断面调查属于"描述性研究"，其主要特点是在某一特定时间、对某一特定范围内的人群搜集和描述人群的特征以及疾病或健康状况的现状。又称为现况研究，是在特定时间段与特定人群范围内开展调查，了解疾病或健康状况及其相关危险因素的分布特征。观察指标只能获得某一特定时间内调查群体中某病的患病率，也称患病率研究（prevalence study）。横断面研究根据研究目的确定研究对象，其研究对象包括人群整体，研究重点关注的是在某一特定时点上或某一特定时期内某一人群中暴露及疾病的联系，特定时点可以是某个疾病的诊断时间，也可以是患者入院时间、出院时间等。如需要了解某一地区某一人群的健康现状或该地区社会、经济、卫生状况，可选择横断面研究（现况调查）。

由于横断面研究不能区分暴露与疾病发生的时间关系，因此不能直接推断因果关系；但是如果在同一人群中定期进行重复的横断面研究也可以获得发病率资料。从儿童保健角度来说，横断面的研究结果有助于了解儿童的健康和保健水平，确定某种疾病的高危人群，找出当前疾病防治的主要问题。由于对某种疾病重复开展多次横断面调查的结果可获得患病率的变化趋势，有助于考核干预措施的效果或评价相关因素的变化对儿童人群发病风险的影响，因此，在儿童保健研究中，横断面研究方法最常用。如儿童贫血、佝偻病的患病率调查等等。

（2）队列研究　将研究对象按是否暴露于某种因素或暴露的不同水平分组，追踪各组的结局，比较不同组间结局的差异，判断暴露因素与结局关联及关联程度的一种分析性研究方法称为队列研究（cohort study）。队列研究的特点属于观察性研究方法，按研究对象进入队列时的原始暴露状态分组，暴露为客观存在因素，即非人为分配。研究过程在自然状态中进行，不进行任何干预。因研究暴露因素对疾病的影响，故队列研究需设立对照组，即无暴露因素的人群，比较暴露人群与无暴露因素人群的疾病结局。从儿童保健角度，如果想证实某种病因、危险因素或健康促进因素与疾病、健康的因果关联，可选用队列（前瞻性）研究方法（图10－5）。

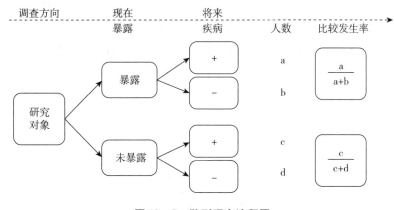

图10－5　队列研究流程图

（3）病例对照研究（case－control study）　属于分析性研究方法的一种。按研究对象是否患某病分为病例组与对照组，病例组与对照组在非研究因素（一般为年龄、性别等）之间要具有可比性，回顾性调查两组人群既往暴露于某个（些）因素的情况及暴露程度，以判断暴露因素与该病之间是否存在关联及关联程度。其主要特点就是研究对象分组是客观存在的，整个研究过程是在自然状态下进行的，无任何人为干预。对照选择是病例对照研究结果体现真实的因与果关联的关键。因病例对照研究是在疾病发生之后追溯假定的致病因素，故病例对照研究的因果论证强度比队列研究弱。病例对照研究可用于检验病因假设、疾病预后因素以及遗传流行病学研究。病例对照研究适于研究病因复杂、潜伏期长的罕见病的危险因素研究。从儿童保健的角度讲，如果想筛查危害儿童健康的病因、危险因素或保护儿童健康的促进因素，可开展病例对照（回顾性）调查。如研究出生时被评估为巨大儿2岁时肥胖状态的影响因素，研究对象为出生巨大儿，按照2岁时是否肥胖分为病例组和对照组，利用儿童保健记录或回顾调查收集出生后2年的母乳喂养、体格生长发育和健康状况等数据信息，通过对比分析来发现可能影响出生巨大儿2岁时肥胖状态的因素（图10－6）。

2. 文献法　文献法是根据一定的目标，通过文献检索来获取资料的一种方法。主要包括文字文献、数字文献、图像文献及有声文献。文字文献即用文字资料记载下来的文献，包括各种公开发行的报刊、杂志、书籍及内部发行的档案、日志等；数字文献即用数字来记载历史资料的文献，包括各种统计年鉴统计报表及其他各种数据表格；文献法可全面、快速了解所研究问题的历史现状、发展趋势和存在问题，可获得某些无法直接观察的事物或事件，可为研究方案提供重要信息，是信息管理和科学研究的第一步。

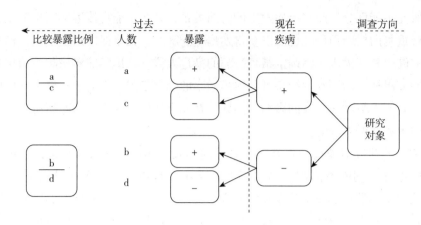

图 10 – 6　病例对照研究流程图

3. 访谈法　访谈法是根据研究目的，利用访谈提纲或问卷，通过询问获取资料的一种方法。可以分为按照统一的设计要求，依据一定结构的问卷而进行比较正式的结构访谈，以及按照访谈提纲而进行非正式的非结构访谈。访谈类型可分为个别填表法，通过每一个被访者自填问卷进行；也可以为集体填表法，把许多被访者集中起来集体填写问卷而获取资料；还可以选择座谈法，选择有代表性的人围绕中心问题进行讨论，从而获得需要的资料。访谈法获得的信息量大而且快，但可能耗费人力、物力和时间，真实性也比较差。

另外，定期并系统地深入基层进行指导和检查也是获取信息的重要途径，深入基层指导可以对儿童保健工作的真实情况获得更深的实质性认识，通过检查与报告不相符的原始记录，及时发现错误和问题，并及时反馈。

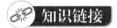

横断面研究方法

儿童保健研究中应用横断面研究方法最多，如我国原卫生部自1975年以来每10年开展的全国性儿童生长发育的调查，至今已累计4次，如儿童贫血、佝偻病、食物过敏的患病率调查等。虽然疾病与影响因素处于同一时间点而无法得到因果结论，但横断面研究可提供病因研究线索。如三聚氰胺污染奶粉与儿童泌尿系结石关联性的横断面研究，通过比较服用污染奶粉与未污染奶粉两组儿童中泌尿系结石的患病率，初步获得被三聚氰胺污染奶粉可能是引起儿童泌尿系结石的初步病因学线索，为进一步病因研究与干预研究提供依据。

第三节　儿童保健信息管理评价

PPT

一、儿童保健信息管理评价概述

管理是一种有目的的活动，所以在一切管理活动中都包含评价。管理评价是指依照预期的管理目标对管理活动的效果进行价值判断的过程。儿童保健信息管理评价是妇幼卫生信息管理与决策系统中的重要环节。通过对儿童保健信息的评价不仅可以了解妇幼卫生服务对象的健康需要及需求程度，通过掌握妇幼卫生人力、物力、财力等资源的利用情况，来找到儿童保健卫生工作的重点，使有限的卫生资源得以充分利用；还可以及时发现问题，纠正偏差，总结经验，实现儿童保健工作目标的同时提高服务质量。

1. 评价的定义　没有评价就没有进步，儿童保健信息管理过程中每一个环节都应该进行评价并分析，以更好地了解到工作效果。所谓评价，就是指根据明确的目的测定对象系统的属性，将其转换成客观定量计值或主观效用，并用以度量评价对象的行为过程。WHO 对评价的定义为：评价是力图系统地、客观地确定计划项目的适宜度、有效性和可行性、效率以及卫生服务对改善人群健康的预期目标的影响，是一个过程。评价必须建立在及时准确信息的基础上，采用适宜的评价方法和合理的评价指标。

2. 儿童保健信息管理评价的内容

（1）儿童保健信息评价　主要对通过妇幼卫生监测、儿童保健工作年报等途径获得的信息，从准确性、及时性、完整性、可靠性等进行综合评价，以此来发现儿童保健信息收集过程中存在的问题，及时纠偏和改进，从而保证儿童保健信息作为制定决策依据的客观性和科学性。

（2）儿童保健服务和项目执行评价　儿童保健服务评价主要是在儿童保健服务过程中，科学评价儿童人群对医疗卫生服务的需求和利用情况。如通过全面系统评价儿童保健工作者、保健服务方式和服务内容，来判断服务人群对儿童保健服务的满意度，根据服务对象的实际需求及时增减服务内容，改进方法，最大限度地满足服务对象的需要。

项目执行评价主要是对儿童保健服务质量和服务数量进行系统评价。主要有新生儿家庭访视、预防接种、各年龄段生长发育情况监测等内容。通过分析评价找出儿童保健工作过程中存在问题的原因，针对问题，提出改进建议，总结经验教训，并及时有效的将相关信息进行反馈，从而提高儿童保健项目投资效益。

（3）组织管理评价　包括对各级妇幼保健机构及其他相关服务提供机构的职责分工和落实、儿童保健信息系统建设和使用、人员培训、项目宣传、数据收集和上报情况等进行评价。各级妇幼保健机构硬件和软件的设置是否合理，直接关系到能否实现儿童保健信息管理工作的既定目标。

二、评价的类型、步骤和作用

1. 评价的类型　根据项目或事件计划形成与发展过程，可将儿童保健信息管理评价分为三种类型。

（1）适宜度评价　又叫结构评价（relevancy evaluation structure evaluation），卫生项目与现行的政策及社会经济文化发展水平是否相适应；卫生项目提出的问题及目标是否与人群的客观需要相适应，以及卫生资源的提供是否能满足项目实施的需要等是评价的重点内容。如区域儿童保健服务预防接种规划是否与区域内儿童人群对卫生服务的实际需求相适应。

（2）过程评价　又叫进度评价（process or progress evaluation），主要评价儿童保健信息管理活动执行过程，评价的核心是信息管理或项目实施与落实情况，用以发现项目实施过程中可能存在的问题和缺陷，过程评价不是对信息管理活动最后结果的评价，而是分阶段逐级进行的评价。包括项目计划中各个阶段的实施策略和措施、卫生资源提供与利用情况、项目覆盖率及质量监控等情况。过程评价侧重于信息反馈，以便改进，以及为下一步的项目实施提供参考。

（3）结果评价（outcome evaluation）　指对某项妇幼保健信息管理或项目实施所产生的效果和效益进行评价，侧重于项目实施结束时的整体效果。主要目的是对服务效果进行科学评定，重点是为儿童保健服务项目是否有效提供科学依据。如对儿童的健康状况或健康行为的最终影响程度，也就是儿童保健信息管理的结局和总的效果，效果可分为近期、中期和远期的效果。

2. 评价的程序　评价活动一般分为：制定评价方案和标准、准备、实施、结果分析与反馈等阶段。

（1）制定评价方案和标准　包括背景分析、制定评价的方案和建立评价小组。因为任何一个项目的开展都需要合作，需要有对项目背景足够了解的相关人员充分参与，因此，进行项目背景分析必须与相关人员充分接触。如：项目发起人、合作者、资助方、项目负责人、项目管理者、客户、家庭成员、相邻的组织、学术机构、相关的领导、专业团体以及项目组成员等。如果没有项目相关人员的参与，可能在项目具体实施过程当中出现遗漏，如项目的重要目标、运作过程或项目结果等。因此，要想获得科学、客观的评价，相关人员必须积极参与。

（2）实施评价方案 通过收集评价的相关资料，并以此作为判断，有了精准的信息，才能有正确的评价。如儿童保健人员和机构的组织协调、收集信息的途径和方法、测量和汇总整理等工作。

（3）评价的结果分析与反馈 定量资料需作适当的统计运算，定性资料也需要梳理归纳。包括收集与目标相关的资料、收集非预期成果的资料、分析与解释资料、撰写评价报告和向有关方面提供反馈评价信息等。反馈是评价过程不可缺少的一部分，贯穿整个评价过程。反馈的目的是最大限度地体现评价结果。评价流程见图10-7。

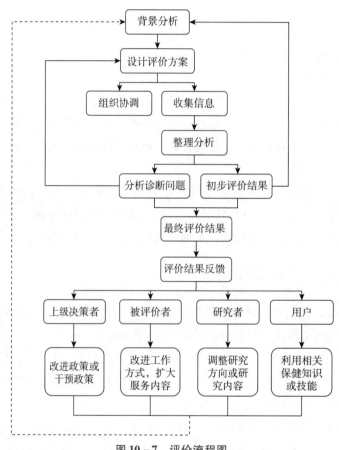

图 10-7 评价流程图

3. 评价的作用

（1）儿童信息管理评价是制定妇幼信息管理方案的重要依据之一，是保证儿童保健服务方案设计的科学性与可行性的有效途径。

（2）通过评价可以获得科学的、客观的证据，能够阐明儿童保健信息管理工作与提高妇幼卫生服务水平之间的关系，从而真实地说明信息管理在妇幼卫生服务中的作用至关重要。

（3）儿童信息管理评价有利于总结儿童保健信息管理过程中出现的一些问题，及时总结教训，积累科学经验，为改进儿童保健信息管理系统提供可靠的依据。

（4）通过评价工作可以提高妇幼保健信息管理工作者的理论水平，帮助他们找出并分析在儿童保健信息管理活动中出现的问题的原因，及时调整策略，从而提高工作效率。

PPT

第四节　儿童保健信息系统

电子化居民健康档案是区域卫生信息化建设的核心要素，信息系统则是实现医疗卫生机构信息化、保证健康档案"数出有源"的前提条件。在新的区域卫生信息化建设模式下，如何依托标准化健康档案和区域卫生信息平台的建设，有效提升各类医疗卫生机构运行使用的业务应用系统互联互通性，是当前推进医药卫生信息化建设任务中研究解决的重点。儿童保健工作是医药卫生体制改革中的国家公共卫生基本服务项目。儿童保健信息系统是公共卫生信息系统重要组成部分，其收集和管理的儿童健康个案信息是居民健康档案的主要组成内容和重要信息来源。

一、儿童保健信息系统概述

儿童保健网络信息系统（child care network information system）是指依托计算机和网络技术，对儿童保健规范化服务过程中所产生的主要业务数据进行管理与处理，包括各类信息数据的收集、处理、传输、存储、分析及交换等信息处理。儿童保健信息系统可以为卫生行政部门各级各类机构和管理者提供决策依据和支持的管理系统。信息系统是儿童保健机构对其服务对象进行长期、连续的追踪管理和开展优质服务的基础，是儿童保健机构各类信息交换过程的总和，可形成上下级之间、不同机构间的互联互通和资源共享。可以实现儿童保健现代化信息管理建设，也是评价儿童保健机构管理水平的重要证据。

二、儿童保健信息系统的特点

儿童保健管理信息系统的主要特点是采用磁卡对所在区域儿童进行体检、保健、营养指导、免疫管理，详细记录儿童体检资料，自动推算下一次体检时间，并根据检查结果及疾病情况，系统自动生成各种报表，有效地避免了人工操作中存在的数据量大，查询不方便，统计困难等问题，将保健医师从繁杂的统计工作中解放出来，并提高儿童保健的管理水平。

建立一个完善的儿童保健信息系统应具有以下9个重要元素：领导关系（leader - ship）、统辖（governance）、管理（management）、重要的相关人员参与（stakeholder involvement）、政策支持（policy support）、组织和技术策略（organizational and technical strategies）、技术支持与合作（technical strategies）、经费支持和管理（financial support and management）及评估（evaluation）。

三、儿童保健信息系统的网络结构

中国妇幼保健信息管理系统是在城乡三级妇幼保健网的基础上建立起来的，妇幼保健网的系统性、有效性对于健全的妇幼卫生信息管理系统是至关重要的。儿童保健网是为了维护和促进儿童的健康，由妇幼保健业务机构和有关行政部门结合而形成的一种组织系统，是妇幼保健网的一部分。健全的儿童保健网是中国妇幼卫生工作及信息管理的特色。中国城市妇幼保健网由省、市、自治区（或地、市）妇幼保健机构、儿童医院、儿童保健所构成最高一级；其次为区妇幼保健院、所；最后为社区卫生服务中心和乡镇卫生院。妇幼保健信息管理系统网络结构见图10-8。

对于儿童保健信息管理系统来说，县级妇幼保健机构是本地信息管理系统的终点，同时将本地审核后的有关数据信息向上一级报告。乡镇卫生院是妇幼保健网的基层组织和连接县、村的枢纽。村卫生室是妇幼保健网的"网底"，是妇幼卫生机构与服务对象的接触点。由于原始数据资料的收集主要来源于县、乡、村妇幼保健机构，因此，县、乡、村妇幼保健机构在儿童保健信息管理系统中也具有十分重要的意义。

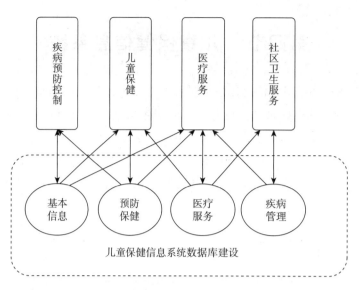

图 10 - 8　妇幼保健信息管理系统网络结构

儿童保健信息是基于儿童保健和医疗服务所产生的统计信息。为了准确、及时、全面地收集妇幼卫生统计信息，由国家、省、地（市）、县卫生行政管理部门直至各级卫生业务部门（医院、妇幼保健院）均设立了卫生统计信息机构，形成一个自上而下的完整的统计信息组织系统，儿童保健信息管理系统可分为 3 大部分：从地方到中央的各级行政管理部门、业务部门和学术机构；各层次的统计信息中心；信息系统网络的"网底"。

四、儿童保健信息系统的功能

儿童保健机构的功能是保健与医疗相结合，业务职能的双重性需要双重的信息系统支持。儿童保健机构的目的，是通过保健和医疗手段保护和促进儿童人群整体健康水平。保健和医疗两种不同的业务流程，虽然是两个相对独立的运作模式，但两者的各个服务环节是互相渗透的一个连续的循环体。如儿童保健主要面对健康的儿童群体，医疗面对患病的个体。通过保健服务和普查、专题调查、监测等手段将高危人群筛查出来进行专案管理，对发展为疾病的个体进行临床医治。对影响儿童群体健康水平的主要问题，通过流行病学研究掌握其主要影响因素，继而在医疗服务中进行临床研究，制定相应的治疗方案并提出干预措施，达到儿童保健机构的系统目标。

儿童保健信息管理系统是利用现代计算机信息技术，以数据库管理为基本模式，以信息为工作发展的基本动力，以信息技术为增强竞争实力的基本手段，控制和集成化地管理保健、医疗、护理、财务、药品、物资及科研教学等各项活动中的信息，实现保健与医疗信息的纵向和横向信息的交互处理、查询和共享，推进管理科学化、规范化和标准化，极大地增强发展高科技、发展知识经济和信息经济的宏观调控能力，实现卫生资源优化管理，以信息化建设作为可持续发展的动力。专业化的儿童保健网络信息系统，包括记录和管理儿童体检、生长发育评价、心理保健、喂养指导、眼保健、口腔保健、听力保健等新生儿疾病筛查及儿童发育监测管理、健康体检管理、高危儿管理、体弱儿管理、出生缺陷监测、5岁以下儿童死亡报告管理等；另外还包括免疫管理、流动儿童管理、儿童专案管理等内容，通过儿童保健信息管理系统可定期对信息系统的数据分析；描述和评价整个社区乃至全国的儿童保健状况。实时掌握所在地区的儿童保健工作动态和工作数据。

儿童保健服务是由辖区内有关医疗机构、妇幼保健机构以及卫生行政管理部门共同组成。卫生行政管理部门主要承担儿童卫生工作的计划制定、监督和组织。妇幼保健机构主要承担儿童保健各项业务活动进行组织、管理和指导,是儿童保健信息管理的主体;主要包括儿童死亡报告、出生缺陷监测等工作。医院(二级以上的医疗机构)主要承担儿童保健、产前检查、《出生医学证明》签发等;社区卫生服务机构主要承担儿童保健、产前检查、产妇访视、新生儿访视等儿童保健服务。

(汪贤文)

✐ 练习题

答案解析

一、单选题

1. 七岁以下儿童保健和健康情况年报表中新生儿疾病筛查情况统计(　　)

    A. 新生儿苯丙酮尿症筛查　　　　　　　B. 新生儿甲状腺功能减低症筛查

    C. 新生儿听力障碍筛查　　　　　　　　D. 以上均是

2. 出生缺陷儿登记卡填写的是(　　)的出生缺陷

    A. ≥28 周　　　　　B. >28 周　　　　　C. <28 周　　　　　D. <28 周及≥28 周

3. 儿童保健信息管理评价的类型有哪些(　　)

    A. 适宜度评价　　　B. 过程评价　　　　C. 结果评价　　　　D. 以上都是

4. 出生医学报告主要包含哪些内容(　　)

    A. 新生儿出生情况、出生地点以及父母基本信息等

    B. 儿童的卫生保健信息

    C. 儿童生长监测

    D. 健康体检情况

    E. 母乳喂养状况

二、多选题

1. 儿童保健工作内容包括(　　)

    A. 新生儿期保健　　B. 婴儿期保健　　　C. 幼儿期保健　　　　D. 学龄前儿童保健

2. 儿童保健信息收集的内容主要有(　　)

    A. 儿童基本信息　　　　　　　　　　　B. 出生医学报告

    C. 儿童保健信息　　　　　　　　　　　D. 体弱儿童专案管理

    E. 儿童疾病防治信息

3. 儿童保健信息收集的途径主要有(　　)

    A. 孕产妇保健和健康情况年报表

    B. 住院分娩情况月报表(新增)

    C. 七岁以下儿童保健和健康情况年报表

    D. 非户籍儿童与孕产妇健康状况年报表

    E. 妇女常见病筛查情况年报表

4. 在对 0~6 岁儿童进行健康体检时发现哪些体弱儿将对其进行专案管理(　　)

    A. 佝偻病　　　　B. 缺铁性贫血　　　C. 体重增长不良

    D. 肥胖儿　　　　E. 轻度贫血

三、简答题

妇幼信息报表中流动人口的含义是什么？

书网融合……

本章小结　　　　　　微课　　　　　　题库

第十一章　环境与儿童健康

随着社会经济的发展，我国儿童疾病谱发生了显著的变化。既往严重威胁儿童健康的感染性疾病以及营养不良相关疾病得到明显控制，与此同时，新生儿死亡率以及 5 岁以下儿童死亡率也出现了明显下降的趋势。但是由于工业发展、全球气候变化等多种因素的影响，与环境污染密切相关的疾病受到越来越多的关注。

第一节　概　述

PPT

目前，儿童相关疾病中，哮喘、癌症、低出生体重、神经发育障碍以及出生缺陷等均与环境污染有关，这不仅增加了社会经济负担，其对儿童健康的影响达到了不容忽视的程度。

一、儿童对环境有害因素的易感性

儿童不是成人的简单缩影，其自身众多特点使其对环境有害物质的易感性较成人明显增高。

1. 伴随着胎儿或婴幼儿的快速生长，身体的一些分子及细胞增殖过程也处于高速增长阶段，这一阶段如果受到环境有害物质的干扰，就会产生不可逆的身体结构缺陷或功能损伤。

2. 儿童在饮食、行为及生理、代谢功能方面与成人明显不同，这决定了其更容易受到环境有害物质的侵袭。

3. 儿童身体内部排毒功能尚未发育完善。

4. 目前尚不能准确地监测围生期影响神经发育、免疫及生殖系统的环境有害物质。

二、环境污染对儿童机体的毒性作用

（一）干扰生长和发育进程

在发育过程中如果受到环境有害物质的侵袭，就会引起机体不可逆的结构和（或）功能异常，这些异常发生的部位与严重程度取决于有害物质在机体内的作用机制、聚集于靶组织的有害物质的量以及靶组织的发育状况等。

（二）出生缺陷

一些引起出生缺陷的危险因素（如母亲孕期药物滥用、叶酸缺乏、放射性因素暴露等）目前已经得到证实，但总的来说，已知的危险因素还只是少部分，大多数出生缺陷的原因仍未知。

（三）呼吸系统

肺部发育从孕4周开始，但是肺泡发育直到怀孕后半阶段才开始生成，新生儿的肺泡数量只有成人的20%，呼吸系统的发育成熟过程直到18～20岁才结束。在发育过程中呼吸系统特别容易受到环境毒性物质的损害，如围产期暴露于二手烟环境，可引起肺功能缺陷及哮喘的发生，而含有某些基因多态性的个体更易患哮喘。婴儿如果复合暴露于产毒的黑葡萄穗霉与二手烟，易患肺含铁血黄素沉积症。

（四）神经系统

由于神经系统各部分发育速度各不相同，因此其易感性的关键期也有所不同。例如，孕早期是神经管闭合的关键时期，而孕中晚期与婴儿期是神经元增生和迁移、突触产生、髓鞘形成及细胞凋亡的关键期，儿童期与青春期则是大脑重塑关键期。

血－脑屏障是保护脑组织免受伤害的屏障，但是它直到婴儿6个月时才发育完善，因此围产期若暴露于神经毒性物质，可以导致发育进程遭受一系列连锁干扰效应。血－脑屏障也只能保护大脑免于部分环境毒素的危害，而另一些环境毒素，例如脂溶性有害物质就易通过血－脑屏障从而损害脑组织。

（五）免疫系统

目前已知或可疑的免疫抑制剂有紫外线、高剂量的电离辐射以及二噁英等，这些毒性物质可以干扰造血干细胞增殖、分化及迁移及也可对出生后淋巴细胞的克隆增殖、细胞与细胞的交互作用以及免疫系统的成熟造成影响。

（六）生殖系统

男性暴露于具有生殖毒性的环境毒物，可引起精子DNA的破坏，当精子与卵子结合后，胚胎会出现早期死亡或者缺陷。

三、环境毒素作用于儿童的特点

（一）特殊的饮食行为

婴幼儿有喜欢舔舐物体表面的特点。通过视频录像发现婴幼儿平均每小时有10次手－口接触。孩子经常坐在地板上或是草地/土地上看电视、玩耍或吃零食，可以通过皮肤、消化道或呼吸道接触这些存在于空气中的粉尘、地毯或土地中的毒性物质。与成人相比，1岁的婴儿（每天每单位体重）消耗水、蔬菜、柑橘类水果的总量是成人的2倍；消耗梨子、苹果及总乳制品的总量是成人的10～20倍；3～5岁的儿童消耗水、蔬菜、柑橘类水果的总量是成人的2～3倍；消耗梨子、苹果及乳制品的总量是成人的 7~8 倍。

（二）儿童特殊的生理特点

婴儿每单位体重的体表面积是成人的 2 倍，其代谢率也明显较成人高；每天每单位体重摄入的空气量是成人的 3 倍。这些特点决定了在同样的环境中，儿童相对成人更容易吸收环境毒素。但是儿童的血脑屏障还未发育完善，一些小分子量的亲脂物质，如游离胆红素很容易通过胎儿或者新生儿的血 – 脑屏障进入脑，从而影响脑组织。

第二节　空气污染对儿童健康的影响

PPT

一、室外空气污染 📱微课

室外空气污染有多种来源，包括来自大型工业设施、小型加工厂、干洗店、加油站、汽车、飞机甚至自然界的大火等。这些空气污染物对周围居民造成的影响受污染源距离居民区的距离、气候条件等的影响。对个体健康的影响则取决于污染物的组成、浓度、暴露时间、个体健康状况以及遗传易感性等。

在许多城市地区，机动车尾气排放是空气污染的主要来源。机动车尾气排放污染物的浓度常集中于繁忙路段的下风向。机动车尾气排放物，包含许多呼吸道刺激物以及一些致癌物质。一系列临床研究表明，机动车尾气中含有的污染物，可以刺激气道产生系统炎症反应，从而增加气道反应性。在美国以及欧洲进行的流行病学研究表明，居住于靠近高机动车流量区域的儿童呼吸道症状的发生率明显增加（如喘息性支气管炎、哮喘等），还有研究表明，柴油机动车排放物对儿童健康影响会更大，尤其是本身有过敏性疾病（如哮喘、过敏性鼻炎）的儿童往往因为暴露于柴油机动车尾气而症状加重。

为此，我国环境保护部以及国家质量监督检验检疫总局于 2012 年 2 月 29 日正式颁布《环境空气质量标准 GB3095–2012》。该标准规定了环境空气功能区分类、标准分级、污染物项目、平均时间及浓度限值、监测方法、数据统计的有效性规定及实施与监督等内容。中华人民共和国下属中国环境监测总站每天在其官方网站公布各城市空气质量监测数据，包括污染指数、空气质量以及级别等。

（一）空气中主要污染物

空气污染物包括臭氧、总悬浮颗粒物、铅、硫氧化物、氮氧化物、一氧化碳等。

1. 臭氧　臭氧是室外空气污染物中普遍存在的有害物质。其他光化学氧化物都是由挥发性有机化合物与氮氧化物在加热或阳光照射下，发生化学反应后形成的二次污染物。这些化合物的前体主要来自于机动车尾气、发电站、化工厂、冶炼厂，也有一部分来自自然界自发释放的碳氢化合物。臭氧是城市雾霾的主要成分，其浓度升高与高温、干燥、空气流动慢等有关，一般在夏季的午后浓度最高。

2. 总悬浮颗粒物　总悬浮颗粒物是指空气中空气动力学当量直径小于或等于 $100\mu m$ 的颗粒物。总悬浮颗粒物的分类方法，可按照是否能够进入人体下呼吸道来界定。直径大于 $10\mu m$ 的颗粒物无法通过人体鼻气道进入人体的下呼吸道，但那些经常用嘴呼吸的儿童，因为绕过了鼻道的屏障作用，这些大颗粒物可以经口进入体内。空气动力学当量直径小于 $10\mu m$ 的颗粒物被称为可吸入颗粒物或 PM10，这样大小的颗粒物无法被人眼识别，但其存在于日常大气中，形成影响视线的霾。空气中空气动力学当量直径小于 $2.5\mu m$ 的颗粒物也被称为细颗粒物或 PM2.5，细颗粒物的人为来源，主要包括各种燃料燃烧，如发电、冶金、石油、化学等工业污染，同时还来自各类机动车行驶过程中的尾气排放。由于可以进入下呼吸道，所以细颗粒物对儿童影响较大。

知识链接

雾和霾的区别

雾是由大量悬浮在近地面空气中的微小水滴或冰晶组成，影响能见度，是近地面的空气中水汽凝结（或凝华）的产物。霾是由于空气中悬浮着大量的颗粒物所导致的水平能见度降低到10km以下的一种混浊现象。在气象学上，一般通过相对湿度来区分雾和霾，能见度现象发生时相对湿度高于90%时称为雾，相对湿度低于80%时称为霾，相对湿度介于两者之间的是雾和霾共同作用的结果。由此可见，雾和霾之间并不总存在一个截然分明的界线，很难简单地用某个相对湿度值将其区分开。即使一些相对湿度高于90%的大雾天气，也不能完全排除人为污染的因素。

3. 铅　我国实施无铅汽油相关政策法规以前，含铅汽油是导致儿童铅中毒的重要因素。环境中铅污染主要来自一些工业污染，如冶炼厂、蓄电池厂等。

4. 硫氧化物　硫氧化物是硫的氧化合物的总称。SO_2和SO_3与水滴、粉尘并存于大气中，在颗粒物中的铁、锰等催化氧化作用下形成硫酸雾。严重时会发生煤烟型烟雾事件，如伦敦烟雾事件，或造成酸性降雨。硫氧化物是大气污染、环境酸化的主要污染物。矿石燃料的燃烧和工业废气的排放物中，均含有大量硫氧化物。

5. 氮氧化物及一氧化碳　氮氧化物是由氮、氧两种元素组成的化合物，作为空气污染物的氮氧化物常指NO和NO_2。人为活动排放的氮氧化物，大部分来自矿石燃料的燃烧过程，如汽车、飞机、内燃机及工业窑炉的燃烧过程；也可来自生产使用硝酸的过程，如氮肥厂、有机中间体厂、有色及黑色金属冶炼厂等。

CO是不完全燃烧的产物之一，凡含碳的物质燃烧不完全时，都可产生CO气体。在工业生产中，如冶金工业中炼焦、炼铁、锻冶、铸造和热处理的生产，化学工业中合成氨、丙酮、光气、甲醇的生产过程均会产生CO。此外，使用柴油、汽油的机动车排放的尾气也含1%~8%的CO。

（二）空气污染的暴露途径

人体对空气污染的暴露途径主要是吸入体内。另外，释放入大气的空气污染物也可以进入水循环系统，从而污染水源以及土壤。因此，人体也可能因为摄入被污染的水源及其中的鱼类，以及被污染土壤中生长的蔬菜等而通过消化道接触到这些污染物。

（三）空气污染对儿童健康的影响

大多数空气污染物都可以对呼吸系统造成直接影响，尤其是臭氧对呼吸系统的刺激作用最强烈。相对于成人，儿童健康更容易受到空气污染的损害。如儿童多在户外活动，接触到空气污染物更多；再者，儿童的呼吸频率较成人快，因此同样体重下吸入的空气污染物会更多；由于儿童的气道比成人狭窄，空气污染造成的气道炎症很容易导致气道堵塞。

在儿童中，室外空气污染（包括臭氧及颗粒物）造成的急性健康损害主要是呼吸道症状，如气喘、咳嗽、暂时性肺功能下降及严重的下呼吸道感染。哮喘儿童由于气道本身处于高敏状态，加上空气污染，对其影响会更加显著。有研究发现长期暴露于空气污染中，会对儿童肺功能造成长期的影响，而且可能致成年期慢性阻塞性肺病的升高。空气污染除了对人体气道有影响以外，颗粒物的暴露与低出生体重、早产以及婴儿死亡率也呈相关性，还与成人期心血管疾病相关。

（四）干预措施

环境治理是干预室外空气污染最重要而且最有效的举措，而环境保护部门的立法及监督是重要的保障措施。我国颁布实施的《中华人民共和国环境保护法》和《中华人民共和国大气污染防治法》，旨在保护环境、保障人群健康、防治大气污染。近年来空气污染对人群健康影响越来越得到关注，我国环境保护部进一步修订了《环境空气质量标准》，已于 2018 年 7 月 31 日发布。目前，各省级人民政府可根据实际情况开始实施这一标准。对于儿童来说，当空气质量不佳时，户外活动时间应当加以限制，尤其是居住于交通繁忙路段以及工业污染严重地区的儿童。

二、室内空气污染

儿童 80%~90% 的时间待在家、幼儿园或学校室内。因此，室内空气质量对儿童健康具有重要的影响。室内环境可能有很多空气污染物，如颗粒物、气体、蒸汽、生物材料和纤维等。家庭中空气污染物的来源，主要包括烟草烟雾、燃气灶和柴灶、装修和建筑材料释放的挥发性气体。过敏原和生物制剂，包括动物皮屑、屋尘螨及其他昆虫的粪便、真菌孢子及细菌。颗粒物等污染可能通过自然或强制通风由室外进入室内环境。

（一）氨

氨是常见的家庭清洁产品的主要成分（如玻璃清洁剂、洁厕剂、金属抛光剂、地板清洁产品和脱蜡剂）。

1. 氨污染的暴露途径 氨污染的主要暴露途径为空气吸入，也可通过经常使用某些家庭清洁产品暴露，家庭使用含氨的液体产品内包含 5%~10% 的氨。在燃烧尼龙、木材和三聚氰胺、药品、纺织品、皮革、阻燃剂、塑料、纸浆和纸、橡胶、石油产品和氰化物时均可释放出氨。嗅盐和封闭的猪圈中也含有氨。封闭的动物饲养建筑中，氨可由粉尘吸收直接运送至人体小气道。

2. 临床表现及诊断

（1）临床表现 氨污染最常损害呼吸道和眼睛。症状包括流鼻涕、喉咙沙哑、胸闷、咳嗽、呼吸困难和眼睛不适，通常在 24~48 小时内消退。该症状可在进入封闭的动物饲养建筑后几分钟内产生。低浓度的氨可损害哮喘及其他敏感人群的健康。

（2）诊断 如产生儿童呼吸系统症状的病因不明显，需询问氨的环境接触史，如含氨家庭清洁产品的使用情况以及是否暴露于封闭的动物饲养建筑中等。

3. 干预措施 家庭清洁中，含氨的家庭清洁产品可使用醋和水溶液或小苏打和水溶液来替代。如果使用含氨产品，不能与漂白剂混合使用，因为可能释放出氯胺引起肺损伤。

（二）挥发性的有机化合物

挥发性的有机化合物是指在常温常压下易产生气化物的化学物质，苯是常见的一种。室内空气中的苯主要来自于吸烟和刨花板等消费品的释放。研究证实苯暴露能导致急性非淋巴细胞白血病，也可能与慢性淋巴细胞白血病和慢性非淋巴细胞白血病相关。

1. 暴露途径 包括空气吸入及皮肤表面直接与沉积的化合物接触。许多家具和其他产品中可释放出挥发性的有机化合物。这些化合物包括脂肪族、芳香烃（含氯化烃）、醇类以及地毯、烤箱清洗剂、油漆和涂料及脱漆剂中含有的酮类。在室内常温的条件下，家具或其他产品以气体或蒸汽的形式释放出挥发性的有机化合物。

2. 预防措施 减少家中挥发性有机化合物最好的方法是增加室内外通风。家中或教室内安装新材料或翻新后，应增加室外通风。建筑物完工的最初几个月里，需 7d/w、24h/d 通风。安装新材料或翻新需在无人居住的空间内进行，并且确保挥发性有机化合物释放量最多的时间段内无人居住。并且应采取措施，减少空气相对湿度至30%～50%，以减少挥发性有机化合物中霉菌和微生物的滋生。

（三）霉菌

1. 暴露途径　主要通过吸入含有霉菌的空气或与霉菌附着表面直接的皮肤接触。霉菌的滋生主要发生在较潮湿的地方，包括管道泄漏处、屋顶、墙、宠物尿液及花盆中。室内最常见的霉菌，包括枝孢菌、青霉、曲霉及交链孢霉。

2. 临床表现　霉菌可影响眼睛、鼻、咽喉及呼吸道，也可影响皮肤和神经系统。霉菌暴露可导致感染、过敏反应及毒性效应。儿童霉菌暴露与持续的上呼吸道症状（鼻炎和打喷嚏）、眼睛刺激及下呼吸道的症状（咳嗽和喘息）的风险相关。

3. 预防措施　预防措施包括24小时内及时清洁溢出或泄漏的水，并移除易被水浸润的物品（如地毯）。减少潮湿和霉菌可减少儿童哮喘的发作。

（四）烟草使用及二手烟暴露

吸烟是室内空气中可吸入颗粒物水平最重要的决定因素。家中有吸烟者，其PM2.5可吸入颗粒物的浓度是无吸烟者家中的2～3倍。二手烟雾是由吸烟者直接呼出的烟雾和烟草、雪茄、烟斗燃烧后释放烟雾的动态混合，它包含有4000余种化学物质，其中许多都是有毒性的。

1. 暴露途径　主要的暴露途径为空气吸入，也有一部分是烟雾附着于颗粒表面，通过消化道进入体内。儿童的二手烟暴露很多都是来自于自己家中，还包括亲戚和朋友的家中、饭店、酒吧以及机动车辆内。

2. 临床表现　二手烟暴露对成人非吸烟者的影响包括增加肿瘤、心脏疾病、生殖系统及呼吸系统疾病的发生风险，儿童对二手烟暴露的影响更为敏感。短期主要表现为呼吸系统影响，如增加上下呼吸道感染的发生率及严重程度、分泌性中耳炎、婴儿猝死综合征及哮喘急性发作。儿童早期长时间的二手烟暴露能够降低肺功能，增加哮喘的发生风险（包括成人期哮喘）及肿瘤的发生率。二手烟暴露的儿童更容易发生龋齿且在接受全身麻醉时更容易发生呼吸系统的并发症。儿童与吸烟者同住，还有火灾受伤或死于火灾的风险。

3. 预防措施　燃烧的烟草所产生的二手烟烟雾具有非常强的渗透作用。因此：①建议家长保持家中及其他环境无烟；②建议父母戒烟：父母戒烟是减少儿童二手烟暴露的最有效的方法。

第三节　重金属污染对儿童健康的影响

PPT

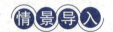

情景描述：某地区幼儿园大班小朋友一段时间以来出现四肢皮肤发红、脱皮，常常出汗，心跳加快、瘙痒、虚弱、肌张力减退，厌食，手掌足底出现典型粉红色斑块、皮丘并脱皮、瘙痒，口腔检查可发现口腔黏膜发红、牙龈水肿，害羞退缩和易激惹。经调查，部分小朋友在玩耍时打碎了水银温度计，导致水银暴露在环境中。

讨论：

1. 怎样预防幼儿园小朋友的重金属中毒事件的发生？

2. 汞中毒的治疗方案是什么？

一、铅中毒

铅是最早被研究的环境污染物，大气研究发现铅含量较几千年前的含量高出 1600 倍。在发达国家以及一些发展中国家都出台了一系列举措控制环境铅污染。中国在 2000 年全国范围内禁止含铅汽油的举措，大大降低了我国儿童血铅的平均水平及铅中毒的发生率。近些年来的研究证实，即使在较低的血铅水平，也会对儿童健康造成影响。

（一）铅的来源

铅污染主要来自于工业污染、含铅汽油以及含铅油漆。

1. 工业污染　铅最主要的用途是制造蓄电池，占全世界总消耗量的 40%。此外，金属冶炼、机械制造、印刷等都是引起环境铅污染的重要行业，电子垃圾的不规范回收也是铅污染的重要原因。用锡壶作为调料容器盛放烧酒、醋、饮料等均可导致慢性铅中毒；使用四氧化三铅作为原料的红丹粉，供婴幼儿皮肤护理或与市售爽身粉混合使用，可导致婴幼儿严重铅中毒。

2. 含铅汽油　许多发达国家从 20 世纪 70 年代开始，就陆续停止使用有铅汽油。2000 年我国已经完全停止生产和使用含铅汽油。这些措施的实施，在很大程度上降低了儿童血铅水平。

3. 室内含铅油漆　油漆曾经是美国儿童铅中毒的主要来源，1978 年开始美国全面禁止含铅油漆，这一举措使得由于含铅油漆引发的儿童铅中毒事件明显下降。

（二）铅吸收及其毒性作用

处于生长发育高速增长期的儿童新陈代谢快，机体各器官都易受铅的损伤。进入体内铅的生物利用度主要受其化学形态、铅摄入量、饮食（钙、铁、磷、维生素 D 以及脂肪摄入量）、年龄以及怀孕状态影响。成人进入身体的铅 10%~15% 被吸收，而儿童及孕妇吸收率高达 50% 以上。吸收进入体内的铅在肠道中的位点与钙相同。因此，饮食中钙对铅的吸收有较大的抑制作用。儿童及孕妇是缺钙的高发人群，因此会使得铅从其肠道吸收的量增加。另外，低钙本身会激发身体钙吸收的增加；与此同时，也会使铅以及其他元素的吸收增加。铅对儿童的每个系统几乎都可以造成损害，但其损害存在很大的隐蔽性。因此，当儿童出现铅中毒的临床症状时，其血铅水平已经高于 $500\mu g/L$。研究显示，血铅水平在 $50\mu g/L$ 时，对儿童神经行为及认知功能已经造成影响（表 11-1）。

表 11-1　不同血铅水平对儿童健康的影响

血铅水平（μg/L）	健康影响
>1250	急性脑损伤、死亡
>800	脑损伤、肾毒性
>600	腹痛
>200	贫血、外周神经损伤、减慢神经传导速度
>150	锌原卟啉增高、维生素 D 活性下降
>100	生长迟缓
<100	智能以及听力受损，ALAD 基因以及嘧啶 5′- 核苷酸酶受抑制

（三）儿童铅中毒的评估及诊断分级

儿童高铅血症和铅中毒要依据儿童静脉血铅水平进行诊断。末梢血的血铅检测仅能作为铅中毒的筛查，不能作为治疗依据。根据 2006 年国家卫生计生委（原卫生部）印发的《儿童高铅血症和铅中毒分级原则（试行）》，儿童铅中毒的临床评估及诊断分级见表 11-2、表 11-3。

表11-2　儿童铅中毒的临床评估

· 病史

· 基本情况：症状、发育史、手 - 口行为、异食癖及洗手习惯、既往血铅水平、父母家族铅暴露史

· 环境史：居住地周围是否有特殊的工厂，包括蓄电池厂以及电子产品回收厂等；家庭成员是否从事与铅密切相关职业；家庭成员是否有收藏陶瓷或彩色玻璃等有铅暴露危险的爱好；儿童是否接触过不合格食物、化妆品或偏方治疗疾病；是否有用特殊的陶器或金属容器储存过食物

· 营养史：询问饮食史、评估儿童铁以及钙营养状态

· 体格检查：特别注意神经检查和儿童社会心理和语言发育

表11-3　儿童铅中毒分级

分级	连续2次静脉血铅水平（µg/L）
高铅血症	100～199
轻度铅中毒	200～249
中度铅中毒	250～449
重度铅中毒	≥450

（四）儿童铅中毒的治疗原则

儿童高铅血症及铅中毒的治疗应在有条件的医疗卫生机构进行，并遵循环境干预、健康教育和驱铅治疗的基本原则，帮助寻找铅污染源，告知儿童监护人尽快脱离铅污染源。针对不同情况进行卫生指导，提出营养干预意见。

1. 脱离铅污染源　排查和脱离铅污染源是处理儿童高铅血症和铅中毒的根本办法。儿童脱离铅污染源后血铅水平可显著下降。当儿童血铅水平在100µg/L以上时，应仔细询问生活环境污染状况，家庭成员及同伴是否有长期铅接触史和铅中毒病史。血铅水平在100～199µg/L时，则很难发现明确的铅污染来源，但仍应积极寻找，力求切断铅污染的来源和途径；血铅水平在200µg/L以上时，可以寻找到比较明确的铅污染来源，应注意寻找特定的铅污染源，并尽快脱离。

2. 进行卫生指导　通过开展儿童铅中毒防治知识的健康教育与卫生指导，使广大群众知晓铅对健康的危害，避免和减少儿童接触铅污染源。同时教育儿童养成良好的卫生习惯，纠正其不良行为。

3. 实施营养干预　高铅血症和铅中毒可以影响机体对铁、锌、钙等元素的吸收，这些元素的缺乏又使机体对铅的易感性增强。因此，对高铅血症和铅中毒的儿童应及时进行营养干预，补充蛋白质、维生素和微量元素，纠正营养不良和铁、钙、锌的缺乏。

4. 驱铅治疗　是通过驱铅药物与体内铅结合并排泄，以达到阻止铅对机体产生毒性的作用。驱铅治疗只用于血铅水平在中度及以上的铅中毒。

驱铅治疗时应注意：①使用口服驱铅药物前应确保脱离污染源，否则会导致消化道内铅的吸收增加；②缺铁患儿应先补充铁剂后再行驱铅治疗。

（五）预防

通过环境干预、开展健康教育、有重点的筛查和监测，达到早期预防的目的。

1. 健康教育　通过各种形式传播铅对儿童毒性作用的相关科学知识，改变人们的知识、态度和行为，预防和减少铅对儿童的危害。

（1）知识介绍　医务人员应向群众经常讲解儿童铅中毒的原因、危害以及防范措施，使群众了解儿童铅中毒的一般知识。

（2）行为指导　通过对家长和儿童的指导，切断铅进入儿童体内的通道：①教育儿童养成勤洗手的好习惯，特别是饭前洗手十分重要。②注意儿童个人卫生，勤剪指甲。指甲缝是特别容易藏匿铅尘的

部位。③经常清洗儿童的玩具和用品。④家中进行清洁工作时，要用湿拖把拖地，避免尘土飞扬；经常用干净的湿抹布清洁儿童能触及部位的灰尘。儿童食品及餐具应加罩防尘。⑤不要让儿童玩裸露的泥土，不要带儿童到铅作业工厂附近散步、玩耍。⑥直接从事铅作业的家庭成员下班前必须更换工作服和洗澡；不要将工作服和儿童衣服一起洗涤。不应在铅作业场所（或工间）为孩子哺乳。⑦以煤作为燃料的家庭应多开窗通风。孕妇和儿童尽量避免被动吸烟。⑧选购儿童餐具应避免彩色图案和伪劣产品。应避免儿童食用皮蛋和老式爆米花机所爆食品等含铅较高的食品。⑨使用自来水管道中的冷水烧开水，或者烹饪或蒸煮食品，而不要用热水管道的水制作食品；不能用长时间滞留在管道中的自来水为儿童调制奶粉或烹饪。

（3）营养干预　在日常生活中，应确保儿童膳食平衡及各种营养素的供给，教育儿童养成良好的饮食习惯：①应定时进食，避免食用过分油腻的食品。因为空腹和食品过分油腻会增加肠道内铅的吸收。②儿童应经常食用含钙充足的乳制品和豆制品；含铁、锌丰富的动物肝脏、血、肉类、蛋类、海产品；富含维生素C的新鲜蔬菜、水果等。

2. 筛查与监测　我国儿童血铅水平总体呈下降趋势，等于或高于200μg/L的比例较低，因此无须进行儿童铅中毒普遍筛查。对于存在或怀疑有工业性铅污染地区，可考虑进行儿童铅中毒的筛查。

定期监测生活或居住在高危地区的6岁以下儿童及其他高危人群：①居住在冶炼厂、蓄电池厂和其他铅作业工厂附近的；②父母或同住者从事铅作业劳动的；③同胞或伙伴已被明确诊断为儿童铅中毒者。

二、汞中毒

（一）汞的来源

自然界的汞以中汞元素、无机汞和有机汞的形式存在。汞元素闪闪发亮，银色，无味，室温下为液态，易挥发，吸入后极易穿过肺泡膜和进入血液。用于温度计的即是汞元素。无机汞是汞与不含碳物质结合而形成的，常见的无机汞是汞盐，虽然汞盐具有腐蚀性，但摄入后不易吸收。有机汞是汞和碳连接在一起，脂溶性，易被胃肠道吸收，最常见的是甲基汞。它可穿过胎盘，富集到胎儿中，并可转移到母乳中。

1. 自然来源　汞是地球上可以找到的一种天然物质，地壳运动、火山爆发、地震等都有可能将汞以蒸汽的形式排放到大气。

2. 环境污染　汞是燃煤火力发电厂的副产物，煤炭燃烧可排出大量汞。煤炭燃烧时释放的汞被排放到空气中，然后再度飘落到地球表面；同时汞也可以经大气循环沉降过程，通过降雨进入河道水体，水中含有甲基化辅酶的细菌可以将汞转化为毒性极强的甲基汞。河流湖泊中的甲基汞被水生食物链富集，浓度升高。食入含甲基汞较高的鱼类等海产品可造成慢性低水平甲基汞暴露。有研究者认为吃鱼可能是人接触汞的主要途径。

3. 生活中的来源　某些含汞的中药，硫柳汞作为疫苗防腐剂、外用红药水（红汞）、银屑病药膏、消毒剂等；某些化妆品中含有大量的汞，有些甚至超标数千倍；补牙的材料含汞合金，可释放出少量汞。汞还被用于许多生产制作，如电灯泡、电池、油漆等，这些含汞的产品如果没有被很好地回收，任意丢弃在环境中，无疑会大大增加环境的汞污染。

（二）汞中毒的临床表现及诊断

汞是一种易于蓄积的重金属，长期低剂量暴露可致慢性中毒。临床分为急性汞中毒和慢性汞中毒。

1. 急性汞中毒 吸入高浓度汞（$1 \sim 3mg/m^3$）蒸汽后，数小时即可出现急性汞中毒症状，如急性气管炎和细支气管炎，甚至是间质性肺炎。很快发生咳嗽、发绀、呼吸困难，可伴有发热、寒战、胸痛、头痛、视力障碍、全身乏力等症状；肺部可听到湿啰音，白细胞计数增加，X线胸片可见一叶或两肺下部大片云雾状阴影，轻度可逐步缓解，重者可致肺水肿呼吸衰竭死亡。

误服无机汞盐可出现剧烈恶心、呕吐、上腹痛，$2 \sim 3$ 天后出现腹泻，排出黏液便或脓血便等。严重者可导致胃肠道穿孔。汞中毒性肾炎一般在中毒后 $4 \sim 10$ 天出现，重者 $1 \sim 2$ 天即可发生，出现腰痛、少尿、管型和蛋白尿，可因急性肾衰竭而致死。此外，还有口腔、咽喉灼痛，可出现黏膜坏死，严重者有喉头水肿等。

2. 慢性汞中毒 长期低浓度吸入汞蒸汽可引起慢性中毒。慢性汞中毒症状隐匿，可出现：①肢痛病（pink disease，红皮病），多为元素汞或无机汞慢性暴露所致，表现四肢皮肤发红、脱皮，主要发生于婴幼儿，表现为出汗、高血压、心跳加快、瘙痒、虚弱、肌张力减退，失眠、厌食，手掌足底出现典型粉红色斑块、皮丘并脱皮、瘙痒，口腔检查可发现口腔黏膜发红、牙龈水肿，随后是口腔黏膜溃疡或牙齿脱落等。②过敏症：汞慢性中毒可发生特征性的人格变化，这类患者可能出现记忆力减退、嗜睡、害羞退缩、压抑、沮丧和易激惹。精细运动不协调，如双手意向性震颤。

有机汞中毒时神经衰弱综合征是最早出现的症状，也可有肌肉震颤；进一步进展时可出现全身性运动失调、步态不稳、吞咽及言语障碍；随后手指、腕、臂和下肢动作困难，向心性视野缩小。重症者可出现心律失常、心悸、心前区痛、Q-T间期延长等表现。部分重症患者可出现严重或者完全瘫痪。

汞中毒的诊断主要依据接触史、临床表现以及实验室检查。

（三）治疗及预防

1. 远离汞污染源、祛除残存含汞污染物 消化道食入致急性中毒者应立即灌肠洗胃，将未吸收的毒物洗出，防止腐蚀性的消化道穿孔；以牛奶蛋清保护胃黏膜，可加活性炭吸附。配合适当的支持疗法。

2. 驱汞治疗 使用二巯基丁二酸（DMSA）、二巯基丙磺酸钠、二巯基丙醇等螯合剂进行驱汞治疗。二巯基丙醇可增加脑中汞浓度，甲基汞中毒者禁用。

三、其他重金属污染

（一）镉中毒

镉在环境中的散布主要是通过自然过程（岩石侵蚀、火山爆发及森林大火等）和人类活动（采矿、冶炼、电池等含镉的废弃物、垃圾焚烧等）。镉暴露主要通过食物（多叶蔬菜、土豆、谷物、动物肝脏和肾脏）、吸烟和职业暴露。

儿童接触镉的途径有以下几种：①吞食、咬、吮吸、口部或口-手部接触含镉的首饰可导致镉暴露；②吸入二手烟；③皮肤接触可忽略不计。

1. 临床表现 ①急性/短期表现：急性吸入性的镉暴露可导致肺炎，伴有发热和影像学的改变，严重时可造成重度肺水肿甚至呼吸衰竭。通过口部摄入大量的镉易产生肾毒性。②慢性毒性：慢性职业性暴露也易产生肾毒性，微量蛋白尿是其最早出现的症状。也易导致骨质疏松和肺癌。

2. 诊断 镉中毒的诊断可测量血液或尿液中镉的浓度，其中尿镉的浓度是诊断的金标准，因为镉在肾脏中累积，尿镉浓度可反映长期暴露情况。可收集24小时尿液测量，也可测量临时尿液中镉浓度和尿肌酐的含量。成人24小时尿镉浓度应 $<10\mu g/g$ 肌酐，儿童无特异性诊断标准。

3. 治疗和预防 镉中毒没有好的治疗方法，因此预防是关键。应避免6岁以下的儿童玩廉价的金属首饰。除非必要，消费产品中应尽量避免使用镉，特别是儿童产品中。减少儿童二手烟暴露也可减少镉暴露。减少食用镉污染的动物肝脏和肾脏。减少土壤、农作物灌溉水源以及饮用水中的镉浓度是避免环境中镉暴露的主要方法。

（二）铬中毒

铬可见于多种食物和饮料中（如肉类、奶酪、谷物、鸡蛋、某些蔬菜和水果）。儿童六价铬暴露主要是：①饮用含铬的水源或在污染的垃圾场旁玩耍；②成人工作中使用铬，其衣服和鞋子沾有的铬带回家中；③儿童玩耍的木制品上附有铬化砷酸铜时，他们的手上可检测出铬和砷，但并没有报道证实铬污染可进入血液。

1. 临床表现 ①急性/短期表现：可导致严重的皮肤刺激和敏感化，甚至接触性皮炎。主妇湿疹即为洗衣液和清洁剂中铬浓度过高导致的皮肤损害。进食大量含有六价铬的产品可导致恶心、呕吐、吐血等；急性肾衰竭；急性肺水肿等。②慢性/长期表现：可增加成人鼻肿瘤和肺肿瘤的发生风险，潜伏期可达 13～30 年不等。动物模型发现慢性暴露可导致低出生体重、出生缺陷及生殖毒性、接触性的皮炎和水肿。慢性吸入性暴露可导致肺尘埃沉着症。

2. 诊断 根据环境暴露史，并辅助生物检测。正常血清中铬的含量为 $0.052～0.156\mu g/L$，只有六价铬可通过红细胞，因此红细胞铬是比血清铬更好的监测指标。尿液中铬浓度范围为 $0～40\mu g/L$，反映过去 1～3 天接触情况。

3. 治疗和预防 抗坏血酸（维生素 C）可将六价铬还原为可溶性的三价铬，被认为是较好的治疗药物。应禁止儿童在污染区附近玩耍，如果饮用水中可能含有铬，应定期监测铬的含量，制定相应的环境法规以减少空气中铬的污染。

（三）锰中毒

锰是人体必需的一种营养，锰在自然界中以无机物和有机物的形式存在。儿童锰的来源：①食物和饮料是锰的主要来源，每天需摄入 2～9mg；②大气中锰的污染，主要来自于化石燃料（20%）和工业排放（80%）。

1. 临床表现 急性锰的氧化物中毒可引起"金属烟雾热"或"锰肺炎"，有类似流感的症状，常发生于焊接或切割的工业环境中，另一常见的急性中毒表现为肝损伤。

慢性锰中毒最常见的症状为情绪不稳、幻觉、无力、易怒和失眠，而最常见的神经性损伤类似于帕金森病的症状，如面具脸、齿轮样强直、笨拙、震颤等。慢性吸入性的锰中毒可能导致肺部疾病如慢性呼吸道炎症，也可产生男性生殖系统毒性。

2. 诊断 锰存在于血液、尿液及母乳中，血液中锰的正常浓度为 $4～15\mu g/L$，尿液中为 $1～8\mu g/L$，血清中为 $0.4～0.85\mu g/L$，母乳中为 $6.2～17.6\mu g/L$。

3. 治疗和预防 锰中毒的治疗可使用螯合剂，依地酸钙钠（$CaNa_2 \cdot EDTA$）能增加尿液中锰的浓度，改善部分锰中毒的临床症状。预防锰暴露的措施包括采取改善环境的措施，减少室外空气污染，监测水源质量，确保干净的水源供给。

（四）镍中毒

镍是一种白色磁性金属，大部分见于与铜、铬、铁和锌合金中，镍的化合物羰基镍来自于二手烟，是一种强效致癌物。

镍的暴露来源：①儿童吸入含镍的空气，特别是置于二手烟环境时；②饮用含镍的水；③经皮肤接触吸收；④不锈钢炊具含镍，特别是在沸腾的温度下和弱酸性的环境中易析出；⑤医源性暴露，如透析和牙科手术。

1. 临床表现 镍冶炼加工业的工人肺癌、喉癌、鼻咽癌、气管癌的发生率较高；吸入羰基镍的工人会表现出肾上腺、肝脏、肾脏的损伤，甚至死亡；职业性暴露时有发生自发性流产、先天性畸形和染色体畸变的风险。吸入镍盐可引起哮喘。儿童最常见的是接触性皮炎。

2. 诊断 尿镍浓度超过 $5\mu g/dl$ 可诊断为急性镍中毒。

3. 治疗和预防 急性镍中毒的治疗可使用螯合剂二乙基二硫代氨基甲酸以及双硫仑；急性镍化合物中毒可使用青霉胺治疗。

镍在首饰和衣服拉链被广泛使用，对镍敏感的人应避免与其有直接的皮肤接触；避免使用含镍的不锈钢炊具。

第四节　环境内分泌干扰物对儿童健康的影响

PPT

环境内分泌干扰物是指具有类似体内激素活性作用的外界合成或者自然存在的化学物。最早环境内分泌干扰物是指类雌激素物质。目前，其范围已经扩展到与甲状腺素、胰岛素、雄性激素以及类似于青春发育相关激素的各种不同环境内分泌干扰物。

一、环境内分泌干扰物的毒性作用

（一）对生殖系统的影响

动物研究显示孕前环境内分泌干扰物暴露可以导致胚胎期出现男性或女性生殖系统发育异常，这与受精卵毒性物质以及类固醇激素受体调节物质发挥的作用有关。胚胎发育过程中的动物受到受精卵毒性物质侵害可导致该动物今后生殖能力下降，但不会引起外生殖器畸形等。但是，在孕前期暴露于类固醇激素受体调节物质，如类抗雄性激素，可导致各种男性生殖系统的畸形，如尿道下裂、隐睾等。

（二）内分泌系统影响

环境内分泌干扰物对儿童内分泌系统的影响见表 11-4。

表 11-4　环境内分泌干扰物类物质对儿童内分泌系统影响的研究

化合物	对儿童影响	年龄/作用途径
多氯联苯（PCBs）	1. 导致青春发育期女孩体重增加，但未发现对青春发育本身有影响	出生前
	2. 改变甲状腺功能	大部分在出生前
	3. 月经提前	出生前
双对氯苯基三氯乙烷（DDT）	1. 导致青春发育期男孩体重增加，但未发现对青春发育本身有影响	出生前
	2. 泌乳时间缩短	母亲摄入食物中含有该物质
多氯二苯并呋喃（PCDFs）	1. 青春期阴茎体积变小	母亲孕期摄入食用被污染的食用油
	2. 青春发育期女孩身高降低	
	3. 精子活动性下降	
二噁英	男孩的出生率下降	在怀孕前父亲受到工业污染暴露的影响
大豆异黄酮	1. 改变婴儿胆固醇代谢水平	通过受污染的婴儿奶粉影响到个体
	2. 少部分会在 20~34 岁期间出现月经不调	
邻苯二甲酸酯	乳房早发育	随体内该化学物水平增高会出现症状

（三）致癌性

己烯雌酚暴露可能增加女性子宫颈阴道癌、男性睾丸癌的危险性。睾丸癌发生的危险因素，包括持续的隐睾、低体重、孕前期外源性雌激素暴露。隐睾的早期矫正并不能降低睾丸癌的发生概率，单侧隐睾也增加对侧患睾丸癌的概率，这些现象提示隐睾和睾丸癌之间可能有共同原因，而不是隐睾导致了睾丸癌。

甲状腺癌，尤其是乳头状甲状腺癌的发生率不断增加。有些国家的研究显示，口服避孕药、服用过增加生殖能力的药物以及抑制乳汁分泌的药物，可能与甲状腺癌的发生有一定的关系。

（四）免疫系统影响

2，3，7，8 - 四氯苯并二噁英（TCDD）在动物实验中表现出有免疫毒性，但是对人类免疫系统的潜在影响还不十分清楚。

二、环境内分泌干扰物的暴露途径及预防

环境内分泌干扰物暴露的途径主要是通过摄入相关的或者被污染的食物或者水进入体内，以及环境内分泌干扰物通过胎盘，影响发育中的胎儿。

1. 食物途径　食物是接触环境内分泌干扰物最主要的潜在来源，包括植物雌激素、邻苯二甲酸盐、二噁英、多氯联苯、某些农药和有机锡化物。

（1）植物雌激素　植物雌激素是一类具有类似动物雌激素生物活性的植物成分，主要分布在植物及其种子里。植物雌激素中最常见的是异黄酮类。研究表明亚洲人群中食用豆制品较多的人群中，尿液中异黄酮的排出量要高于西方食用豆制品较少的人群。同时，血液和尿液中异黄酮的水平随膳食中大豆类制品的比例增加而增加。

（2）邻苯二甲酸酯　塑化剂是指添加到聚合物或树脂中使其更具韧性或强度的多种添加剂，邻苯二甲酸盐是最常被使用的一类塑成剂，尤其是邻苯二甲酸二辛酯（DOP），韧性好且易获得，使其成为工业生产中首选的化学材料。另外，邻苯二甲酸盐在肥皂、乳液、香水、驱蚊剂和其他一些皮肤接触产品中被广泛应用。由于广泛使用，邻苯二甲酸盐已成为环境中最常见的工业污染物。在没有特殊暴露的情况下，成人平均每天的邻苯二甲酸摄入量并不会特别高。但是，婴幼儿因为经常会将一些塑料玩具或其他塑料物品放入嘴里，比较容易暴露于相对较高水平的邻苯二甲酸二（2 - 乙基己基）酯（DEHP）。

（3）农药　很多农药都具有类激素的活性，在日常生活中农药除了应用于杀虫以外，还会在水果或蔬菜成熟后使用，为的是延长其保存期，保持它们在储存、运输和买卖过程中的质量。而水果和蔬菜是孕妇和儿童食用比较多的食物。随着农药使用的严格控制以及合理规范化使用农药技术的推广，农药污染的问题得到了一定程度控制。

（4）其他来源　双酚A（BPA）是一种环境内分泌干扰物，通常使用于聚碳酸酯（PC）塑料、环氧树脂，也可用作聚氯乙烯（PVC）的聚合抑制剂。聚碳酸酯塑料是日常生活中常用的塑料，如婴儿奶瓶、食物或饮料容器及其他家庭用品。有实验研究表明，盛有母乳或配方牛奶的奶瓶在100℃下加热20~30分钟时，双酚A才会从聚碳酸酯塑料中过滤出来溶入瓶中的母乳或牛奶，而将奶瓶加热至室内温度目前尚未发现对儿童健康造成显著影响。

2. 水的途径　壬基酚聚氧乙烯醚是表面活性剂 - 烷基酚聚氧乙烯醚中的一种，每年在全球的产量约300吨。在过去的40年中，这类化学物质在家庭和工业中被广泛用作清洁剂、去污剂、乳化剂和脱脂剂等。在污水处理中通过生物降解，这些化合物会释放出具有雌激素活性的烷基酚，特别是壬基酚和辛基酚。

3. 预防　目前很多国家开始对人群中环境内分泌干扰物水平进行监测，这项工作对育龄妇女以及儿童显得尤为重要。首先，要建立一套适宜孕妇和儿童的环境内分泌干扰物的毒性监测。同时，还需要根据环境内分泌干扰物监测结果，采取相应的措施保护育龄妇女、孕妇以及儿童，如儿科医师应该告知

家长识别含邻苯二甲酸盐的产品和避免儿童暴露的知识。可查看产品底部的回收代码来识别塑料类型，避免使用回收代码为 No.3 的产品。不要使用微波炉加热塑料包装的食品和饮料、塑料保鲜纸；避免把塑料放入洗碗机中；尽可能地使用玻璃等其他代替品等。

第五节　农药暴露对儿童健康的影响

PPT

农药在自然界中被广泛应用，其种类包括杀虫剂、除草剂、杀真菌剂、杀鼠剂以及植物生长调节剂等。这些农药在杀灭害虫的同时，也会对人类造成伤害甚至死亡。儿童经常容易暴露在农药环境中，其中父母是农业耕作者、施农药者的儿童以及住在农田附近的儿童更容易接触到农药。

一、常用的农药及其暴露途径

（一）杀虫剂

常用的杀虫剂包括有机磷农药、氨基甲酸盐、除虫菊及合成除虫菊酯、有机氯杀虫剂、硼酸以及硼酸盐。

1. 有机磷农药　农药中毒中有 80% 以上是有机磷农药引起。该化合物可在体内蓄积，并造成伤害，因此应限制使用。

2. N–甲基氨基甲酸盐　类似于有机磷农药，其中毒性最高的是涕灭威，其次还有西维因、恶虫威、残杀威，被广泛用于家用杀虫。

3. 除虫菊酯及拟除虫菊酯　除虫菊酯是干菊花的提取物，因为其在热和光条件下还较稳定，所以被用于室内杀虫剂。一些杀灭头虱的洗发水也含有除虫菊酯。拟除虫菊酯是在除虫菊酯结构和生物活性基础上人工合成的，其稳定性得到了增加。合成除虫菊酯在农业以及园艺上，主要用于杀灭建筑害虫（如白蚁）、虱子和跳蚤。

4. 有机氯杀虫剂　卤代烃在 20 世纪 40 年代被发明并用于杀虫剂、除草剂、杀真菌剂等。有机氯杀虫剂是在环境中持续存在的小分子量液体。双对氯苯基三氯乙烷（DDT）、氯丹以及其他有机氯杀虫剂，因其高效并且短时间内显现毒性低的特点，曾被大量应用。但是这类杀虫剂在 20 世纪 70 年代在美国被禁止使用，主要原因是 DDT 的降解产物以及其他有机氯化合物在环境中持续存在，会在食物链中累积，可能存在致癌性，并且长期使用会使得虫子出现耐受。但在我国及其他发展中国家，这类农药还在继续使用。

5. 硼酸及硼酸盐　硼酸经常被用于家庭灭虫剂，因其毒性低，所以取代了有机氯农药，而被使用于儿童经常出现的地方。

6. 新烟碱类杀虫剂　新烟碱类杀虫剂可用于控制宠物跳蚤，由于其为水溶性，降低了穿过哺乳动物血–脑屏障的能力。

（二）其他农药

1. 除草剂　除草剂主要用于去除农田、花园、草地、公园、学校操场、路边等地方的杂草。在美国等一些发达国家，除草剂在家庭的使用非常广泛。常用的除草剂有草甘膦、二吡啶基除草剂、氯代苯氧型除草剂等。

2. 杀真菌剂　包括苯的同系物、硫代氨基甲酸盐、乙撑双二硫代氨基甲酸盐、铜、有机营养菌、镉化合物以及其他一些化学混合物。杀真菌剂通常都做成粉状或细球状形式，而这些形式很难通过皮肤或呼吸道进入人体。

3. 木材防腐剂 包括五氯苯酚和铜铬砷（CCA）。1987 年，这些化合物只应用于木材防腐，美国环境总署禁止其使用在其他领域。

4. 杀鼠剂 在美国主要的杀鼠药是抗凝血药以及维生素 D_3。抗凝血药物主要是通过干扰维生素 K 依赖的因子的激活而发挥作用，如华法林。

5. 驱虫剂 N，N－二乙基间甲苯酰胺（DEET）俗称避蚊胺，是一种驱虫剂的活性物质。

（三）农药暴露途径

农药可以通过被吸入、食入以及皮肤接触等途径进入儿童体内。

1. 吸入途径 农药通常都是通过气雾剂、喷雾剂等形式喷洒，这些微小颗粒都可能直接接触到人体呼吸道黏膜甚至深入肺泡，从而进入人体血液系统。非杀虫剂类农药因为不易挥发，被吸入的可能性相对较低。杀真菌类杀虫剂在使用时有可能被吸入。

2. 食入途径 食入杀虫剂可能会导致急性中毒。用保存食物的器皿（如饮料瓶等）装农药可能会导致儿童误食。食入农药最大的可能性是因为进食有农药残留的蔬菜或谷物等。异食癖的儿童每天的泥土摄入量可达每天 100g，泥土中可能就含有有机农药以及重金属等。铜铬砷（CCA）处理过的木材也是儿童接触重金属砷的一种途径，这些木材随着时间推移，其中的砷会渗漏到木材表面。而年幼儿童有手－口行为，因此是接触这类农药的高危人群。

3. 经皮肤途径 许多农药都可以经皮肤被吸收。灭虱用的氯丹以及驱虫用的 DEET 都可以通过皮肤吸收。除草剂和杀真菌剂也可以经过皮肤被吸收，但通常仅仅引起局部皮肤不适，不会导致全身症状。

二、农药中毒症状、判定及相应的处理原则

在判定农药中毒的时候，暴露史非常重要。曾对 190 例农药中毒的病例进行分析后发现，实验室检查通常对最后诊断的作用不是很大，症状有时特异性也不是很强，所以单纯根据症状进行判定也有一定的难度。但是在有机磷农药或者 N－甲基氨基甲酸盐中毒时，通过血浆中假性胆碱酯酶或者红细胞乙酰胆碱酯酶水平的测定，对明确诊断有一定的价值。

有些农药在体内的代谢产物是通过尿液排出体外的，如有机磷农药、二吡啶基除草剂等。这些代谢产物可以通过尿液检查进行测定，但是这些化合物的检测难度很大，目前尚无人群标准。有机氯农药及其代谢产物可以在血液中检测到，但是在正常人群中也可检测到微量残留，其标准值也没有规范的界定。拟除虫菊酯在人的生物样本中目前是无法检测到的。综上所述，诊断农药中毒主要是在了解详细农药接触史的基础上，结合临床症状进行诊断。常见的几种农药的中毒症状以及处理原则见表 11－15。

表 11 –5　常见的几种农药的中毒症状以及处理原则

农药种类	作用机制以及急性中毒症状	诊断以及治疗
有机磷农药	不可逆的乙酰胆碱酶抑制、恶心、呕吐分泌物增加、支气管痉挛以及头痛	诊断：测定胆碱酶水平 治疗：支持治疗、阿托品、碘解磷定
N－甲基氨基甲酸盐	可逆性乙酰胆碱酶抑制、恶心、呕吐，分泌物增加、支气管痉挛以及头痛	诊断：测定胆碱酶水平 治疗：支持治疗、阿托品
除虫菊酯	过敏反应、震颤、大剂量下共济失调	诊断：无诊断性测试 治疗：如果需要用抗组胺药或激素治疗过敏反应
拟除虫菊酯 类型 I 类型 II	震颤、共济失调、激惹 舞蹈手足徐动症、流涎、惊厥	诊断：无诊断性测试 治疗：脱离毒物环境，支持治疗、对症处理 皮肤接触都有可能引起极度不适，暂时性感觉异常，最好用维生素 E 油剂

续表

农药种类	作用机制以及急性中毒症状	诊断以及治疗
有机氯农药	GABA 阻断；协调性下降、震颤、感觉紊乱	诊断：可以在血液中检测到 治疗：去除毒物，支持治疗；用考来烯胺通过吸附作用减少可能通过胃肠道进入循环的毒物
苯氧基氯化合物	酸中毒、神经系统症状、肌肉症状、恶心和呕吐，肌痛，头痛、肌强直，发热	诊断：尿液中可以检测 治疗：去除毒物，用碱性溶液利尿
二吡啶基除草剂	氧自由基形成；肺水肿，急性管状坏疽，肝细胞毒性	诊断：尿液连二亚硫酸盐检测（比色法） 治疗：去除毒物，禁止吸氧，大剂量补充液体，血液灌流
抗凝药类杀鼠剂	出血	诊断：血浆凝血酶原时间延长 治疗：补充维生素 K

三、预防农药污染的措施

避免或者减少农药暴露是保护儿童免受农药污染毒害的重要措施，尤其父母从事农药播撒职业或者家里经常使用各种杀虫害化学品的儿童，更需要得到充分保护。预防农药污染时，应注意以下几个方面。

1. 农药播撒区域应该设立标记，只有穿戴防护衣服的工作人员才能进入。

2. 不要饮用田间灌溉系统或者沟渠的水，或者用这些水洗衣服、进行食物烧煮，不在与农田紧邻的水域游泳或者钓鱼。

3. 不要在喷洒过农药的田地内吃饭或喝水。

4. 不要将农药放置在没有任何标记的容器内，尤其是食具或者饮料罐内。

5. 不要把盛装农药的容器带回家，这些容器都不安全。

6. 不要焚烧农药盛装的包装袋，因为这样会释放有毒气体。

7. 播撒农药时穿的衣服应该与其他衣服分开洗涤，在下次穿以前需要用热水以及洗涤剂洗干净。

8. 如果用洗衣机洗，在把播撒农药时穿的衣物放入洗衣机后需要立即洗手，若手工洗涤则应戴上手套。

9. 从事过与农药播撒相关的工作后，回家与孩子接触或玩耍前一定要换衣服并用肥皂洗手。

10. 在有儿童的地方，不应该播撒农药。如果实在无法避免儿童在场，一定要给儿童穿好防护服，避免其皮肤暴露在外面。

11. 在家庭周围喷洒农药或杀虫剂时，要保护好儿童，同时把儿童的玩具、用具等放到安全的地方。

12. 儿童以及青少年都不应该直接参与与播撒农药有关的工作。

此外，对日常生活应用较多的驱虫剂，尤其是驱蚊剂（俗称避蚊胺）等，需要有一定的规范，以降低儿童对该类产品的暴露。儿童使用 DEET 类驱蚊剂需注意以下几个方面。

1. 在使用含有 DEET 类驱蚊剂前先仔细阅读使用说明，儿童不应该自己使用。

2. 将驱蚊剂喷洒在暴露的皮肤上，而不要使用后再穿上衣服。

3. 不要在小年龄儿童的手上涂驱蚊剂，也不要在眼睛以及嘴巴周围使用。

4. 不要在伤口或皮肤有破损的区域应用。

5. 如果是在室外时往皮肤上喷洒驱蚊剂以驱赶蚊虫，回到室内应及时用肥皂清洗涂抹或喷洒过驱蚊剂的皮肤。

6. 不要在密闭的环境中使用驱蚊剂，不要在邻近食物的地方使用驱蚊剂。

7. 如果在皮肤上使用后怀疑有过敏反应，要立即用肥皂清洗皮肤。农药不仅在农业以及园艺中常用，生活中很多杀虫剂、灭鼠剂以及驱蚊剂也都与之有关。因其在人身体内有蓄积作用，且很难被代谢。因此，在日常生活中，应规范农药使用方法，健全防范农药暴露措施，是家长、老师以及所有与儿童相关的人员都需要了解和掌握的。

（霍伦）

练习题

答案解析

一、选择题

1. 婴幼儿平均每小时有多少次手 - 口接触（ ）

　　A. 6 次　　　　　　　　B. 7 次　　　　　　　　C. 8 次

　　D. 9 次　　　　　　　　E. 10 次

2. 以下不属于室外空气中主要污染物的是（ ）

　　A. 氨　　　　　　　　　B. 臭氧　　　　　　　　C. 总悬浮颗粒物

　　D. 硫氧化物　　　　　　E. 氮氧化物及一氧化碳

3. 人体对室外空气污染的暴露途径主要是（ ）

　　A. 经水　　　　　　　　B. 消化道　　　　　　　C. 吸入

　　D. 接触　　　　　　　　E. 土壤

4. 以下选项中不属于室内空气污染物的是（ ）

　　A. 氨　　　　　　　　　B. 铅　　　　　　　　　C. 苯

　　D. 霉菌　　　　　　　　E. 二手烟

5. 以下关于铅中毒的说法，错误的是（ ）

　　A. 铅污染主要来自于工业污染、含铅汽油以及含铅油漆

　　B. 进入体内铅的生物利用度主要受其化学形态、铅摄入量、饮食（钙、铁、磷、维生素 D 以及脂肪摄入量）、年龄以及怀孕状态影响

　　C. 吸收进入体内的铅在肠道中的位点与磷相同

　　D. 儿童高铅血症和铅中毒要依据儿童静脉血铅水平进行诊断

　　E. 排查和脱离铅污染源是处理儿童高铅血症和铅中毒的根本办法

6. 吸入高浓度汞（$1 \sim 3mg/m^3$）蒸汽的临床表现主要是（ ）

　　A. 急性气管炎和细支气管炎　　　　　　B. 急性胃肠炎

　　C. 胃肠道穿孔　　　　　　　　　　　　D. 急性肾衰竭

　　E. 喉头水肿

7. 有机磷农药中毒主要的治疗方法是（ ）

　　A. 抗组胺药或激素　　　　　　　　　　B. 支持治疗、阿托品、碘解磷定

　　C. 维生素 E 油剂　　　　　　　　　　　D. 考来烯胺

　　E. 血液灌流

二、实例解析题

　　某日，妈妈带着 5 岁的儿童来就诊。妈妈诉说儿童平时容易发脾气、注意力不集中，从小好动、容易分神。且近几日经常感觉肚子间歇性的疼痛和便秘。既往曾给予药物治疗，但没有效果。儿童和姐

姐、妈妈住在郊区外公外婆家。妈妈和外公都在一家蓄电池厂工作。孩子和姐姐放学后经常到厂里玩。儿童的姐姐有注意力缺陷。外公患有痛风，而且经常腹痛。检查发现小强的视力正常，但听觉灵敏度稍差，而且语言能力比一般小朋友稍差。红细胞压积减少30%。经询问发现，饮食充足，无异食癖，免疫接种正常。检查显示血红蛋白过少和小红细胞症。无失血，大便隐血试验阴性。诊断为"轻度缺铁性贫血"，补铁治疗3个月。

  针对上述现象，请结合材料进行分析：

  （1）该患儿可能的诊断是什么？

  （2）需要做什么检查？

  （3）治疗原则有哪些？

书网融合……

    本章小结   微课   题库

第十二章 儿童伤害

◇ 学习目标

知识目标

1. 掌握 伤害（非故意伤害和故意伤害）的概念和分类。

2. 熟悉 预防控制伤害的理论模型和预防策略。

3. 了解 伤害的流行特征。

能力目标

1. 具备识别伤害的危险因素能力。

2. 能运用有效措施对儿童伤害进行预防和干预。

素质目标

通过本章的学习，提升应急避险意识和安全防护能力，在日常生活中积极预防伤害事件的发生，遭受伤害和暴力行为时，能够及时和老师、家长反映。

随着发达国家和一些社会转型期国家（如中国）对传染病、常见病的有效控制，伤害（injury）已成为儿童的第一位死因，也是当代世界各国威胁儿童生命健康和生活质量的重要公共卫生问题。WHO报告，全球每年有超过500万人死于伤害，超过了每年死于艾滋病、结核、疟疾的人数总和。其中，全球每年约95万儿童死于伤害，道路交通伤害和溺水则是主要死因。在我国，伤害也是儿童面临的重要健康威胁，是儿童青少年的首位死因，每年有54194名儿童青少年死于伤害。2019年全球疾病、伤害和风险因素负担研究显示，与一些发达国家相比，中国儿童伤害死亡率仍然较高，是英国、日本、德国、瑞典的3倍以上。

第一节 伤害的定义与分类

PPT

一、伤害的定义

对伤害（injury）进行科学的定义有助于人们认识、理解伤害事件的性质，预防、控制伤害事件的发生，具有重要的现实意义。在《国际疾病分类》中，伤害是指身体与能量（机械、热、电、化学或辐射，或由于极端压力）相互作用而造成的身体或生理伤害，其数量或传递速度超过了身体或生理承受能力。国内学者将伤害定义为凡是因能量（机械能、电能、热能等）的传递或干扰超过人体的耐受性，而造成的机体组织损伤或窒息导致缺氧以及由于刺激引起的心理创伤。

二、伤害的分类

对伤害事件进行分类是进一步深入认识伤害的基础和前提。目前，关于伤害的分类方法较多，尚无统一的分类标准。按照伤害的性质，可以分为物理性伤害（烧伤、烫伤、跌落伤等）、化学性伤害（药物中毒、强酸强碱、CO 中毒等）和生物性伤害（动物咬伤、食物中毒等）。

《国际疾病分类》（International Classification of Diseases，ICD）是世界卫生组织（WHO）制定的国际统一的疾病分类方法，它根据疾病的病因、病理、临床表现和解剖位置等特性，将疾病分门别类，使其成为一个有序的组合，并采用编码的方式来表示。2022 年 2 月 11 日 WHO 发布 ICD - 11 修订版本正式生效。ICD - 11 确定的伤害分类是当前国际上比较公认和客观的分类方法，具体内容见表 12 - 1。

表 12 - 1　ICD - 11 外部原因造成的疾病和死亡分类

内容	ICD - 11 编码
交通事故	PA00—PA09、PA0A—PA0Z
意外跌落	PA60—PA62
被人和动物咬伤、抓伤，动、植物中毒	PA74—PA79
溺水	PA90—PA92
窒息	PB00—PB08
热烧伤	PB10—PB15
药物中毒	PB20—PB29
有毒物质的意外中毒	PB30—PB36
暴露于其他和未特指因素	PB50—PB58
故意自我伤害	PB80—PD29
他人加害	PD50—PF19
意图不确定的事件	PF40—PH79
极端的自然环境	PJ00—PJ07
虐待（身体虐待、性虐待、心理虐待）	PJ20—PJ22
刑法（法律干预）	PJ40—PJ47
战争（武装冲突）	PJ60—PK41
药物反应、医疗意外（与医疗相关的伤害）	PK80—PK99

为促进国际疾病分类的本土化，推进医疗机构标准化、规范化的应用 ICD，我国于 2017 年 2 月 1 日实施 GB/T 14396 - 2016《疾病分类与代码》，对 ICD - 10 进行了扩展和修订，全面考虑国家层面的要求、卫生行政科学精细化管理的需求和医疗付款的需求，因而更适合我国的国情。中国《疾病分类与代码》中确定的外部原因所造成的疾病和死亡分类见表 12 - 2。

表 12 - 2　外部原因造成的疾病和死亡分类（GB/T 14396 - 2016）

内容	编码
损伤、中毒和外因的某些其他后果	S00—T98
疾病和死亡的外因	V01—Y98
交通事故	V01—V99
意外跌落	W00—W19
暴力伤害	W20—W64
溺水	W65—W74
其他对呼吸的意外威胁（窒息）	W75—W84
暴露于电流、辐射和极度环境气温及气压	W85—W99
火灾与热烫伤	X10—X19
动、植物中毒	X20—X29

续表

内容	编码
暴露于自然力量下（中暑、冻伤、雷击等）	X30—X39
有毒物质的意外中毒及暴露于该物质下	X40—X49
操劳过度、旅行和贫困	X50—X57
意外暴露于其他和未特指的因素	X58—X59
故意自害	X60—X84
他人加害	X85—Y09
意图不确定的事件	Y10—Y34
依法处置和作战行动	Y35—Y36
药物反应、医疗意外（与医疗相关的伤害）、手术及医疗并发症	Y40—Y84
外因的后遗症导致的疾病和死亡	Y85—Y89
其他补充因素	Y90—Y98

此外，按照伤害发生的地点，可以将其分为道路交通伤害、家庭伤害、校园伤害和公共场所伤害等。目前，多根据伤害发生的意图，将伤害分为非故意伤害和故意伤害两大类。

三、预防儿童伤害的政策和意义

随着经济和科学技术的迅速发展，医疗保健水平的提高，预防接种的普及，儿童疾病谱和死亡谱已发生转变，一些影响儿童健康和生命安全的感染性疾病和营养障碍问题已得到有效控制。而伤害问题则日渐突出，成为儿童健康成长过程中的重要威胁，引起国际组织的广泛关注。WHO 和联合国儿童基金会公布的《世界预防儿童受伤报告》指出，世界各地每天有 2000 多名儿童死于非故意或故意伤害，其中一半以上的死亡是可以避免发生的。由于儿童意外伤害的突发性及其危害的严重性，已被 ICD 列为单独一类疾病，并为国际医学界看作 21 世纪影响儿童生存质量的重要健康问题。因此，保护儿童生命健康和提高生命质量，加强儿童意外损伤的防护具有意义重大。此外，当前国内外众多组织也颁布了一系列政策、法规和行动计划，共同推动儿童伤害的预防控制工作。

联合国 2030 年可持续发展目标（Sustainable Development Goals，SDG）中对伤害预防，特别是道路交通伤害的预防，提出了明确的目标，旨在到 2020 年时，使全球道路交通事故造成的死伤人数减半。同时，为支持中国儿童伤害预防项目的进展，从 2003 年起，联合国儿童基金会携手中国政府有关部门以及中国疾病预防控制中心（Chinese Center For Disease Control And Prevention）和地方相关专业机构，在全国多个地区开展了多轮儿童伤害预防项目。在借鉴国际上儿童伤害预防的经验基础上，不断探索适合中国国情的儿童伤害预防控制策略和措施。通过国家和地方多部门分工协作共同开展家庭、社区、学校、幼儿园等场所的儿童伤害安全隐患排查与整治以及多种形式的健康教育和干预活动，在许多地方取得了很好的效果。

全球儿童安全组织（Safe Kids Worldwide）是一个以预防儿童伤害为目标的非营利性组织，由美国华盛顿儿童医学中心（National Children Medical Center）于 1988 年创建，从 1999 年起，全球儿童安全组织来到中国，引进全球儿童安全组织的技术，以全球伤害预防的循证实践为基础，通过伤害研究、法规和环境促进、教育，携手卫生健康部门、教育部门、交警部门、质量安全技术部门，以及社区等多部门共同促进儿童安全。与全国 6 家医疗机构建立"儿童伤害预防促进中心"，与近 10 家疾控、医院等单位建立"儿童乘客安全指导站"。20 多年来，深入到全国 40 多个城市，帮助了上百万的儿童远离伤害。

2011 年，我国政府在《中国儿童发展纲要（2011～2020 年）》中首次明确提出减少儿童伤害所致死亡和残疾的目标。该政策颁布实施以来，截至 2020 年，儿童伤害问题已得到各级政府高度重视，大众主动预防儿童伤害的意识也明显提升，有效降低了儿童伤害总死亡率，推动了各地儿童伤害防控工作的开展，加强了相关人才队伍的培养和建设，为进一步完善我国儿童伤害防控工作网络奠定了良好基础。2020 年全国伤害监测系统儿童伤害门诊/急诊数据和同期全国死因监测儿童伤害死亡数据显示，我国儿童伤害发生和死亡状况仍有较大改善空间，需继续通过建立健全数据监测网络、积极建设儿童友好环境、大力推进伤害防控教育、巩固多部门合作机制等策略将儿童伤害防控重心从降低死亡前移至预防发生，这样才能更好地保障我国儿童健康成长。

2016 年 10 月 25 日中共中央、国务院印发《"健康中国 2030"规划纲要》，提出全民健康的目标，立足全人群和全生命周期两个着力点；完善公共安全体系，加强道路交通安全设施设计、规划和建设等，力争实现道路交通伤害死亡率下降 30%，促进道路交通安全，加强儿童伤害预防和干预，减少儿童交通伤害和溺水。

2020 年修订的《中华人民共和国未成年人保护法》也将儿童伤害预防纳入其中，明确规定"未成年人的父母或者其他监护人应当为未成年人提供安全的家庭生活环境，及时排除引发触电、烫伤、跌落等伤害的安全隐患；采取配备儿童安全座椅、教育未成年人遵守交通规则等措施，防止未成年人受到交通事故的伤害；增强户外安全保护意识，避免未成年人发生溺水、动物伤害等事故"。

第二节　儿童非故意伤害

PPT

非故意伤害（unintentional injury）是指外来的、突发的、非本意的、非疾病的事件而导致身体受到的伤害，比如溺水、道路交通伤害、跌落伤、中毒、烧烫伤、切割伤、窒息、动物咬伤等。

一、流行特征

随着医疗条件的改善，全球 5 岁以下儿童死亡率大幅降低，但 5～14 岁儿童死亡负担仍十分沉重。WHO 报告显示，在全球大多数国家，非故意伤害是儿童致伤、致残、致死的主要原因。在美国，非故意伤害是 1～19 岁儿童青少年死亡的主要原因，基于国家生命统计系统（National Vital Statistics System，NVSS）的数据分析发现，从 2010～2011 年至 2018～2019 年，非故意伤害死亡率总体下降了 11%，但婴儿因窒息死亡的比例增加了 20%，非洲裔儿童因机动车交通事故死亡的比例增加了 9%，非洲裔儿童和西班牙裔儿童因中毒死亡的比例增加了 37% 和 50%；在 2018～2019 年，男性的发病率高于女性，1 岁以下和 15～19 岁儿童发病率高于其他年龄组，道路交通伤害高于其他伤害。

最新发布的《中国青少年儿童伤害现状回顾报告》指出，2010～2015 年期间，我国 0～19 岁儿童青少年伤害死亡率呈波动下降，但伤害仍是我国 0～19 岁儿童青少年死亡的首要原因，占所有死亡的 40%～50%。1 岁以下婴儿的首位伤害死因是机械窒息，1～14 岁儿童伤害死因顺位依次为溺水、道路交通伤害和跌倒/坠落，15～19 岁儿童青少年首位伤害死因是道路交通伤害。研究发现，1953～2016 年中国 5～19 岁儿童青少年的死亡率稳步下降，但道路交通伤害和溺水仍是其主要死因。特别是在中低收入国家，"弱势道路使用者"的风险更高，包括行人、骑自行车者或两轮摩托车使用者。此外，联合国儿童基金会与中国政府合作开展的儿童伤害预防项目调查显示，在中国 6 省份 28 县（区）61 乡镇/街道（社区）204628 名 0～17 岁儿童中，调查前 12 个月内，儿童伤害人数发生率为 4.83%，人次数发生率为 5.75%，男童人数发生率和人次数发生率均高于女童，第一位原因是跌倒，主要发生时间为 6～10 月，主要受伤部位为下肢、上肢和头部，常见形式是挫伤和擦伤。同时，据我国 11 个城市抽样调查资料，儿童青少年非故意伤害的易发之地依次为：家庭（26.06%）、学校（23.15%）、上学途中（15.84%）、其他公共场所（15.08%）和体育运动场（9.02%）。

二、影响因素

伤害发生是人与周围环境在一定时间内交互作用的结果，其基本条件由个体、致病原或媒介物、物理与社会环境等多因素组成。

（一）个体因素

1. 年龄 儿童年龄与伤害的类型和发生率均存在关联。WHO 报告显示，在全球，溺水发生率以 1～4 岁儿童最高，其次是 5～9 岁儿童；在中国，溺水是 1～14 岁儿童伤害死亡的主要原因。研究显示，儿童青少年时期，道路交通事故和非故意伤害的死亡率随着年龄增大而增加。原因在于不同年龄组的活动能力、判断力、自我控制力、生活经验和社会知识等方面存在差异所致。

2. 性别 伤害的发生在性别间的差异较为显著，通常男童发生率高于女童。原因在于男童生性好动，活动频率高、范围广，喜欢冒险，行为更冲动，因此发生跌落、中毒和溺水等伤害的频率较高；另外，与女童的社会化方式不同，男童的社会责任驱使父母对其约束性较小，更倾向于允许其进行远距离活动。

3. 个性心理特征 学习障碍或注意力缺陷多动障碍、创伤后应激障碍、抑郁、焦虑等心理行为特征与儿童非故意伤害的发生密切相关。青春期是成长的关键期，大脑发展过程中神经发育的不平衡性，青少年往往具有高度的感觉寻求倾向。此外，该时期的青少年希望脱离父母，渴望独立和自主，也是冒险行为的高发期。

（二）致病原或媒介物

许多物理环境在伤害的发生过程中都是重要的环境因素，可作为致病原或媒介物发挥作用。比如道路安全状况是车祸发生与否的物理环境，道路崎岖不平则易导致交通事故，设置一些安全保障措施（如分快、慢车道，分机动车道和非机动车道）减少道路交通事故的发生。

（三）环境因素

1. 家庭环境 父母的文化程度、家庭经济状况、家庭结构等因素均影响儿童伤害在家庭中发生的概率。中国一项横断面研究显示，留守儿童的非故意伤害（包括烧烫伤、切割伤和动物咬伤）发生率高于非留守儿童。此外，有研究显示，在家中安装烟雾探测器，制定"家庭逃生计划"，教育儿童如何应对火灾，是预防火灾相关伤害和死亡的有效策略。

2. 社会环境 社会经济、公共设施、立法和监管、媒体宣教、医疗保障等都对儿童非故意伤害产生影响。中低收入国家伤害发生率高于高收入国家，农村儿童伤害发生率高于城市。WHO 指出法律、法规已被证明是预防伤害较为有力的机制之一。加强对公共设施的安全检查；规范机动车辆或其他交通工具的使用，比如严禁酒后驾驶；强制要求处方药和有害物质等使用儿童安全包装；通过多种途径开展有效的安全教育宣传等，都会防止儿童非故意伤害的发生。

3. 自然环境 季节、地理特征等自然环境也影响儿童非故意伤害的发生。夏季是溺水的高发季节，冬季是跌落伤的高发季节；在我国，南方儿童非故意伤害的前三位死因是溺水、窒息和车祸，北方儿童非故意伤害的前三位死因是窒息、中毒和车祸。

三、预防和控制策略

预防和控制儿童伤害，需要加强理论研究，注重研究成果的转化，总结现实经验，可有效防止伤害的发生，提高生命质量。

1. 伤害预防的"4E 干预策略"

（1）工程/技术干预（engineering intervention）　减少物理环境对伤害的媒介作用，比如家具磨平棱角、汽车的安全气囊、药品的安全盖等。

（2）经济干预（economic intervention）　用经济鼓励手段和奖惩手段来影响个体的行为。比如当机动车违反交通规则时，公安机关交通管理部门会依照规定进行相应的罚款和扣分。

（3）强制干预（enforcement intervention）　用法律、法规影响个体的行为，比如禁止酒后驾车、强制使用汽车安全带、限定获取驾驶执照的最小年龄等。

（4）教育干预（educational intervention）　用说服教育、普及安全知识等方式影响个体的行为，比如通过安全教育（电视、广播、互联网、学校教育等），减少环境危险因素，改变健康危害行为，提高父母、老师的急救知识和技能。

2. Haddon 模型　即"三因素三阶段理论"，强调在伤害事件发生前、发生时和发生后 3 个阶段，每个阶段均从宿主、媒介物和环境等 3 个因素，采取预防措施，预防意外伤害的发生，减少死亡，降低伤残。Haddon 预防十大策略，是迄今为止将伤害理论与宏观环境联系最紧密、最具体和最具有可操作性的模型之一（表 12 - 3）。

表 12 - 3　伤害预防的 10 大策略

序号	预防策略
1	预防危险因素的形成
2	减少危险因素的含量
3	预防已有危险因素的释放或减少其释放的可能性
4	改变危险因素的释放率及其空间分布，可减少潜在性致伤能量至非致伤水平
5	将危险因素从时间、空间上与被保护者分开
6	用屏障将危险因素与受保护者分开
7	改变危险因素的基本性质
8	增加人体对危险因素的抵抗力
9	对已造成的损伤提出针对性控制与预防措施
10	使伤害患者保持稳定，采取有效治疗及康复措施

3. 主被动干预结合理论　主动干预是指个体自身选择一定的安全装备或采取某些行为方式，从而达到避免伤害的目的。比如骑电瓶车佩戴头盔，可有效减少头部损伤。主要针对的是全人群，无论是否会发生事故，都常规使用某些安全装备，或采取某些安全行为方式，是预防非故意伤害最有效的措施。

被动干预是指通过对环境因素的改造，以减少伤害的风险。比如通过技术干预，改良产品，在汽车中使用安全气囊，突发情况时可自动打开；或者通过强制干预，进行立法和强化执法来有效防控，禁止酒后驾驶；或者通过教育干预，开展对家长和儿童的安全教育，减少危险行为的发生。在伤害控制过程中，应根据实际需要，将主被动干预与上述理论（如"4E 干预策略"）有效结合起来。

四、常见儿童非故意伤害的预防控制 🅴 微课

（一）溺水

溺水（drowning）是指呼吸道淹没或浸泡于水中，导致呼吸损伤的事故。2019 年 WHO 报告，估计有 23.6 万人死于溺水。2014 年《全球溺水报告》显示，年龄是溺水的主要危险因素，在全球，溺水发生率最高的是 1 ~ 4 岁儿童，其次是 5 ~ 9 岁儿童。在中国，溺水是 1 ~ 14 岁儿童伤害死亡的首要原因。

男性、农村地区、夏季、低收入等均是溺水的危险因素。

1. 预防与干预措施

（1）加强管理　当地政府、社区、学校应积极创造有利条件，对于周边水域设置安全屏障，比如水井加设防护盖、在池塘边或江边插上警示牌；同时，要加强家长对儿童的监管和督促，教育儿童不要在标示禁止游泳的区域游泳和嬉水。

（2）强化教育　学校可根据季节性变化，面向家长和学生，积极开展防溺水知识的宣讲，教育学生不得在非游泳水域（如水库、池塘、河流等）私自或结伴游泳，增强防溺水的意识。

（3）提高技能　学会游泳是对溺水事故最好的预防。家长应带儿童在正规游泳课上学习游泳；同时，应指导儿童若不慎落水或游泳时遇到困境，该如何自救，比如保持冷静、调整呼吸和姿势、大声呼救等；当遇到他人落水时，首先应向成人求救，或利用身边的竹竿、绳子等器物施救，不可贸然亲身施救。

2. 急救处理　抢救原则为就地抢救，需要立即恢复呼吸道通畅及复苏心脏搏动。首先，迅速消除口鼻污物，恢复呼吸道通畅；其次，采用口对口人工呼吸方法，并配合胸外心脏按压术进行心肺复苏；就地复苏后，应立即送往医院做进一步抢救和治疗；同时，在转院途中要密切观察病情，并注意保暖。

（二）道路交通伤

道路交通伤（road traffic injury）是指发生在公共道路上，至少涉及一辆移动车辆的碰撞或事故而引起的致命性或非致命性的伤害。在全球，每年约130万人死于道路交通事故，每分钟死亡人数超过2人，90%以上发生在低收入和中等收入国家。在中国，道路交通伤是1~14岁儿童的第二位伤害死因，是15~19岁青少年第一位伤害死因。道路交通事故导致的经济损失占大部分国家国内生产总值的3%。

1. 预防与干预措施

（1）增强儿童的安全意识和技能　学校应积极开展安全教育，增强儿童安全意识、掌握防范技能是预防交通事故的重要环节。家长和教师在日常生活中，应有效指导儿童识别交通信号标志，遵守交通规则。

（2）合理的道路交通规划　在校园、居住区周边设置强制安全减速带；设置机动车、非机动车、行人分隔带；合理增设交通标志，比如在急转弯、陡坡处设置警示器。

（3）加强法律、法规和政策服务　制定并实施机动车驾驶员最低年龄限制的法律；严禁酒驾。2020年9月，联合国大会宣言开启"2021~2030年道路安全行动十年"，承诺到2030年将道路交通死亡和伤害人数减少50%，这是道路安全和可持续出行的一大里程碑。《中国儿童发展纲要（2021~2030）》中新增"儿童与安全"领域，并将"推广使用儿童安全座椅、安全头盔，儿童出行安全得到有效保障"作为该领域的主要目标之一。

2. 急救处理　遇到交通事故时，应及时拨打120急救中心电话，报告交通事故所在位置。在专业救护人员到达之前，儿童应学会一定的自救技能，学会逃生、躲避、求救。若发现流血不止，应固定好受伤部位，立即止血；同时，要注意避免大幅度动作造成二次伤害；若扎进肢体的器物，伤口出血不多，不宜轻易拔出，以防止大出血。

（三）跌落伤

跌落伤（fall）是由于重力作用，人体不慎跌倒、坠落，撞击在同一平面或较低水平面而导致的伤害。据估计，全球每年发生68.4万例致命跌伤，其中80%以上发生在低收入和中等收入国家。跌落伤是儿童伤害的主要原因，也是引起儿童非致命伤害和残疾的首要原因。在中国儿童中，因跌倒导致的每1例死亡对应4例永久性残疾，13例需要住院治疗10天以上，24例需要住院治疗1~9天，690例需要医治或缺勤/缺课。

1. 预防与干预措施

（1）降低家中导致儿童跌落的风险　家庭窗户安装护栏或防盗网；卫生间铺设防滑地砖；不把儿童独自置于餐桌、床和椅子上等可能导致跌落的高处。

（2）监督公共儿童活动场所　多途径促进儿童安全设施落实的宣传，提高人们对儿童跌落伤危害的认识；建筑物应符合安全标准，楼梯的高度和坡度应适合儿童生长发育特点；进行滑板、溜冰等危险性高的活动，父母要指导、看护，并要求儿童佩戴防护用具。

2. 急救处理　了解儿童跌落伤发生的部位，冷静观察受伤儿童症状、体征，及时给予合理的处理。软组织挫伤或擦伤，首先检查伤口的大小、深度、有无严重污染及异物存留，及时用冷水或肥皂水将伤口洗净，并将异物清除，重者需消毒包扎。跌落伤后如伤情很重，出现意识不清、休克或颅脑损伤等情况，应立即送往医院进一步检查及急救。

（四）烧烫伤

烧烫伤（burn/scald）是指由于热辐射导致的对皮肤和其他机体组织的损伤。主要包括室内火灾、接触性烧伤（热固体）和烫伤（热液体）。烧烫伤是小儿经常遇到的伤害，多发生于 5 岁以下的儿童。日常生活中以烫伤多见、烧伤其次，少数为化学灼伤或电灼伤。

1. 预防与干预措施

（1）家庭用品管理　煤气、燃气使用后应立即关掉，火柴、打火机等物品应妥善保管；家中烧饭、烧水时，需留意身边的儿童；危险热源（如保温水瓶、热水杯）放置在儿童够不到的地方；冬季使用热水袋时，不要直接接触儿童皮肤，可用毛巾包裹，且需经常变换热水袋的位置，以免烫伤。

（2）工程和技术干预　研制儿童防护式打火机，研发更安全的烹调炉灶，支持开发和推广烹调时使用的阻燃围裙，限制热水器中的可调节温度，家中安装烟雾探测器等。

（3）强制干预制，定法律和标准　随着中国儿童伤害防控工作体系的完善，对儿童友好安全的环境正在逐步形成。预防儿童触电、烫伤等被首次纳入《中国儿童发展纲要（2021~2030 年）》中，将预防儿童烧烫伤纳入"儿童与安全"领域。

2. 急救处理　遵循"冲、脱、泡、盖、送"5 步急救法。

冲：烧烫伤发生后应立即用流动冷水冲洗伤处（强酸、强碱除外）15~30 分钟，降低受伤部位的温度，以免热伤害继续深入。

脱：清除造成烧烫伤的原因，脱去被热液渗透的衣服，若衣服和皮肤粘在一起，切勿撕拉，必要时可将未粘的部分剪去，粘着的部分让其留在皮肤上，待后处理；同时，应尽量避免弄破水泡。

泡：持续在冷水中浸泡烫伤部位 15 分钟，无法浸泡的部位可用毛巾湿敷，减轻疼痛。

盖：保护创面，涂抹烫伤药膏，盖上无菌纱布或干净毛巾，避免污染。

送：除面积小、程度轻的烫伤外，均应立即送医院作进一步处理。

（五）中毒

中毒（poisoning）是指因吸入、摄入、注射或吸收有毒物质而导致的细胞损伤，扰乱或破坏机体正常的生理功能，或导致死亡。儿童中毒多发生在家庭，常见毒物包括药物、杀虫剂、清洁剂等，1~2 岁幼儿是中毒的高危人群。严重非致命性的中毒可导致儿童暂时性或永久性功能的损害。

1. 预防与干预措施

（1）正确的教育和指导　成人避免在儿童面前服药；用正确的药名，不要以"糖果"来哄骗，以免造成孩子概念上的错误，埋下误服中毒的隐患。

（2）妥善保管和处理有毒物品　父母应定期清理家中的危险品，或者储存在儿童接触不到的地方，比如锁住存放物品的橱柜门；家中的药品或化学品，不要分装到其他容器，以免误服。

（3）产品设计和包装　药物的单剂量包装，或瓶装的液体药品安装限流器。

2. 急救处理　发生急性中毒，应立刻进行治疗。首先应停止与毒物接触，脱去被污染的衣物，用清水或者肥皂水彻底清洗污染的皮肤、毛发和指甲；吸入中毒者应立即撤离中毒现场，转移到空气新鲜的地方；口服中毒者应立即清除体内还未吸收的毒物，采用催吐、洗胃、吸附、导泻、洗肠等方式。

（六）窒息

窒息（asphyxia）是指呼吸道受阻，人体正常气体交换无法进行，最终导致组织器官缺氧而死亡。特别在0~4岁儿童中尤为常见。主要原因有被褥压迫、绳子绕颈或夜间哺乳等导致异物堵住婴儿呼吸道。气道异物则是造成儿童窒息的主要原因，如花生米、果冻、葡萄、玩具碎片等。

1. 预防与干预措施

（1）喂养和代养　指导母亲避免躺着给婴儿喂奶，以免熟睡后乳房压住婴儿的口鼻，引起窒息；避免与婴儿同睡一个被窝，以防熟睡后将手臂或后背等压迫、阻塞婴儿呼吸道；喂奶后，不要立刻放回床上，而应竖直抱起婴儿，避免呛奶而造成的窒息。

（2）清除家中导致儿童窒息的危险　婴儿床上或枕边，不宜放置布娃娃或塑料袋；加强儿童睡觉时的看护，注意不要把被子盖过头部；家中硬币、玻璃球等物品应妥善保管，放置在儿童够不到的地方。

2. 急救处理　一旦发现儿童窒息应立即施救并让身旁的人拨打120。首先，应该迅速解除引起窒息的原因，清除口腔咽部阻塞物，同时，改变体位，采取侧卧或俯卧位，清除呼吸道和口腔分泌物；其次，若口腔和咽部看不到异物，不可强行扣取，若婴儿意识状况清醒，可考虑使用海姆立克疗法；如果呼吸、心跳已停止，立即进行口对口人工呼吸和心肺复苏，及时送医院进行抢救。

PPT

第三节　儿童故意伤害

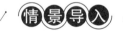

情景描述：社会工作者在对社区一位9岁的小女孩开展个案辅导时，发现小女孩的手背和眼角都起了大包，胳膊上青一块紫一块的，身上有明显的挨打痕迹，请结合材料进行分析。

讨论：

1. 发现这种情况后，应该采取什么措施？
2. 小女孩可能受到的虐待类型是什么？

故意伤害（intentional injury）是指有目的、有计划地自我伤害行为或加害他人的行为，比如自伤、自杀、他杀、被虐待和忽视、家庭/社会暴力等。对家庭、社会及受害者危害极大，严重影响社会安全和经济发展。

一、自伤和自杀

（一）自伤

广义的自伤行为（self - injury behavior）包括自杀、自杀未遂以及其他任何伤害自己身心健康的行为。狭义的自伤，即非自杀性自伤行为（non - suicidal self - injury，NSSI）是一种不以自杀为目的的，直接的、故意伤害自己身体，而不被社会和文化所认可的行为。常见的方式包括割伤、打伤、抓伤、烧伤、咬伤自己等。

1. 分类　根据 2005 年学者克伦·斯科格（Keren Skegg）提出的分类模式，主要将非致命性自伤行为分为 5 类。各类自伤行为之间很难明确界定，常有互相重叠。

（1）高致命性　如上吊、开枪、服农药、高处坠落、吸入煤气、刺伤、电击伤、溺水等。

（2）低致命性　如服药过量、注射兴奋剂、切割伤、烧烫伤等。

（3）造成组织损伤　如切割伤、烧伤、咬伤、抓伤、烟头烫伤，在皮肤表面刺字或图案，用针或其他尖锐物扎皮肤，打自己，掐自己，用头或者拳头撞击某物，拽头发等。

（4）无肉眼可见的损伤　如疯狂的运动方式，拒绝生活必需品（食物、水），拒绝治疗，故意做出鲁莽的行为等。

（5）有潜在危害的自伤　故意酗酒、故意过量吸烟、故意封闭自己等。

2. 流行特征　近年来，全球自伤的发生率呈持续上升趋势，且低龄化现象。目前，关于儿童自伤的发生率尚无一致的数据。一项纳入 1989~2018 年间 686672 名儿童和青少年的 Meta 分析显示，NSSI 的终身发生率在 16.9%~28.4%，近 1 年发生率在 13.3%~27.6%。此外，由于样本来源的差异性，很多基于学生为群体的调查，尚不能代表所有同龄人。一项真实世界的研究表明，在未上学或辍学的儿童青少年中，其不良的生活经历和风险行为往往更常见。

（二）自杀

自杀（suicide）是指个体在意识清醒情况下自愿（而非被迫）以伤害方式结束自己生命的行为。自杀是一个严重的公共安全问题，自 2003 年开始，WHO 和国际自杀预防协会将每年 9 月 10 日确定为"世界预防自杀日"，呼吁全社会关注和预防自杀。

1. 分类　自杀有多种分类方法，美国国立卫生研究所（National Institutes of Health，NIH）自杀预防中心将自杀现象分为 3 类：①自杀意念（suicidal ideation），即有结束生命的想法，但未付诸行动；②自杀未遂（attempted suicide），即采取行动，但因方式不当或中途被救活而未成功；③自杀死亡（completed suicide），即有意图并采取行为，最终导致死亡。

2. 流行特征　WHO 报告显示，每年有 70 多万人自杀身亡，儿童期自杀行为较为少见，自青春期开始增多，自杀是 15~29 岁人群的第四大死因。全球最常见的自杀方式是喝农药、上吊和使用枪支。低收入和中等收入国家的自杀人数占全球自杀人数的 77%。研究显示，自杀意念的终身发生率和近 1 年发生率分别是 14.2%~22.7% 和 11.6%~17.3%；自杀未遂的终身发生率和近 1 年发生率分别是 4.7%~7.7% 和 3.4%~5.9%。

3. 影响因素　应激 - 易感模型认为，自杀是应激源、保护性因素、个性素质（包括易感性、人格、认知等）三者之间复杂的相互作用，贯穿整个生命历程。

（1）应激源　如现实与理想的冲突、负性生活事件、重大家庭变故、重要人际关系的结束等。

（2）保护性因素　包括家庭、社会、文化等因素，应激引发自杀行为的过程受到环境因素的整合和调节。

（3）个体素质　遗传和生物易感性，童年期不良经历，不良个性特征，面对危机时缺乏应对能力，易导致痛苦、沮丧和挫败感，利用自杀行为来逃避。

4. 预防与控制　自杀可以预防，需要社会众多部门（包括卫生部门以及教育、劳动、司法、法律、国防、政治和媒体等）之间的协调与合作。任何单一方法均不能有效地处理这一复杂问题，因此，预防自杀工作必须全面性和综合性。

（1）一级预防　针对一般儿童青少年群体。普及心理健康的知识，培养儿童青少年的社会情感生活技能；认真对待儿童青少年发出的自杀信号，及时做出回应，提供支持；鼓励儿童青少年向心理老师寻求帮助；学校可以开展解决人际关系问题技能的课程。

（2）二级预防　针对有自杀危险的儿童青少年进行早发现、早诊断、早治疗。以学校 - 社区为核心，建立网络监控预警体系，早期筛选有心理行为问题的高危人群，建立人群保健档案，提供心理咨询和治疗方法，常见的有支持疗法、认知行为疗法、辩证行为疗法等。

（3）三级预防　建立自杀的急诊救治系统；发现和解决自杀未遂者导致自杀的原因，必要时采取药物和心理治疗，消除原因，预防再次自杀；国家需要制定全面的预防自杀战略和法律政策，加强农药管理，规范药品生产监督，从源头上控制人们获得自杀的手段。

二、虐待与忽视

儿童虐待与忽视（abuse and neglect）是指对 18 岁以下个体进行躯体虐待、情感虐待、性虐待、忽视或其他形式的剥夺。虐待儿童会造成其终生身心健康受损，影响社会适应和职业发展，最终可能减缓国家的经济和社会发展。

（一）分类

按照形式主要分为躯体虐待、情感（精神）虐待、性虐待、忽视等。

1. 躯体虐待（physical abuse）　指父母或其他人员（其他监护人、老师、朋友等）故意对儿童身体施以导致伤害或威胁生命的暴力行为，是最常见的一种虐待形式。比如击打、鞭打、用树枝等工具抽打，踢、咬、掐、烫、烧等导致窒息。

2. 情感（精神）虐待（emotional / psychological abuse）　指所有可能对儿童情感或精神健康造成伤害的行为。包括言语或情感攻击，比如限制人身自由（关小黑屋）、贬低、斥责、威胁、恐吓、歧视、嘲笑以及孤立、无视或拒绝儿童等，让儿童目睹暴力事件，也是情感虐待的一种重要表现形式。

3. 性虐待（sexual abuse）　指迫使儿童接受或参与他们并不理解、无法表示同意，违法的或触犯社会规范的性活动。包括接触性性虐待（如施虐者故意性抚摸儿童身体敏感部位或性交等）和非接触性性虐待（如施虐者向儿童暴露自己的生殖器，逼迫儿童接触或观看色情图片，对儿童进行性骚扰等）。

4. 忽视（neglect）　指父母或监督人本应该但却不能为儿童正常成长提供必要的衣食、住所和安全的环境、感情、监督、教育以及医疗护理等。包括躯体忽视、情感忽视、教育忽视和医疗忽视等。

（二）流行特征

WHO 报告显示，近 3/4 的 2～4 岁儿童经常遭受父母和照料者的躯体虐待和情感虐待；1/5 的女性、1/13 的男性自述在 0～17 岁时曾受过性虐待。中国一项多中心大样本的横断面调查显示，在 15278 名 10～20 岁儿童青少年中，躯体虐待、情感虐待、性虐待、躯体忽视和情感忽视的发生率分别为 20.3%、45.7%、13.3%、58.5% 和 64.2%。

（三）影响因素

1. 个体因素　性别因素来看，男童躯体虐待发生率高于女童，而女童性虐待发生率显著高于男童。从年龄因素角度，5 岁以下儿童或青少年群体发生率较高。此外，患有智力障碍或神经系统疾病、未达到父母期望等因素均与其发生有关。

2. 家庭因素　父母或监护人缺乏对儿童健康发展的认知；或父母自身的童年期有过不良经历，如幼时遭受过虐待行为。此外，父母的受教育程度和情绪行为问题，以及家庭结构也是重要的影响因素。比如重组家庭的儿童，遭受虐待行为的发生率较高。

3. 社会因素　如性别歧视；社会经济发展不平衡或不稳定；防止虐待儿童、儿童色情制品、儿童卖淫和童工的政策和规划不足；美化对他人的暴力行为、支持使用体罚，或贬低儿童在亲子关系中的地位等。

（四）预防与控制

虐待儿童往往是隐蔽的，只有一小部分受虐待儿童得到卫生专业人员的支持。同时，受到虐待的儿童在成年后更有可能虐待自己的子女，从而使暴力代代相传。因此，必须打破这种暴力循环，从而产生积极的代际影响。

1. 健康教育　提高公众对预防控制儿童虐待和忽视的认识；帮助儿童了解自身权力，有效识别可能导致伤害的危险情景；支持父母和传授积极的育儿技能。

2. 完善监控体系　建立儿童虐待案例上报制度，完善监测系统，及早发现，同时持续关照受害儿童及其家庭，可以降低虐待行为再次发生的风险，并最大限度地减轻其后果。

3. 制定法律保障　加强保护儿童性虐待和性剥削的法律和禁止暴力惩罚的法律，《中华人民共和国刑法》、《中华人民共和国未成年人保护法》为保障我国儿童免受虐待提供了有力的法律依据。同时，为最大限度地发挥防控作用，WHO建议基于公共卫生的角度将干预措施分为"4步走"，明确问题、确定原因和风险因素、设计和测试旨在尽量减少风险因素的干预措施、传播有关干预措施有效性的信息，并扩大行之有效的干预措施的规模。

三、校园暴力

校园暴力（school violence）是暴力的重要组成，包括发生在校园内、上下学途中，学校组织的活动及其他所有与校园环境相关的暴力行为，影响儿童身心健康，并对家庭、社会带来严重危害。

（一）分类与主要表现

校园暴力常见的类型有3种。一是躯体暴力，如打，推，踢，挤和其他可导致疼痛、伤害、损伤的攻击行为；二是言语/情感暴力，如威胁、恐吓、歧视性辱骂等；三是性暴力，如性骚扰、性侵犯等。

校园暴力主要表现为学生之间的施暴行为（如学生之间因小事形成对立、吵嘴攻击甚至大打出手，部分学生恃强凌弱、聚众闹事、打群架等），师生之间的暴力事件（如老师体罚学生），以及社会其他人员闯入的暴力事件（如学生家长到校与师生发生冲突、流氓入校寻衅滋事等）。

（二）流行特征

在全球范围内，每年约有10亿儿童经历了某种形式的躯体暴力、性暴力或情感暴力，这部分儿童大多数生活在中低收入国家，并且这些暴力事件大多数发生在学校及其周围。每年死于他杀的学龄儿童少年，约占5~19岁人群总数的1%，其中直接死于校园暴力的比例在持续上升。各类施暴者和受害者中男生都多于女生，躯体暴力发生率为4∶1，与男生易冲动、做事常不考虑后果等特征有关；女性则是性暴力的主要受害者。随着电子产品的广泛使用，校园暴力除了采用传统的手段，使用电子产品进行的电子欺凌（electronicbullying）和网络欺凌（cyber bullying）现象正在迅速增加。

（三）影响因素

社会生态系统理论（social ecosystems theory，SET），又称生态系统理论，是社会工作的重要基础理论之一，用以考察人类行为与社会环境的交互关系，主要包括微观系统、中观系统和宏观系统。如图6-2所示。

1. 微观系统　是指个体本身的一些特征以及与个体互动最频繁的、个体主要生活活动场域的小群体。他们对个体的影响最直接也是最大的。对于儿童而言，其自身的生理、心理和社会行为，都会对其校园暴力的产生有重大的影响。例如：男性暴力倾向高于女性；生理缺陷（如身体残疾、肥胖等），性格孤僻，以自我为中心的学生暴力倾向较高等。

2. 中观系统 是介于微观系统和宏观系统之间的一个系统，指对个体有影响的群体。从家庭环境与学校环境进行分析：家庭环境是影响学生行为的一个主要因素，其结构的不完整，关系的不和谐，环境的不健康都会增加学生的暴力倾向，可能会表现出侵略性或攻击性行为，并借此来减轻内心的压力；学校是儿童少年学习的地方，但是由于学校对学习成绩的片面追求，对违法违纪学生的管理缺少明确的规则制度，或者没有严格执行，施暴者未受到相应的惩罚，同时受害者也会失去对学校的信任感。

3. 宏观系统 包括文化、媒体、价值观、社会环境等。中国传统文化中，一些不好的思想像"各人自扫门前雪""事不关己高高挂起"对人们有着一定影响，造成一些学生受欺负时，没有人去帮助，助长了校园暴力的不良之风；或者一些人认为男孩应该更强硬、更有攻击性，而女孩应该更加温柔和善良，这样的观念会让一些男孩觉得需要展示出更多的攻击性表现，同时让一些女孩对于自己的弱势身份感到困扰。在网络媒体上，某些影视作品对欺凌、暴力场面的过度渲染，或者受到所谓"哥们儿义气"的影响，从而可能产生欺凌他人的现象。

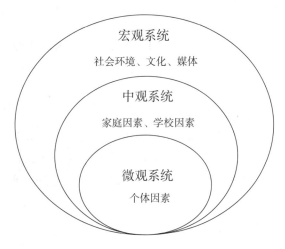

图 6-2 社会生态系统理论模式图

（四）预防与控制

1. 构建学校-家庭-社会"三位一体"防控网

（1）家庭教育 家长应该成为孩子学习和生活的良师益友，建立和谐的家庭氛围，培养孩子良好的行为习惯和道德品质。同时，家长要与孩子进行沟通，了解孩子的社交情况，教育孩子学会正确处理人际关系。

（2）学校教育 学校应提高对校园暴力的重视程度，加强学生思想道德教育，引导学生树立正确的价值观和人生观。同时，学校应该建立完善的校园安全管理制度，严格学生出入校园的管理，加强对校园周边环境的巡查。

（3）社会环 社会应该加强对校园暴力的宣传和教育，提高公众对校园暴力的认识和重视程度，形成共同抵制校园暴力的社会氛围。同时，政府应该加强对游戏厅、歌舞厅、网吧等场所的管理，禁止未成年人进入营业性娱乐场所。

2. 强化"监管-预警-应急"机制 学校应加强对学生日常行为的监管，尤其是对重点人群的关注和管理，例如对班级中纪律较差、喜欢拉帮结伙、有暴力倾向的学生要重点关注。

同时，学校应建立预警机制，及时发现和解决校园暴力问题，例如制定学生欺凌和暴力事件应急处理预案，建立日常值班和重点部位的巡查制度等。

此外，对于已经遭受校园暴力的学生，需要及时给予帮助和支持，学校和家长应该提供心理辅导和支持，帮助学生处理情绪和解决冲突。

（张诗晨）

答案解析

练习题

一、选择题

[A 型题]

1. 儿童非故意伤害的外部原因中，不包括（　　）

    A. 车祸　　　　　　　　　B. 溺水　　　　　　C. 烧伤/烫伤

    D. 自杀　　　　　　　　　E. 跌落

2. 对于溺水儿童的急救处理方法，不正确的是（　　）

    A. 迅速消除口鼻污物　　　　　　　B. 立即恢复呼吸道通畅

    C. 心脏复苏　　　　　　　　　　　D. 复苏后，就地进行进一步的抢救，不要搬运儿童

    E. 口对口人工呼吸

3. 对烫烧伤的儿童，以下措施错误的是（　　）

    A. 迅速将小儿抢离火场或脱离烫伤源　　B. 迅速将烫烧伤部位衣服撕掉

    C. 用清洁被单包裹　　　　　　　　　　D. 较小灼伤可清洁创面

    E. 对热液烫伤应立即脱去被热液渗透的衣服，立即采用大量清水冲洗 10 分钟以上

4. 儿童虐待的主要形式不包括（　　）

    A. 躯体虐待　　　　　　　B. 情感虐待　　　　　C. 冷漠

    D. 性虐待　　　　　　　　E. 忽视

5. 下列行为不属于躯体虐待的是（　　）

    A. 手打脚踢　　　　　　　　　　　B. 用器械打、抓掐捏拧

    C. 针刺、捆绑悬吊　　　　　　　　D. 粗暴推搡

    E. 恐吓

[B 型题]

1. 4 岁男童，左手背被开水烫伤，烫伤面积为 4cm×3cm，局部皮肤潮红，其上可见两个 0.5cm×0.3cm 左右的水疱，此时较为妥当的处理措施是（　　）

    A. 剪去水疱表皮，凡士林纱布包扎　　B. 将水疱表皮剪去，不包扎

    C. 清水冲洗创面，保护水疱，不包扎　D. 挑破水疱底部，挤出渗液，保留水疱

    E. 清水冲洗创面，保护水疱，包扎

2. 1 岁小儿滚落床下，恰巧碰翻地上热水壶，小儿烫伤皮肤与衣服粘连一起，这时对烫烧伤的小儿，错误的措施是（　　）

    A. 迅速将小儿脱离烫伤源　　　　　B. 迅速将烫烧伤部位衣服撕掉

    C. 用清洁被单包裹　　　　　　　　D. 较小灼伤可清洗创面

    E. 及时送往医院

3. 男孩，4 岁，开始出现频繁呛咳、面部青紫、气管拍击声，首先应考虑（　　）

　　A. 急性肺炎　　　　B. 肺结核　　　　C. 气管异物

　　D. 上呼吸道感染　　E. 药物中毒

4. 9 岁儿童，中午吃了妈妈从市场买的熟牛肉后，下午 4 点开始呕吐、腹泻、发热等症状，家长赶紧将孩子送到医院，医生初步诊断为食物中毒，这时应该采取的措施不包括（　　）

　　A. 尽快清除未被吸收的毒物　　　　B. 对症治疗

　　C. 特效治疗　　　　　　　　　　　D. 防止毒物吸收

　　E. 抗感染治疗

二、实例解析题

　　据新闻报道，某幼儿园老师给小班儿童换衣服时，由于儿童不配合，就将其衣服摔在地上，随后儿童开始哭泣，老师没有理睬。十分钟后，儿童仍然哭闹不止，老师于是走过去，一把将儿童推倒在地。

　　（1）针对上述案例，家长知晓此事后，应该采取什么措施？

　　（2）上述幼儿园老师的做法违反了什么法律？

书网融合……

本章小结　　　　　微课　　　　　题库

第十三章 儿童免疫规划

免疫规划就是根据国家传染病防治规划，使用有效疫苗对易感人群进行接种所制定的规划、计划和策略，按照国家或省、自治区、直辖市确定的疫苗品种、免疫程序或接种方案在人群中有计划地进行预防接种，以预防和控制特定传染病的发生和流行。

第一节 免疫规划的免疫学基础

PPT

一、免疫学的基本概念

免疫是指机体对感染有抵抗能力，从而不再患疫病或传染病。免疫过程是由机体的免疫系统完成的，具有多种生物学功能，如免疫防御、免疫监视、免疫耐受、免疫调节等。

（一）免疫系统

免疫系统由免疫器官（如胸腺、骨髓、脾、淋巴结等）、免疫细胞（如巨噬细胞、树突状细胞、自然杀伤细胞、T和B淋巴细胞等）和免疫活性分子（如细胞表面分子、抗体、细胞因子、补体等）组成。

免疫器官按其出现的时间和功能不同可分为中枢免疫器官和外周免疫器官，两者通过血液循环和淋巴循环相互联系。中枢免疫器官发生较早，由骨髓和胸腺组成。外周免疫器官发生较晚，由淋巴结、脾、皮肤黏膜相关的淋巴组织等组成。

免疫细胞泛指所有参加免疫应答或与免疫应答有关的细胞及其前体细胞，主要包括淋巴细胞、单核吞噬细胞、粒细胞等，它们都来源于多能造血干细胞。淋巴细胞是免疫系统的基本成分，在体内分布很广泛，主要是T淋巴细胞、B淋巴细胞。

免疫活性分子亦称细胞因子，是免疫系统的重要组成部分，是由免疫细胞或非免疫细胞分泌的小分子多肽类物质，它产生于天然免疫和特异免疫的效应阶段，对免疫应答、炎症反应进行介导并起着调节作用。免疫活性因子与免疫应答、调节，免疫细胞间的信息传递等都有着密切的关系。

（二）抗原和抗体

1. 抗原　凡能刺激机体免疫系统，使之产生抗体或致敏免疫活性细胞（淋巴细胞），并能与之发生特异性结合的物质，都称为抗原。它是引起机体产生免疫应答的外因，也是决定特异性免疫反应的关键。疫苗就是利用病原微生物或其有效成分，经人工减毒灭活或人工合成的方法制成。

2. 抗体　由抗原刺激机体免疫系统后产生，并能与相应抗原发生特异性结合的物质。1964 年 WHO 将具有抗原活性、化学结构与抗体相似的球蛋白统称为免疫球蛋白。Ig 是化学结构上的概念，而抗体是生物学功能上概念。所有抗体都是 Ig，但并非所有 Ig 都是抗体。

（三）免疫应答

是机体受抗原刺激后，免疫细胞对抗原产生的一系列反应的总称。体内的免疫应答分为非特异性免疫应答和特异性免疫应答两类。

1. 非特异性免疫应答　是指生物在长期进化过程中形成的一系列防御机制，是机体对侵入病原体的一种清除机制。以组织屏障吞噬作用和体液因子的快速效应而发挥作用。

2. 特异性免疫应答　是指由于对抗原特异性识别而产生的免疫。由于不同病原体所具有的抗原绝大多数是不相同的，故特异性免疫通常只针对一种病原体。感染后免疫都是特异性免疫，而且是主动免疫，通过细胞免疫和体液免疫的相互作用而产生免疫应答。细胞免疫是致敏 T 细胞介入，通过细胞毒性淋巴因子来杀伤病原体及其所寄生的细胞。对细胞内寄生病原体的清除作用，细胞免疫起重要作用。T 细胞还具有调节体液免疫的功能。体液免疫是致敏 B 细胞介入产生能与相应抗原结合的抗体，即免疫球蛋白。不同的抗原可诱发不同的免疫应答，因而抗体又可分为抗毒素、抗菌性抗体、中和抗体及调理素等，可促进细胞吞噬功能、清除病原体。抗体主要作用于细胞外的微生物。

（四）抗体产生的一般规律

1. 个体发育中抗体产生的规律　个体在发育过程中抗体的产生类似于种系发生的规律，体内首先生成的 IgM 在胚胎晚期已经能由胎儿自身合成，新生儿出生后 3 个月开始合成 IgG，4～6 个月出现 IgA。

2. 初次免疫应答和再次免疫应答　在抗原的诱导下，B 细胞活化、增殖、分化成浆细胞，产生的抗体经淋巴液和血液流向全身各处。血液中的抗体浓度随着应答时间的持续而增高。机体初次接受抗原刺激时，即发生初次应答；当再次接受相同抗原刺激时，机体产生再次应答。①初次应答所产生的抗体所需的潜伏期长，一般开抗原刺激后 1～2 周才出现特异性抗体，且浓度低，在体内维持的时间较短。主要以 IgM 为主，随后出现 IgG，抗体的亲和力也较低；②再次应答产生抗体的潜伏期短，接触抗原后 1～3 天血液中即出现抗体，且抗体浓度高、亲和力高、持续时间长，以 IgG 为主。

二、儿童免疫的特点

（一）儿童免疫应答的特点

儿童的免疫系统发育尚未完善，参与特异性和非特异性免疫应答的免疫细胞功能也不成熟，因此，儿童对于病原体免疫应答反应相对较弱。一般情况下，新生儿脐带血中的单核细胞杀菌活性和抗体介导的细胞毒作用都和成人基本相同，但是吞噬病原体的能力不如成年人；中性粒细胞的细胞核在形态学上也不成熟，其游走能力也不如成人。NK 细胞活性非常低，出生后 1～5 个月达到成人水平，并且单个 NK 细胞结合、溶解病原体的功能均受到抑制。T 细胞表现介于成熟胸腺细胞和成人外周血初始 T 细胞之间，这种不成熟的 T 细胞，导致其细胞免疫功能不成熟。B 细胞在出生时和成人的 B 细胞表面标记相同，但是无功能。正常婴儿在出生前即可制造少量 IgG，脐血中 IgG 用尽后，儿童自己制造的 IgG 一般在 3 岁时才能达到成人水平。2 周龄婴儿开始产生黏膜型 IgA，分泌型 IgA 浓度在 6~12 个月达到成人水平，而血清 IgA 出现较晚，约 12 岁时才可达到成人水平。

（二）影响儿童免疫反应的因素

1. 营养　儿童正处于生长发育阶段，对各种营养素的需求均比成人多，尤其婴幼儿期生长发育较快，需要的营养素会更多。若各种营养素摄入不足，不但影响儿童生长发育，还会影响儿童免疫功能的发育。研究发现，严重的蛋白质－能量营养不良的儿童可以出现细胞免疫功能紊乱和血清抗体减少，因此更容易发生各种细菌、病毒和真菌感染，并且感染后往往迁延不愈，造成生命威胁。维生素对维持正常免疫功能起到非常重要的作用，如维生素 A 及其衍生物可促进单核巨噬细胞产生白细胞介素－1（IL－1），促进细胞生长和膜表面 IL－2 受体的表达，促进 B 细胞生长和免疫球蛋白产生；维生素 D 具有介导单核细胞进一步分化成熟的作用，并能促进单核细胞产生 IL－1。微量元素铁和锌的缺乏可抑制 T 淋巴细胞活化、增殖和分化，导致迟发型皮肤超敏反应减弱或消失。

2. 疾病　许多感染性疾病对儿童免疫功能也会产生较大的影响。感染一方面可增强机体免疫功能，另一方面也可使免疫调节紊乱，或导致其他传染病、自身免疫疾病以及超敏反应性疾病的发生。如患艾滋病的个体，由于人体免疫缺陷病毒直接侵犯和大量杀伤 CD4＋T 细胞，致使机体免疫功能极度低下，易继发各种严重感染和肿瘤，导致患者死亡。

3. 药物　免疫和炎症两个过程在组织、细胞和分子水平上有着紧密的联系，因此，目前常用的抗炎药物会不同程度影响免疫功能。如临床上常用的糖皮质激素，该药有强大的抗炎作用，但同时也有一定的免疫抑制作用，可以抑制巨噬细胞产生 IL－1、抑制淋巴细胞产生 IL－2、影响抗体产生和细胞免疫、对免疫系统的许多细胞产生影响、使细胞因子对靶细胞的作用受阻。

PPT

第二节　免疫接种

全球公共卫生实践证明，免疫接种是预防、控制、消灭传染病最经济、安全和有效的措施。免疫接种的普及，避免了无数儿童残疾和死亡。世界各国政府均将免疫接种列为最优先的公共预防服务项目。我国通过接种疫苗实施国家免疫规划，有效地控制了多种传染病的发病。自 1995 年后，口服脊髓灰质炎糖丸，阻断了本土脊髓灰质炎病毒的传播，使成千上万孩子避免了肢体残疾；普及新生儿乙肝疫苗接种后，5 岁以下儿童乙肝病毒携带率已从 1992 年的 9.7% 降至 2014 年的 0.3%；上世纪中期，麻疹年发病人数曾高达 900 多万，至 2020 年麻疹发病人数已不到 1000 例；普及儿童计划免疫前，白喉每年可导致数以十万计儿童发病，而在 2006 年后已无白喉病例报告。国家免疫规划的实施有效地保护了广大儿童的健康和生命安全。不断提高免疫服务质量，维持高水平接种率是全社会的责任。

一、免疫接种的类型

特异性免疫的获得方式分为自然免疫和人工免疫。自然免疫分为自然主动免疫和自然被动免疫。前者一般是在患某种传染病或隐性感染之后获得，后者是胎儿及新生儿经胎盘或乳汁获得的抗体。人工免疫是采用人工方法使机体获得的特异性免疫，可分为人工主动免疫和人工被动免疫。

（一）人工主动免疫

人工主动免疫，即设法使宿主和致病微生物或其产生的毒素接触，产生免疫应答，合成抗体，产生免疫记忆。以后再与此致病微生物接触时，宿主已经有部分防御能力，并产生更快而有效的再次免疫应答，这种应答能在显著发病前限制或消灭这种感染。主动免疫制剂具有抗原性，通过适当的途径接种到机体产生特异性自动免疫力，称为疫苗，包括灭活疫苗、减毒活疫苗、合成疫苗等。

（二）人工被动免疫

被动免疫指机体被动接受抗体的过程即给人体注射含特异性抗体的免疫血清或细胞因子等制剂，达到预防疾病的目的。免疫制剂具有抗体属性，使机体产生被动免疫力，包括抗毒素、抗血清和特异性免疫球蛋白。

二、疫苗

疫苗是指为预防、控制疾病的发生、流行，用于人体免疫接种的预防性生物制品，包括免疫规划疫苗和非免疫规划疫苗。

（一）分类

根据国家 2019 年 12 月 1 日起实行的《中华人民共和国疫苗管理法》，将疫苗分为免疫规划疫苗和非免疫规划疫苗。

1. 免疫规划疫苗　是指居民应当按照政府的规定接种的疫苗，包括国家免疫规划确定的疫苗，省、自治区人民政府在执行国家免疫规划时增加的疫苗，以及县级以上人民政府或者其卫生健康主管部门组织的应急接种或者群体性预防接种所使用的疫苗。国家免疫规划疫苗包括儿童常规接种疫苗和重点人群接种疫苗。①儿童常规接种的疫苗，是指儿童免费接种免疫规划疫苗。用于预防乙型肝炎、结核病、脊髓灰质炎、百日咳、白喉、破伤风、麻疹、腮腺炎、风疹、乙型脑炎、流行性脑膜炎、甲型肝炎等 12 种传染病。②重点人群接种疫苗。包括在重点地区对重点人群预防接种的双价肾综合征出血热灭活疫苗（出血热疫苗，EHF）；发生炭疽和钩端螺旋体病疫情时，对重点人群应急接种的皮上划痕人用炭疽活疫苗（炭疽疫苗，Anth）和钩端螺旋体疫苗（钩体疫苗，Lep）。③省级增加的国家免疫规划疫苗。省级人民政府在执行国家免疫规划时，根据辖区的传染病流行情况、人群免疫状况等因素，可以增加免费向公民提供接种的疫苗种类或剂次，疫苗的使用原则依照有关部门制定的方案执行，并报国务院卫生健康主管部门备案。④应急接种或群体性预防接种疫苗。在针对传染病暴发、流行时，县级及以上人民政府或者其卫生健康行政部门组织开展的应急接种或群体性预防接种所使用的疫苗，疫苗的使用原则依照有关部门制定的方案执行。

2. 非免疫规划疫苗　指由居民自愿接种的其他疫苗，如水痘疫苗、流感疫苗、人乳头瘤病毒疫苗、人用狂犬疫苗、轮状病毒疫苗、出血热疫苗等。受种者或其监护人在知情同意的情况下，可以自愿自费选择。

📎 知识链接

疫苗全程电子追溯制度

国务院药品监督管理部门会同国务院卫生健康主管部门制定统一的疫苗追溯标准和规范，建立全国疫苗电子追溯协同平台，整合疫苗生产、流通和预防接种全过程追溯信息，实现疫苗可追溯。

疫苗上市许可持有人应当建立疫苗电子追溯系统，与全国疫苗电子追溯协同平台相衔接，实现生产、流通和预防接种全过程最小包装单位疫苗可追溯、可核查。

疾病预防控制机构、接种单位应当依法如实记录疫苗流通、预防接种等情况，并按照规定向全国疫苗电子追溯协同平台提供追溯信息。

（二）疫苗的储存与运输

1. 疫苗应按品种、批号分类码放。采用冷库和大容量冰箱存放疫苗时，底部应留有一定的空间。

疫苗要摆放整齐，疫苗与箱壁、疫苗与疫苗之间应留有 1～2cm 的空隙。疫苗不应放置冰箱门内搁架上，含吸附剂疫苗不可贴壁放置。

2. 使用冰衬、冰箱储存疫苗时，应将可冷冻保存的疫苗存放在底部、冷藏保存的疫苗放在冰箱上部，避免冻结。

3. 乙肝疫苗、卡介苗、脊灰灭活疫苗、百白破疫苗、白破疫苗、麻疹疫苗、麻腮风疫苗、麻风疫苗、乙脑疫苗、A 群流脑多糖疫苗、A 群 C 群流脑多糖疫苗、甲肝疫苗、钩体疫苗、出血热疫苗、炭疽疫苗等在 2～8℃ 条件下避光储存和运输。

4. 脊灰减毒活疫苗在 -20℃ 以下保存，运输过程可在冷藏条件下进行。

5. 其他疫苗和疫苗稀释液的储存和运输温度要求按照《中华人民共和国药典》和使用说明的规定执行。

6. 运输疫苗时应使用冷藏车，并在规定的温度下运输。未配冷藏车的单位在领发疫苗时要将疫苗放在冷藏箱中运输。

（三）疫苗的使用管理

接种疫苗时，优先保证按照免疫规划疫苗规定的免疫起始年（月）龄、免疫程序、接种间隔等要求，完成免疫规划疫苗全程接种。当免疫规划疫苗与非免疫规划疫苗的接种时间发生冲突时，应优先保证接种免疫规划疫苗或者受种方自主选择的可替代相应免疫规划疫苗的非免疫规划疫苗。特殊情况下，用于预防紧急疾病接种的非免疫规划疫苗，如人用狂犬病疫苗或其他需应急接种的疫苗，应优先接种。

（四）失效报废疫苗的处置要求

疾病预防控制机构、接种单位应当建立疫苗定期检查制度，对存在包装无法识别、储存温度不符合要求、超过有效期等问题的疫苗，采取隔离存放、设置警示标志等措施，并按照国务院药品监督管理部门、卫生健康主管部门、生态环境主管部门的规定处置。疾病预防控制机构、接种单位应当如实记录处置情况，处置记录应当保存至疫苗有效期满后不少于五年备查。

（五）冷链系统

冷链是指为保障疫苗质量，疫苗从生产企业到接种单位，均在规定的温度条件下储存、运输和使用的全过程。冷链设施、设备包括冷藏车、疫苗运输车、冷库、冰箱、冷藏箱、冷藏包、冰排、冷链温度监测设备和安置设备的房屋等。冷链系统是在冷链设施设备的基础上加入管理因素（即人员、管理措施和保障）的工作体系。

三、预防接种服务

预防接种是利用人工制备的抗原或抗体通过适宜的途径对机体进行接种，使机体获得对某种传染病的特异免疫力，以提高个体或群体的免疫水平，预防和控制相关传染病的发生和流行。

（一）组织形式

1. 常规接种　常规接种是指接种单位按照国家免疫规划疫苗儿童免疫程序、疫苗使用指导原则、疫苗使用说明书，在相对固定的接种服务周期时间内，为接种对象提供的预防接种服务。

2. 临时接种　在出现自然灾害、控制疫苗针对传染病流行等情况，开展应急接种、补充免疫或其他群体性预防接种时，按应急接种、补充免疫或群体性预防接种方案，在适宜的地点和时间，设立临时预防接种点，对目标人群开展的预防接种服务。

3. 群体性预防接种　群体性预防接种是指在特定范围和时间内，针对可能受某种传染病威胁的特定人群，有组织地集中实施的预防接种活动。补充免疫（原称为"强化免疫"）是一种较常采用的群体性预防接种形式。

4. 应急接种 应急接种是指在传染病疫情开始或有流行趋势时，为控制传染病疫情蔓延，对目标人群开展的预防接种活动。

（二）服务流程

预防接种服务规范有三个重要流程，即预防接种管理、预防接种和疑似预防接种异常反应处理。具体内容见图 13 – 1。

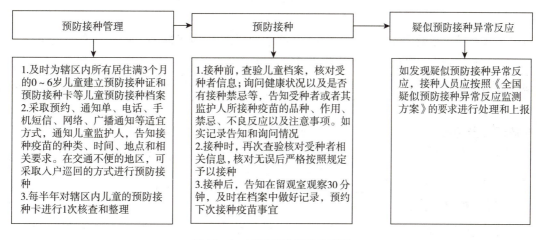

图 13 – 1　预防接种服务流程图

（三）服务要求

1. 接种单位条件 取得医疗机构执业许可证；具有经过县级人民政府卫生健康主管部门组织的预防接种专业培训并考核合格的医师、护士或者乡村医生；具有符合疫苗储存、运输管理规范的冷藏设施、设备和冷藏保管制度。

2. 接种规定 应按照相关规定做好预防接种服务工作，承担预防接种的人员应当具备执业医师、执业助理医师、执业护士或者乡村医生资格，并经过县级或以上卫生健康行政部门组织的预防接种专业培训，考核合格后持证方可上岗。

（四）服务管理

国家对儿童实行预防接种证制度。接种单位必须按规定为适龄儿童建立预防接种证，作为儿童预防接种的凭证、记录和证明。

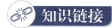 知识链接

接种证的用途

《中华人民共和国疫苗管理法》第四十七条规定：国家对儿童实行预防接种证制度。在儿童出生后一个月内，其监护人应当到儿童居住地承担预防接种工作的接种单位或者出生医院为其办理预防接种证。接种单位或者出生医院不得拒绝办理，监护人应当妥善保管预防接种证。第四十八条规定：儿童入托、入学时，托幼机构、学校应当查验预防接种证，发现未按照规定接种免疫规划疫苗的，应向儿童居住地或者托幼机构、学校所在地承担预防接种工作的接种单位报告，并配合接种单位督促其监护人按照规定补种。预防接种实行居住地管理，儿童离开原居住地期间，由现居住地承担预防接种工作的接种单位负责对其实施接种。

预防接种证是儿童身体健康的身份证，以备孩子入托、入学、入伍或将来出入境的查验。

四、预防接种的实施

(一) 预防接种前准备工作

1. 确定受种对象 根据国家免疫规划疫苗的免疫程序等,确定受种对象,包括:本次受种对象、上次漏种者和流动人口等未受种者。清理预防接种卡或信息系统儿童接种个案信息,根据预防接种记录核实受种对象。

2. 通知儿童监护人或受种者 采取口头预约、书面预约、电话联系、手机短信(微信)等方式,通知儿童监护人或受种者,包括疫苗的种类、时间、地点和相关要求。

3. 领取或购进疫苗 计算领取或购进疫苗数量、做好疫苗领发登记;疫苗的运输符合疫苗储存运输工作规范。

4. 准备预防接种器材 按受种对象人次数的 1.1 倍准备注射器材,注射器包装完好并在有效期内。准备药品、器械:75% 乙醇、无菌干棉球或棉签、治疗盘、体温计、听诊器、压舌板、血压计、1:1000 肾上腺素、注射器毁形装置或安全盒、污物桶等。

(二) 预防接种时工作

1. 预防接种场所要求 ①预防接种场所要设有醒目的标志,室内清洁、光线明亮、通风保暖,并准备好预防接种工作台、坐凳以及提供儿童和家长留观、等候的条件。②预防接种门诊应当按照咨询/登记、预防接种、留观等内容进行合理分区,确保预防接种有序进行。③预防接种室、接种工作台应设置醒目标记。④做好室内清洁,使用消毒液或紫外线消毒,并做好消毒记录。⑤在预防接种场所显著位置公示相关资料。

2. 核实 核实受种者,确认是否为本次受种对象,应接种何种疫苗等。

3. 预防接种知情告知 ①医疗卫生人员实施接种,应当告知受种者或者其监护人所接种疫苗的品种、作用、禁忌、不良反应以及现场留观等注意事项。②询问受种者的健康状况以及是否有接种禁忌等情况,并如实记录告知和询问情况。③受种者或者其监护人应当如实提供受种者的健康状况和接种禁忌等情况。④有接种禁忌不能接种的,医疗卫生人员应当向受种者或者其监护人提出医学建议,并如实记录提出医学建议情况。

疫苗接种禁忌证:患急性疾病,严重慢性疾病、慢性疾病的急性发作期和发热者;已知对疫苗的任何成分过敏者;免疫缺陷者、免疫功能低下或正在接受免疫抑制治疗者,不能使用减毒活疫苗;既往接种后有严重不良反应的儿童,不可接种同种疫苗;患脑病、未控制的癫痫和其他进行性神经系统疾病者,不能接种百白破、流脑和乙脑等疫苗;具体疫苗的禁忌,在接种前应查看疫苗说明书。

4. 预防接种现场疫苗管理 接种前将疫苗从冷藏设备内取出,尽量减少开启冷藏设备的次数。核对接种疫苗的品种,检查疫苗外观质量。凡过期、变色、污染、发霉、有摇不散凝块或异物、无标签或标签不清、疫苗瓶有裂纹的疫苗一律不得使用。疫苗使用说明规定严禁冻结的疫苗,如百白破疫苗、乙肝疫苗、白破疫苗等,冻结后一律不得使用。

5. 预防接种操作 ①严格执行"三查七对一验证",无误后予以预防接种。三查:检查受种者健康状况和接种禁忌证;查对预防接种卡(簿)与儿童预防接种证;检查疫苗、注射器外观与批号、效期。七对:核对受种对象姓名、年龄、疫苗品名、规格、剂量、接种部位、接种途径。一验证:受种者、预防接种证和疫苗信息相一致。②接种部位皮肤消毒。确定接种部位要避开瘢痕、炎症、硬结和皮肤病变处;用灭菌镊子夹取 75% 乙醇棉球或用无菌棉签蘸取 75% 乙醇,由内向外螺旋式对接种部位皮肤进行消毒,涂擦直径≥5cm,待晾干后立即预防接种。③接种时严格执行安全注射。

6. 预防接种方法　预防接种途径通常为口服、肌内注射、皮下注射、皮内注射。注射部位通常为上臂外侧三角肌处和大腿前外侧中部，当多种疫苗同时注射接种（包括肌内、皮下和皮内注射）时，可在左右上臂、左右大腿分别接种，卡介苗选择上臂。常用疫苗接种途径及部位见表 13 – 1。

表 13 – 1　常用疫苗的接种途径与部位

疫苗名称	接种途径	接种部位
乙肝疫苗（HepB）	肌内注射	上臂三角肌或大腿前外侧中部
卡介苗（BCG）	皮内注射	上臂外侧三角肌中部略下处
脊灰灭活疫苗（IPV）	肌内注射	上臂外侧三角肌或大腿前外侧中部
脊灰减毒疫苗（OPV）	口服	
百白破疫苗（DTaP）	肌内注射	上臂外侧三角肌或臀部
白破疫苗（DT）	肌内注射	上臂外侧三角肌
麻风腮疫苗（MR）	皮下注射	上臂外侧三角肌下缘
乙脑灭活疫苗（JE – I）	皮下注射	上臂外侧三角肌下缘
乙脑减毒活疫苗（JE – L）	肌内注射	上臂外侧三角肌下缘
A 群流脑多糖疫苗（MPSV – A） A 群 C 群流脑多糖疫苗（MPSV – AC）	皮下注射	上臂外侧三角肌下缘
甲肝减毒活疫苗（HepA – L）	皮下注射	上臂外侧三角肌下缘
甲肝灭活疫苗（HepA – I）	肌内注射	上臂外侧三角肌

7. 预防接种记录、观察与预约　①预防接种后及时在预防接种证、卡（簿）记录接种疫苗品种、规格、疫苗最小包装单位的识别信息（或批号）、时间等。②预防接种记录书写工整，不得用其他符号代替。使用儿童预防接种信息化管理地区，需将儿童预防接种相关资料录入信息系统。③告知儿童监护人，受种者在预防接种后留在预防接种现场观察 30 分钟。如出现不良反应，及时处理和报告。预约下次接种疫苗的种类、时间和地点。

8. 新生儿接种　产科接种单位在为新生儿预防接种第 1 剂乙肝疫苗和卡介苗后，应填写"新生儿首剂乙肝疫苗和卡介苗疫苗预防接种记录单"，告知儿童监护人在 1 个月内到居住地的接种单位办理预防接种证、卡（簿）；产科接种单位也可直接在预防接种证上记录首剂乙肝疫苗和卡介苗预防接种情况。

（三）预防接种后的工作

1. 清理器材　清洁冷藏设备；清理使用后的自毁型注射器、一次性注射器及其他医疗废物，严格按照《医疗废物管理条例》的规定处理；镊子、治疗盘等器械按要求灭菌或消毒后备用。

2. 处理剩余疫苗　记录疫苗的使用及废弃数量，剩余疫苗按以下要求处理；废弃已开启疫苗瓶的疫苗；冷藏设备内未开启的疫苗做好标记，放冰箱保存，于有效期内在下次预防接种时首先使用。

3. 清理核对　核对预防接种处方签或接种通知单，信息系统儿童预防接种个案信息，确定需补种的人数和名单，下次预防接种前补发通知。

4. 统计核对　统计本次预防接种数、核对疫苗数量、制定下次接种的疫苗使用计划。

五、疑似预防接种异常反应的监测及处理

疑似预防接种异常反应（adverse events following immunization，AEFI）是指在预防接种后发生的怀疑与预防接种有关的反应或事件。

（一）AEFI 发生的原因

1. 本质方面的因素　疫苗的毒株、疫苗的纯度和均匀度、疫苗的生产工艺、疫苗中的附加物、疫

苗污染外源性因子和疫苗制造中的差错。

2. 疫苗使用方面的因素 接种对象不当，禁忌证掌握不严，接种部位、途径不正确，接种剂量和接种次数过多，误用与剂型不符的疫苗或稀释液，疫苗运输或储存不当，使用时未检查或使用中未摇匀，不安全注射。

3. 个体方面的因素 健康状况、过敏性体质、免疫功能不全、精神因素。

4. 其他因素 接种时间、药物影响等。

（二）报告程序与时限

医疗机构、接种单位、疾病预防控制中心、药品不良反应监测机构、疫苗生产企业及其执行职务的人员为 AEFI 的责任报告单位和报告人。发现疑似预防接种异常反应后应在 48 小时内向所在地的县级疾病预防控制机构、药品不良反应监测机构报告，怀疑与预防接种有关的死亡、严重残疾、群体性反应、对社会有重大影响的 AEFI 应在 2 小时内逐级向县、市、省级和国家疾病预防控制机构、药品不良反应监测机构报告。属于突发公共卫生事件的，按照《突发公共卫生事件与传染病疫情监测信息报告管理办法》等规定进行报告。

（三）调查诊断工作程序

1. 核实报告 县级疾病预防控制机构接到 AEFI 报告后，应当核实情况。

2. 组织调查 除明确诊断的一般反应（如单纯发热、接种部位的红肿、硬结等）外的 AEFI 均需调查。怀疑与预防接种有关的死亡、严重残疾、群体性、对社会有重大影响的 AEFI，由设区的市级或省级疾病预防控制机构在接到报告后立即组织预防接种异常反应调查诊断专家组进行调查。

3. 收集资料 包括临床资料和预防接种资料。

4. 诊断 死亡、严重残疾、群体性、对社会有重大影响的 AEFI，由设区的市级或省级预防接种异常反应调查诊断专家组进行诊断，其他由县级预防接种异常反应调查诊断专家组进行诊断。

5. 调查报告 对死亡、严重残疾、群体性、对社会有重大影响的 AEFI，疾病预防控制机构应当在调查开始后 7 日内完成初步调查报告，及时将调查报告向同级卫生健康主管部门、上一级疾病预防控制机构报告，向同级药品不良反应监测机构通报。县级疾病预防控制机构应当及时通过全民健康保障信息化工程 – 中国疾病预防控制信息系统上报初步调查报告。

（四）AEFI 按调查目的分类

1. 不良反应 合格的疫苗在实施规范预防接种后，发生的与预防接种目的无关或意外的有害反应，包括一般反应和异常反应。一般反应是指在预防接种后发生的，由疫苗本身所固有的特性引起的，对机体只会造成一过性生理功能障碍的反应，主要有发热和局部红肿，同时可能伴有全身不适、倦怠、食欲不振、乏力等综合症状。异常反应是指合格的疫苗在实施规范预防接种过程中或者实施规范预防接种后造成受种者机体组织器官、功能损害，相关各方均无过错的药品不良反应。

2. 疫苗质量事故 由于疫苗质量不合格，预防接种后造成受种者机体组织器官、功能损害。

3. 预防接种事故 由于在预防接种实施过程中违反预防接种工作规范、免疫程序、疫苗使用指导原则、接种方案，造成受种者机体组织器官、功能损害。

4. 偶合症 受种者在预防接种时正处于某种疾病的潜伏期或者前驱期，预防接种后巧合发病。与接种疫苗无关，但由于时间上与接种有密切关系，非常容易被误解为预防接种异常反应。

5. 心因性反应 在预防接种实施过程中或预防接种后因受种者心理因素发生的个体或者群体的反应。

（五）AEFI 的总体处理原则

1. 因预防接种异常反应造成受种者死亡、严重残疾或者器官组织损伤的，依照《中华人民共和国疫苗管理法》有关规定给予补偿。

2. 当受种方、接种单位、疫苗生产企业对 AEFI 调查诊断结论有争议时，按照《预防接种异常反应鉴定办法》的有关规定处理。

3. 因疫苗质量不合格给受种者造成健康损害的，以及因接种单位违反预防接种工作规范、免疫程序、疫苗使用指导原则、预防接种方案给受种者造成健康损害的，依照《中华人民共和国疫苗管理法》及《医疗事故处理条例》有关规定处理。

4. 建立媒体沟通机制，积极、主动、及时、客观回应媒体和公众对预防接种异常反应的关切。开展预防接种异常反应科普知识的宣传，做好与受种者或其监护人的沟通，增进公众对疫苗安全性的信任。

（六）局部一般反应的处置原则

1. 红肿直径和硬结 <15mm 的局部反应，一般不需任何处理。

2. 红肿直径和硬结在 15～30mm 的局部反应，可用干净的毛巾先冷敷，出现硬结者可热敷，每日数次，每次 10～15 分钟。

3. 红肿和硬结直径≥30mm 的局部反应，应及时到医院就诊。

4. 接种卡介苗出现的局部红肿，不能热敷。

PPT

第三节　国家免疫规划与儿童免疫程序

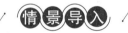
情景导入

情景描述：一位女士抱着一个 1 岁 2 月龄的幼儿到乡镇卫生院预防接种门诊为孩子接种疫苗。因小儿出生时体弱，经过治疗，现阶段身体健康，无其他任何疾病。接种医生发现：该小儿目前接种了乙肝疫苗 3 剂、卡介苗 1 剂、灭活脊灰疫苗 1 剂。

讨论：

1. 该小儿是否完成规定接种程序的疫苗接种？应补种哪些疫苗？

2. 如部分疫苗经监护人同意使用非免疫规划疫苗替代，将怎样进行接种？

3. 一次可接种多种疫苗吗？如可以，如何进行接种？如不可以，为什么？

一、国家免疫规划 ⓔ 微课

我国实行国家免疫规划制度，居住在中国境内的居民，依法享有接种免疫规划疫苗的权利，履行接种免疫规划疫苗的义务。政府免费向居民提供免疫规划疫苗。县级以上人民政府及其有关部门应当保障适龄儿童接种免疫规划疫苗。监护人应当依法保证适龄儿童按时接种免疫规划疫苗。县级以上卫生健康主管部门指定符合条件的医疗机构承担责任区域内免疫规划疫苗接种工作。

（一）免疫程序

免疫程序是国家某一特定的人群（如儿童）预防传染病需要接种疫苗的种类、受种人群、初次接种年龄、次序、计量、部位、时间间隔及有关要求所做的具体规定。制定免疫程序时要综合考虑当前传染病的流行特征和对人群健康的危害程度、国家或地方疾病控制规划、疫苗特性和免疫原理、疾病负担、接种利弊和成本效益等多方面因素。

1. 国家免疫规划疫苗儿童免疫程序表 为有效预防和控制传染病，全面实施国家免疫规划，进一步降低疫苗可以预防的发病率，结合当前经济社会的发展情况制定。国家免疫规划疫苗儿童免疫程序表见表 13 – 2。

表 13 – 2 国家免疫规划疫苗儿童免疫程序表（2021 年版）

可预防疾病	疫苗种类/名称	接种途径	剂量	英文缩写	出生时	1月	2月	3月	4月	5月	6月	8月	9月	18月	2岁	3岁	4岁	5岁	6岁
乙型病毒肝炎	乙肝疫苗	肌内注射	10 或 20μg	HepB	1	2					3								
结核病①	卡介苗	皮内注射	0.1ml	BCG	1														
脊髓灰质炎	脊髓灭活疫苗	肌内注射	0.5ml	IPV			1	2											
	脊髓减毒疫苗	口服	1 粒或 2 粒	bOPV					3								4		
百日咳、白喉、破伤风	百白破疫苗	肌内注射	0.5ml	DTaP				1	2	3				4					
	白破疫苗	肌内注射	0.5ml	DT															5
麻疹、风疹、流行性腮腺炎	麻风腮疫苗	皮下注射	0.5ml	MMR								1		2					
流行性乙型脑炎②	乙脑减毒疫苗	皮下注射	0.5ml	JE – L								1			2				
	乙脑灭活疫苗	肌内注射	0.5ml	JE – I								1、2			3				4
流行性脑脊髓膜炎	A 群流脑多糖疫苗	皮下注射	0.5ml	MPSV – A							1		2						
	A 群 C 群流脑多糖疫苗	皮下注射	0.5ml	MPSV – AC												3			4
甲型病毒性肝炎③	甲肝减毒活疫苗	皮下注射	0.5ml 或 1.0ml	HepA – L										1					
	甲肝灭活疫苗	肌内注射	0.5ml	HepA – I										1	2				

注：①主要指结核性脑膜炎、粟粒型肺结核等。

②选择乙脑减毒活疫苗接种时，采用两剂次接种程序。选择乙脑灭活疫苗接种时，采用四剂次接种程序；乙脑灭活疫苗第 1、2 剂间隔 7 ~ 10 天。

③选择甲肝减毒活疫苗接种时，采用一剂次接种程序。选择甲肝灭活疫苗接种时，采用两剂次接种程序。

2. 一般原则 接种起始年龄：免疫程序表所列各疫苗剂次的接种时间，是指可以接种该剂次疫苗的最小年龄；儿童年龄达到相应剂次疫苗的接种年龄时，应尽早接种，建议在推荐的年龄之前完成国家免疫规划疫苗相应剂次的接种。①乙肝疫苗第 1 剂：出生后 24 小时内完成。②卡介苗：小于第 3 月龄完成。③乙肝疫苗第 3 剂、脊灰疫苗第 3 剂、百白破疫苗第 3 剂、麻风腮疫苗第 1 剂、乙脑减毒疫苗第 1 剂或乙脑灭活疫苗第 2 剂：小于 12 月龄完成。④A 群流脑多糖疫苗第 2 剂：小于 18 月龄完成。⑤麻风腮疫苗第 2 剂、甲肝减毒活疫苗或甲肝灭活疫苗第 1 剂、白破疫苗第 4 剂：小于 24 月龄完成。⑥乙脑减毒活疫苗第 2 剂或乙脑灭活疫苗第 3 剂、甲肝灭活疫苗第 2 剂：小于 3 周岁完成。⑦A 群 C 群流脑多糖疫苗第 1 剂：小于 4 周岁完成。⑧脊灰疫苗第 4 剂：小于 5 周岁完成。⑨百白破疫苗、A 群 C 群流脑多糖疫苗第 2 剂、乙肝灭活疫苗第 4 剂：小于 7 周岁完成。

如果儿童未按照上述推荐的年龄及时完成接种，应根据补种通用原则和各种疫苗的具体要求尽早进行补种。

3. 使用规定　选择乙脑减毒活疫苗接种时，采用两剂次接种程序。选择乙脑灭活疫苗接种时，采用四剂次接种程序，乙脑灭活疫苗第1、2剂间隔7~10天。选择甲肝减毒活疫苗接种时，采用一剂次接种程序。选择甲肝灭活疫苗接种时，采用两剂次接种程序。疫苗接种剂次：常用疫苗接种剂次见表13-3，常用疫苗接种完成的时间见表13-4。

表13-3　常用疫苗接种完成的剂次

疫苗名称	接种剂次	备注
乙肝疫苗	3	第1剂出生后24小时完成，第3剂小于12月龄完成
卡介苗	1	<3月龄完成
脊髓灰质炎疫苗	4	前3剂为基础免疫，第3剂小于12月龄完成；第4剂为加强免疫，小于5周岁完成
百白破疫苗	5	前3剂为基础免疫；第4剂为加强免疫，第5剂使用白破疫苗加强免疫1剂
麻腮风疫苗	2	第1剂小于12月龄完成，第2剂小于3周岁完成
乙脑减毒疫苗	2	第1剂为基础免疫，第2剂为加强免疫
乙脑灭活疫苗	4	第1、2剂为基础免疫，接种间隔7~10天，2周岁完成第3剂接种，6周岁完成第4剂接种
A群流脑多糖疫苗	2	第1、2剂为基础免疫，2剂间隔时间大于3个月
A群C群流脑多糖疫苗	2	作为A群流脑的加强针，3周岁接种第1剂，6周岁接种第2剂，接种间隔时间不少于3年

表13-4　常用疫苗接种完成的时间

疫苗名称	接种完成时间
乙肝疫苗	第1剂出生后24小时完成；第3剂<12月龄完成。若HBsAg或阳性或不详者，其新生儿第一剂需<12小时完成
卡介苗	<3月龄完成。3月龄~3周岁可考虑补种，补种的儿童先做结核菌素纯蛋白衍生物（TB-PPT）或卡介苗蛋白衍生物（SCG-PPT）实验，结果阴性才补种
脊髓灰质炎疫苗	第3剂<12月龄完成；第4剂（减毒活疫苗）<5周岁完成
百白破疫苗	第3剂<12月龄完成；第4剂<24月龄完成；白破二联<7周岁完成
麻腮风疫苗	第1剂<12月龄完成；第2剂<24月龄完成
乙脑减毒疫苗	第1剂<12月龄完成；第2剂<3周岁完成
乙脑灭活疫苗	1剂<12月龄完成；3剂<3周岁完成；第4剂<7周岁完成
A群流脑多糖疫苗	第2剂<18月龄完成
AC群流脑多糖疫苗	第1剂<4周岁完成；第2剂<7周岁完成
甲肝疫苗减毒活疫苗	<24月龄完成
甲肝疫苗灭活疫苗	第1剂<24月龄完成；第2剂<3周岁完成

（二）国家免疫规划疫苗的接种原则

1. 同时接种2种以上注射疫苗，应在不同部位接种，严禁将两种或多种疫苗混合吸入同一支注射器内接种。

2. 2种及以上注射类减毒活疫苗如果未同时接种，应间隔不小于28天进行接种。

3. 国家免疫规划使用的灭活疫苗和口服类减毒活疫苗，如果与其他灭活疫苗、注射或口服类减毒活疫苗未同时接种，对接种间隔不做限制。国家免疫规划疫苗均可按照免疫程序或补种原则同时接种。

4. 如果第一类疫苗和第二类疫苗接种时间发生冲突，应优先保证第一类疫苗的接种。

二、儿童免疫规划疫苗接种

（一）重组乙型肝炎疫苗（乙肝疫苗，HepB）

1. 免疫程序与接种方法

（1）接种对象及剂次　按"0~1~6个月"程序共接种3剂次，其中第1剂在新生儿出生后24小时内接种，第2剂在1月龄时接种，第3剂在6月龄时接种。

（2）接种途径　肌内注射。

（3）接种剂量　①重组（酵母）HepB：每剂次10μg，无论产妇乙肝病毒表面抗原（HBsAg）阳性或阴性，新生儿均接种10μg的HepB。②重组［中国仓鼠卵巢（CHO）细胞］HepB：每剂次10μg或20μg，HBsAg阴性产妇所生新生儿接10μg的HepB，HBsAg阳性产妇所生新生儿接20μg的HepB。

2. 其他事项

（1）在医院分娩的新生儿由出生的医院接种第1剂HepB，由辖区接种单位完成后续剂次接种。未在医院分娩的新生儿，由辖区接种单位全程接种HepB。

（2）HepB阳性产妇所生新生儿，可按医嘱肌内注射100国际单位乙肝免疫球蛋白（HBIG），同时在不同（肢体）部位接种第1剂HepB。HepB、HBIG和卡介苗（BCG）可在不同部位同时接种。

（3）HBsAg阳性或不详产妇所生新生儿建议在出生后12小时内尽早接种第1剂HepB；HBsAg阳性或不详产妇所生新生儿体重小于2000g者，也应在出生后尽早接种第1剂HepB，并在婴儿满1月龄、2月龄、7月龄时按程序再完成3剂次HepB接种。

（4）危重症新生儿，如极低出生体重儿（出生体重小于1500g者）、严重出生缺陷、重度窒息、呼吸窘迫综合征等，应在生命体征平稳后尽早接种第1剂HepB。

（5）母亲为HBsAg阳性的儿童接种最后一剂HepB后1~2个月进行HBsAg和乙肝病毒表面抗体（抗–HBs）检测，若发现HBsAg阴性、抗–HBs阴性或小于10mIU/ml，可再按程序免费接种3剂次HepB。

3. 补种原则

（1）若出生24小时内未及时接种，应尽早接种。

（2）对于未完成全程免疫程序者，需尽早补种，补齐未接种剂次。

（3）第2剂与第1剂间隔应不小于28天，第3剂与第2剂间隔应不小于60天，第3剂与第1剂间隔不小于4个月。

（二）皮内注射用卡介苗（卡介苗，BCG）

1. 免疫程序与接种方法

（1）接种对象及剂次　出生时接种1剂。

（2）接种途径　皮内注射。

（3）接种剂量　0.1ml。

2. 其他事项

（1）严禁皮下或肌内注射。

（2）早产儿胎龄大于31孕周且医学评估稳定后，可以接种BCG。胎龄小于或等于31孕周的早产儿，医学评估稳定后可在出院前接种。

（3）与免疫球蛋白接种间隔不做特别限制。

3. 补种原则

（1）未接种 BCG 的小于 3 月龄儿童可直接补种。

（2）3 月龄~3 岁儿童对结核菌素纯蛋白衍生物（TB-PPD）或卡介苗蛋白衍生物（BCG-PPD）实验阴性者，应予补种。

（3）大于或等于 4 岁儿童不予补种。

（4）已接种 BCG 的儿童，即使卡痕未形成也不再予以补种。

（三）脊髓灰质炎（灰质）灭活疫苗（IPV）、二价脊髓减毒活疫苗（脊髓减毒活疫苗 bOPV）

1. 免疫程序与接种方法

（1）接种对象及剂次　共接种 4 剂次，其中 2 月龄、3 月龄各接种 1 剂 IPV，4 月龄、4 周岁各接种 1 剂 bOPV。

（2）接种途径　①IPV：肌内注射。②bOPV：口服。

（3）接种剂量　①IPV：0.5ml。②bOPV：糖丸剂型每次 1 粒。③液体剂型每次 2 滴（约 0.1ml）。

2. 其他事项

（1）如果儿童已按疫苗说明书接种过 IPV 或含 IPV 成分的联合疫苗，可视为完成相应剂次的脊灰疫苗接种。如儿童已按免疫程序完成 4 剂次成分含 HPV 成分疫苗接种，则 4 岁无需再接种 bOPV。

（2）以下人群建议按照说明书全程使用 IPV：原发性免疫缺陷、胸腺疾病、HIV 感染、正在接受化疗的恶性肿瘤、近期接受造血干细胞移植、正在使用具有免疫抑制剂或免疫调节作用的药物（例如大剂量全身皮质类固醇激素、烷化剂、抗代谢药物、TNF-α 抑制剂、IL-1 阻滞剂或其他免疫细胞靶向单克隆抗体治疗）、目前或近期曾接受免疫细胞靶向放射治疗。

3. 补种原则

（1）小于 4 岁儿童未达到 3 剂（含补充免疫等），应补种完成 3 剂；大于或等于 4 岁儿童未达到 4 剂（含补充免疫等），应补种完成 4 剂。补种时遵循先 IPV 后 bOPV 的原则。两剂间隔不小于 28 天。对于补种后满 4 剂次脊灰疫苗接种的儿童，可视为完成脊灰疫苗全程免疫。

（2）既往已有三价脊髓减毒活疫苗（tOPV）免疫史，无论剂次数的迟种、漏种儿童，用 bOPV 补种即可，不再补种 IPV。既往无 tOPV 免疫史的儿童，2019 年 10 月 1 日（早于该时间已实施 2 剂 IPV 免疫程序的省份，可根据具体实施日期确定）之前出生的补齐 1 剂 IPV，2019 年 10 月 1 日之后出生的补齐 2 剂 IPV。

（四）吸附无细胞百白破联合疫苗（百白破联合疫苗，DTaP）、吸附百喉破伤风联合疫苗（百破疫苗，DT）

1. 免疫程序与接种方法

（1）接种对象及剂次　共接种 5 剂次，其中 3 月龄、4 月龄、5 月龄、18 月龄各接种 1 剂 DTaP，6 周岁接种 1 剂 DT。

（2）接种途径　肌内注射。

（3）接种剂量　0.5ml。

2. 其他事项

（1）如儿童已按疫苗说明书接种百白破疫苗成分的其他联合疫苗，可视为完成相应剂次的 DTaP 接种。

（2）根据接种时的年龄选择疫苗种类，3 月龄至 5 周岁使用 DTaP，6~11 周岁使用儿童型 DT。

3. 补种原则

（1）3月龄至5周岁未完成DTaP规定剂次的儿童，需补种未完成的剂次，前3剂每剂间隔不小于28天，第4剂与第3剂间隔不小于6个月。

（2）大于或等于6周岁儿童补种参考以下原则①接种DTaP和DT累计小于3剂的，用DT补齐3剂，第2剂与第1剂间隔1~2个月，第3剂与第二剂间隔6~12个月。②DTaP和DT累计大于或等于3剂的，若已接种至少1剂DT，则无需补种；若仅接种了3剂DTaP，则接种1剂DT，DT与第3剂DTaP间隔不小于6个月；若接种了4剂DTaP，但满7周岁时未接种DT，则补种1剂DT，DT与第4剂DTaP间隔不小于12个月。

（五）麻疹腮腺炎风疹联合减毒疫苗（麻腮风疫苗，MMR）

1. 免疫程序与接种方法

（1）接种对象及剂次　共接种2剂次。8月龄、18月龄各接种1剂。

（2）接种途径　皮下注射。

（3）接种剂量　0.5ml。

2. 其他事项

（1）如需接种包括MMR在内多种疫苗，但无法同时完成接种时，应优先接种MMR疫苗。

（2）注射免疫球蛋白者应间隔不小于3个月接种MMR，接种MMR后2周内避免使用免疫球蛋白。

（3）当针对麻疹疫情开展应急接种时，可根据疫情流行病学特征，考虑对疫情波及范围内的6~7月龄儿童接种1剂含麻疹成分疫苗，但不计入常规免疫剂次。

3. 补种原则

（1）自2020年6月1日起，2019年10月1日及以后出生儿童，未按程序完成2剂MMR接种的，使用MMR补齐。

（2）2007年免疫程序扩大后至2019年9月30日出生的儿童，应至少接种2剂含麻疹成分疫苗、1剂含风疹成分疫苗和1剂含腮腺炎成分疫苗，对不足上述剂次者，使用MMR补齐。

（3）2007年免疫程序扩大前出生的小于18周岁人群，如未完成2剂含麻疹成分疫苗接种，使用MMR补齐。

（4）如果需补种两剂MMR，接种间隔应不小于28天。

（六）乙型脑炎减毒活疫苗（乙脑减毒活疫苗，JE-L）

1. 免疫程序与接种方法

（1）接种对象及剂次　共接种2剂次。8月龄、2周岁各接种1剂。

（2）接种途径　皮下注射。

（3）接种剂量　0.5ml。

2. 其他事项

（1）青海、新疆和西藏地区无乙脑疫苗免疫史的居民迁居其他省份或在乙脑流行季节前往其他省份旅行时，建议接种1剂JE-L。

（2）注射免疫球蛋白者应间隔不小于3个月接种JE-L。

3. 补种原则　乙脑疫苗纳入免疫规划后出生且未接种乙脑疫苗的适龄儿童，如果使用JE-L进行补种，应补齐2剂，接种间隔不小于12个月。

（七）乙型脑炎灭活疫苗（乙脑灭活疫苗，JE－I）

1. 免疫程序与接种方法

（1）接种对象及剂次　共接种 4 剂次。8 月龄接种 2 剂，间隔 7~10 天；2 周岁和 6 周岁各接种 1 剂。

（2）接种途径　肌内注射。

（3）接种计量　0.5ml。

2. 其他事项　注射免疫球蛋白者间隔不小于 1 个月接种 JE－I。

3. 补种原则　乙脑疫苗纳入免疫规划后出生且未接种乙脑疫苗的适龄儿童，如果使用 JE－I 进行补种，应补齐 4 剂，第 1 剂与第 2 剂接种间隔为 7~10 天，第 2 剂与第 3 剂接种间隔为 1~12 个月，第 3 剂与第 4 剂接种间隔不小于 3 年。

（八）A 群脑膜炎球菌多糖疫苗（A 群流脑多糖疫苗，MPSV－A）、A 群 C 群脑膜炎球菌多糖疫苗（A 群 C 群流脑多糖疫苗，MPSV－AC）

1. 免疫程序与接种方法

（1）接种对象及剂次　MPSV－A 接种 2 剂次，6 月龄、9 月龄各接种 1 剂。MPSV－AC 接种 2 剂次，3 周岁、6 周岁各接种 1 剂。

（2）接种途径　皮下注射。

（3）接种剂量　0.5ml。

2. 其他事项

（1）两剂次 MPSV－A 间隔不小于 3 个月。

（2）第 1 剂 MPSV－AC 与第 2 剂 MPSV－A，间隔不小于 12 个月。

（3）两剂次 MPSV－AC 间隔不小于 3 年，3 年内避免重复接种。

（4）当针对流脑疫情开展应急接种时，应根据引起疫情的菌群和流行病学特征，选择相应种类流脑疫苗。

（5）对于小于 24 月龄儿童，如已按流脑疫苗说明书接种了规定的剂次，可视为完成 MPSV－A 接种剂次。

（6）如儿童 3 周岁和 6 周岁时已接种含 A 群和 C 群流脑疫苗成分的疫苗，可视为完成相应剂次的 MPSV－AC 接种。

3. 补种原则　流脑疫苗纳入免疫规划后出生的适龄儿童，如未接种流脑疫苗或未完成规定剂次，根据补种时的年龄选择流脑疫苗的种类。

（1）小于 24 月龄儿童补齐 MPSV－A 剂次。大于或等于 24 月龄儿童不再补种或接种 MPSV－A 仍需完成两剂次 MPSV－AC。

（2）大于或等于 24 月龄儿童如果未接种过 MPSV－A，可在 3 周岁前尽早接种 MPSV－AC；如已经接种过 1 剂次 MPSV－A，间隔不小于 3 个月尽早接种 MPSV－AC。

（3）补种剂次间隔参照本疫苗其他事项要求执行。

（九）甲型肝炎减毒活疫苗（甲肝减毒活疫苗，HepA－L）

1. 免疫程序与接种方法

（1）接种对象及剂次　18 月龄接种 1 剂。

（2）接种途径　皮下注射。

（3）接种剂量　0.5ml 或 1.0ml，按照相应疫苗说明书使用。

2. 其他事项

（1）如果接种 2 剂次及以上含甲肝灭活疫苗成分的疫苗，可视为完成甲肝疫苗免疫程序。

（2）注射免疫球蛋白后应间隔不小于 3 个月接种 HepA‐L。

3. 补种原则 甲肝疫苗纳入免疫规划后出生且未接种甲肝疫苗的适龄儿童，如果使用 HepA‐L 进行补种，补种 1 剂 HepA‐L。

（十）甲型肝炎灭活疫苗（甲肝炎灭活疫苗，HepA‐I）

1. 免疫程序与接种方法

（1）接种对象及剂次　共接种 2 剂次，18 月龄和 24 月龄各接种 1 剂。

（2）接种途径　肌内注射。

（3）接种剂量　0.5ml。

2. 其他事项　如果接种 2 剂次及以上含 HepA‐I 成分的联合疫苗，可视为完成 HepA‐I 免疫程序。

3. 补种原则

（1）甲肝疫苗纳入免疫规划后出生且未接种甲肝疫苗的适龄儿童，如果使用 HepA‐I 进行补种，应补齐 2 剂 HepA‐I，接种间隔不小于 6 个月。

（2）如已接种过 1 剂次 HepA‐I，但无条件接种第 2 剂 HepA‐I 时，可接种 1 剂 HepA‐L 完成补种，间隔不小于 6 个月。

三、常见特殊健康状态儿童接种

（一）早产儿与低出生体重儿

早产儿（胎龄小于 37 周）和（或）低出生体重儿（出生体重小于 2500g）如医学评估稳定并且处于持续恢复状态（无需持续治疗的严重感染、代谢性疾病、急性肾脏疾病、肝脏疾病、心血管疾病、神经和呼吸道疾病），按照出生后实际月龄接种疫苗。

（二）过敏

所谓"过敏性体质"不是疫苗接种禁忌。对已知疫苗成分严重过敏或既往因接种疫苗发生喉头水肿、过敏性休克及其他全身性严重过敏反应的，禁忌继续接种同种疫苗。

（三）人类免疫缺陷病毒（HIV）感染母亲所生儿童

对于 HIV 感染母亲所生儿童的 HIV 感染状况分 3 种，即 HIV 感染儿童；HIV 感染状况不详儿童；HIV 未感染儿童。由医疗机构出具儿童是否为 HIV 感染、是否出现症状、或是否有免疫抑制的诊断。HIV 感染母亲所生小于 18 月龄婴儿在接种前不必进行 HIV 抗体筛查，按 HIV 感染状况不详儿童进行接种。

1. HIV 感染母亲所生儿童在出生后暂缓接种卡介苗，当确认儿童未感染 HIV 后再予以补种；当确认儿童 HIV 感染，不予接种卡介苗；如经医疗机构诊断出现艾滋病相关症状或免疫抑制症状，不予接种含麻疹成分疫苗；如无艾滋病相关症状，可接种含麻疹成分疫苗；可按照免疫程序接种乙肝疫苗、百白破疫苗、A 群流脑多糖疫苗、A 群 C 群流脑多糖疫苗和白破疫苗等；除非已明确未感染 HIV，否则不予接种乙脑减毒活疫苗、甲肝减毒活疫苗、脊灰减毒活疫苗，可按照免疫程序接种乙脑灭活疫苗、甲肝灭活疫苗、脊灰灭活疫苗。

2. 非 HIV 感染母亲所生儿童，接种疫苗前无需常规开展 HIV 筛查。如果有其他暴露风险，确诊为 HIV 感染的，后续疫苗接种按照表 13‐5 中 HIV 感染儿童的接种建议。

表 13 - 5 HIV 感染母亲所生儿童接种国家免疫规划疫苗建议

疫苗种类	HIV 感染儿童		HIV 感染状况不详儿童		HIV 未感染儿童
	有症状或有免疫抑制剂	无症状或无免疫抑制剂	有症状或有免疫抑制剂	无症状或无免疫抑制剂	
乙肝疫苗	√	√	√	√	√
卡介苗	×	×	暂缓接种	暂缓接种	√
脊灰灭活疫苗	√	√	√	√	√
脊灰减毒活疫苗	×	×	×	×	√
百白破疫苗	√	√	√	√	√
白破疫苗	√	√	√	√	√
麻风腮疫苗	×	√	×	√	√
乙脑灭活疫苗	√	√	√	√	√
乙脑减毒活疫苗	×	×	×	×	√
A 群流脑多糖疫苗	√	√	√	√	√
A 群 C 群流脑多糖疫苗	√	√	√	√	√
甲肝减毒活疫苗	×	×	×	×	√
甲肝灭活疫苗	√	√	√	√	√

注：暂缓接种：当确认儿童 HIV 抗体阴性后再补种，确认 HIV 抗体阳性儿童不予接种。"√"表示"无特殊禁忌"，"×"表示"禁止接种"。

（四）免疫功能异常

除 HIV 感染者外的其他免疫缺陷或正在接受全身免疫抑制治疗者，可以接种灭活疫苗，原则上不予接种减毒活疫苗（补体缺陷患者除外）。

（五）其他特殊健康状况

下述常见疾病不作为疫苗接种禁忌：生理性和母乳性黄疸，单纯性热性惊厥史，癫痫控制处于稳定期，病情稳定的脑疾病、肝脏疾病、常见先天性疾病（先天性甲状腺功能减低、苯丙酮尿症、唐氏综合征、先天性心脏病）和先天性感染（梅毒、巨细胞病毒和风疹病毒）。对于其他特殊健康状况儿童，如无明确证据表明接种疫苗存在安全风险，原则上可按照免疫程序进行疫苗接种。

第四节 免疫规划效果评价

PPT

免疫规划评价是指对免疫规划执行情况及免疫效果进行检查评估。考核评价可分为综合考核评价和专项考核评价。综合考核评价目的是全面了解国家免疫规划工作状况，评价目标完成情况；专项考核评价目的是对国家免疫规划工作中单项工作进行评价。

一、接种率评价

接种率评价是了解接种工作质量的一种有效方法。通过评价可以确定接种率的真实性、可靠性，为上级部门制定有关免疫规划政策提供科学依据。

（一）接种率评价资料的来源

1. 常规报告接种率 来源于接种单位和各级疾病预防控制机构定时上报的报表或通过网络直报的资料。

2. 接种率抽样调查　来源于各级卫生行政部门或疾病预防控制机构组织开展的接种率抽样调查资料。

3. 当地人口资料　包括总人口数、年度出生人口数，出生率资料，来源于当地统计部门公布的资料。

4. 疫苗使用计划、疫苗出入库登记资料　来源于各级卫生行政部门下达的文件和接种单位、疾病预防控制机构的记录。

5. 国家免疫规划疫苗针对传染病发病资料　来源于接种单位、各级疾病预防控制机构定时上报的常规疫情资料或典型调查资料。

（二）报告接种率的评价

1. 常规报告接种率的一般性评价

（1）及时率　在规定时限内报告单位数占应报告单位数的比例。

（2）完整率　在规定时限内实际报告以及无漏项报告单位数占应报告单位数的比例。

（3）正确率　报表中无逻辑性、技术性错误的单位数占应报告单位数的比例。

2. 常规免疫报告接种率的可靠性评价

（1）差值（D 值）评价法　比较报告接种率与估计接种率之间的差值。

（2）比值（R 值）评价法　比较各种疫苗的应种人数，以判断报告接种率有无逻辑错误。

（3）比较法　将常规免疫报告接种率与调查接种率、疫苗使用量等进行比较，分析是否一致和不一致的原因。

3. 调查接种率的评价

（1）过程评价　调查接种率一般通过抽样调查获得，应用科学的抽样方法，统一标准获得的调查接种率能够真实反映总体情况。

（2）结果评价　利用本地区国家免疫规划疫苗针对传染病的发生情况对疫苗的接种情况进行评价。疫苗针对传染病的发病率下降或上升，是否发生传染病暴发和流行，真实反映当地的接种工作落实、接种率可靠性。

（3）进展性评价　通过对不同年龄儿童抗体水平测定的方法了解儿童的接种效果对其接种率进行评价。

（三）免疫效果监测

免疫效果监测工作是免疫预防工作的重要组成部分，是检验免疫成功率最有效、科学的手段。通过开展适龄儿童的免疫效果检测，了解适龄儿童接种疫苗后的免疫状况，评价预防接种服务质量和水平，为制定科学的免疫规划策略和工作方案提供依据。在进行免疫效果监测前，要明确监测的目的和要求，从而选择适当的监测方法，并制定详细的监测方案和进行严格的设计，以保证监测结果的科学性、可靠性。根据监测目的和要求不同，可选用以下监测方法。

1. 横断面监测　在一定时间内，监测一个地区或单位人群中有无某种抗体存在及其抗体水平的高低，称为横断面监测，亦称时点监测。可在人群中随机选择对象，采集血清标本，根据所需目的和数量进行检查；在一定时间内对某一人群多次采血，以了解抗体水平在不同时间的动态变化情况或比较一个地区与另一个地区抗体水平的动态变化情况。

2. 队列监测　在同一人群监测某种疾病或疫苗产生抗体的长期变化特点，称为队列监测。常可在同一人群中进行前瞻性的血清学监测系统观察几年或几十年。如某种疫苗的免疫持久性监测。

二、免疫规划效果评价常用指标

1. 建卡（证）率 某地已建立免疫接种卡（证）人数与该地建立预防接种卡（证）人数的百分比。

$$建卡（证）率（\%）=\frac{某地已建立预防接种卡（证）人数}{该地应建立预防接种卡（证）人数}\times100\%$$

2. 接种率 某疫苗（某剂次）按照免疫程序接种的人数与该疫苗（该剂次）应该接种人数的百分比。应接种人数包括禁忌证人数和外地寄居3个月及以上的人数，不包括外出3个月及以上的人数。

$$某疫苗（某剂次）接种率（\%）=\frac{某种疫苗（某剂次）实际受种人数}{该疫苗（该剂次）应种人数}\times100\%$$

3. 累计接种率 某疫苗（某剂次）按照免疫程序累计接种的人数与该疫苗（该剂次）累计应该接种人数的百分比。

$$某疫苗（某剂次）累计接种率（\%）=\frac{某种疫苗（某剂次）累计受种人数}{该疫苗（该剂次）累计应种人数}\times100\%$$

4. 覆盖率（疫苗全程接种率） 完成基础免疫的人数占应完成基础免疫人数的百分比。

$$覆盖率（\%）=\frac{均完成基础免疫人数}{应完成基础免疫人数}\times100\%$$

5. 疫苗使用率 某疫苗实际使用数量与某疫苗领取数量的百分比。

$$疫苗使用率（\%）=\frac{某种疫苗实际使用数量}{该疫苗实际领取数量}\times100\%$$

6. 冷链设备完好率 冷链设备正常运转数量与该设备装备数量的百分比。

$$冷链设备完好率（\%）=\frac{某设备正常运转数量}{该设备装备数量}\times100\%$$

7. 免疫成功率

（1）**抗体阳转率** 某种疫苗免疫后抗体阳转的人数与检测人数的百分比。抗体阳转率指的是免疫前抗体阴性免疫后产生抗体。

$$抗体阳转率（\%）=\frac{某种疫苗免疫后抗体阳转人数}{检测人数}\times100\%$$

（2）**免疫成功率** 某种疫苗免疫后免疫成功的人数与检测人数的百分比。免疫成功是指免疫前抗体阴性或有低水平抗体，免疫后抗体阳转或≥4倍增长。

$$免疫成功率（\%）=\frac{某种疫苗免疫后免疫成功人数}{检测人数}\times100\%$$

8. 疾病管理指标

（1）**年发病率** 某地在某年内某病新发病例的频率，一般以每10万人口表示。

$$年发病率（/10万）=\frac{某地某年某病新发病例数}{该地该年平均人口数}\times10万$$

（2）**年龄别发病率** 某地在某年内某年龄人群某病新发病例的频率，一般以每10万人口表示。

$$年龄别发病率（/10万）=\frac{某地某年某年龄某病新发病例数}{该地该年该年龄平均人口数}\times10万$$

（刘　念　张学艳）

答案解析

✎ 练习题

一、选择题

[A 型题]

1. 两种注射类减毒活疫苗如未同时接种，最短间隔是多少天（　　）

    A. 14　　　　　　　　　　B. 28　　　　　　　　　　C. 30

    D. 60　　　　　　　　　　E. 15

2. 目前纳入国家免疫规划的疫苗有多少种，可预防多少种疾病（　　）

    A. 8，9　　　　　　　　　　B. 8，11　　　　　　　　　C. 11，12

    D. 14，15　　　　　　　　E. 15，16

3. 下列应该肌内注射的疫苗是（　　）

    A. 麻腮风疫苗和水痘疫苗　　　　　　　　　B. 乙肝疫苗和麻腮风疫苗

    C. 百白破疫苗和乙肝疫苗　　　　　　　　　D. 乙脑减毒活疫苗和流脑多糖疫苗

    E. 卡介苗和流感疫苗

4. 乙脑灭活疫苗接种途径是（　　）

    A. 皮下　　　　　　　　　　B. 肌肉　　　　　　　　　C. 皮内

    D. 静脉　　　　　　　　　　E. 动脉

5. 关于预防接种证的办理，正确的说法是（　　）

    A. 监护人只能到儿童户籍地承担预防接种工作的接种单位为其办理预防接种证

    B. 监护人只能到儿童出生医院为其办理预防接种证

    C. 监护人可以到儿童居住地承担预防接种工作的接种单位或者出生医院为其办理预防接种证

    D. 监护人可以到儿童居住地的医疗机构或者出生医院为其办理预防接种证

    E. 监护人可以到儿童暂住地的医疗机构或者出生医院为其办理预防接种证

[B 型题]

1. 《中华人民共和国疫苗管理法》，疫苗包括（　　）

    A. 第一类疫苗和第二类疫苗　　　　　　　　B. 免疫规划疫苗和非免疫规划疫苗

    C. 免费疫苗和自费疫苗　　　　　　　　　　D. 减毒活疫苗和灭活疫苗

    E. 重组疫苗和 mRNA 疫苗

2. 传染病暴发、流行时，由哪级地方人民政府或者其卫生健康主管部门依照法律、行政法规的规定采取应急接种措施的是（　　）

    A. 只能县级　　　　　　　　B. 只能市级　　　　　　　C. 只能省级

    D. 县级以上　　　　　　　　E. 国家级

3. 关于疫苗起始年（月）龄，下列不正确的是（　　）

    A. A 群流脑多糖疫苗第一剂 8 月龄　　　　　B. IPV 第一剂 2 月龄

    C. 乙脑减毒活疫苗第一剂 8 月龄　　　　　　D. A 群 C 群流脑多糖疫苗第二剂 6 岁

    E. 麻腮风疫苗第 2 剂 18 月龄

4. 接种后应告知受种者或其家长、监护人，下列不正确的是（　　）

    A. 告知受种者在接种后留在接种现场观察 30 分钟

B. 告知如出现异常反应，及时处理和报告

C. 预约下次接种疫苗的种类、时间和地点

D. 如未带接种证，告知回去自己补上接种记录

E. 告知受种者接种疫苗后的注意事项

二、实例解析题

2020 年 5 月 1 日，一名 2 岁 1 个月的儿童，流脑疫苗仅接种了 1 剂 A 群流脑多糖疫苗（接种日期为 2019 年 6 月 1 日），假定接种门诊仅有免疫规划疫苗，请为该儿童做流脑疫苗全程预约（疫苗名称和最早时间），并简述依据。

书网融合……

本章小结　　　　　　微课　　　　　　题库

实训项目

实训项目一　儿童生长发育测量与评价

一、实训目的

1. 掌握儿童体重、身高（长）和头围的测量方法及注意事项，根据测量结果绘制生长曲线图，进行体格生长评价。

2. 熟悉体重、身高（长）、头围偏离的判断标准。

3. 了解匀称度的常用评价指标。

二、实训准备

1. 环境准备　保持室内温度在 22~24℃，光线柔和且能看清楚。

2. 操作者准备　洗手，戴帽子、口罩，衣着整洁。

3. 物品准备　体重秤、量床、立位身高计、软尺、治疗巾、生长曲线图。

4. 知情同意　向家长交代测量目的，解释测量方法，取得家长的同意及配合。

三、体格生长指标测量步骤

（一）体重测量

根据儿童的年龄，选用不同精确度的盘式秤、坐式秤、立式秤测量体重。

1. 盘式体重秤（用于婴儿）　垫一次性治疗巾，校正"零"点，适当去除婴儿衣服及尿布，仅穿内衣，将婴儿轻放在托盘上，当体重显示稳定时读数，精确至 0.01kg，测量完毕给婴儿穿衣、包尿布（实训图 1-1）。

2. 坐式体重秤（用于幼儿）　校正"零"点，协助儿童脱鞋、袜、帽、外衣、尿布，仅穿内衣，坐于体重秤凳上，当体重显示稳定时读数，精确至 0.05kg，测量完毕协助儿童穿衣、帽、鞋等（实训图 1-2）。

3. 站立式体重秤（用于 3 岁以上儿童）　校正"零"点，嘱儿童排空大小便，协助儿童脱鞋、袜、帽、外衣，仅穿内衣，赤足站立于画好脚印的踏板适中部位，两手自然下垂，当体重显示稳定时读数，精确至 0.1kg，测量完毕协助儿童穿衣、帽、鞋（实训图 1-3）。

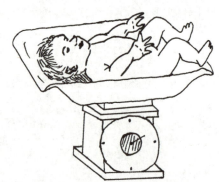

实训图 1-1　盘式秤测量

注意事项：称量时，儿童不可摇动或接触其他物体，以免影响准确性；若使用杠杆秤，测量前需放置与所测儿童体重接近的砝码，测量时调整游锤至杠杆正中水平位，读数需将砝码及游锤所示读数相加。

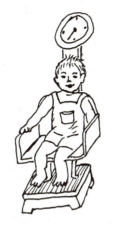

实训图 1-2　坐式秤测量

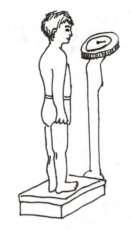

实训图 1-3　站式秤测量

（二）身高（长）测量

根据儿童的年龄，选用量床测身长，选用立位身高计测身高。

1. 量床（用于 3 岁以下婴幼儿）　垫一次性治疗巾，协助婴幼儿脱鞋、帽、袜、外衣，婴幼儿仰卧于量床底板中线，助手位于婴幼儿头侧，将其头扶正，使其目光向上，头顶接触头板。主测量者位于婴幼儿右侧，左手固定婴幼儿双膝使其下肢伸直，右手移动足板使其贴紧两足跟部，足板与婴幼儿长轴垂直，量床两侧刻度的读数一致时读数，精确到 0.1cm，测量完毕协助婴幼儿穿衣、帽、鞋等（实训图 1-4）。

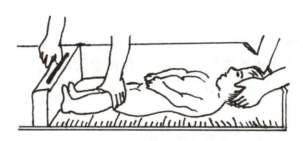

实训图 1-4　婴幼儿量床测身长

2. 立位身高计（用于 3 岁以上儿童）　协助儿童脱鞋、袜、帽、外衣，仅穿背心和短裤，取立正姿势站于平台，头部保持正中位置，平视前方，挺胸收腹，两臂自然下垂，足跟靠拢，脚尖分开约 60°，使头、两肩胛间、臀部和足跟同时接触立柱后。测量者手扶测量板向下滑动，使测量板与头部顶点接触，目光与读数刻度同一水平面时读数，精确到 0.1cm，测量完毕协助儿童穿衣、帽、鞋等（实训图 1-5）。

注意事项：宜清晨测量身高；测量时躯干及双下肢需挺直；量床测身长两侧刻度的读数一致时才能读数；立位测身高目光与读数刻度同一水平面时读数才准确。

（三）头围测量

被测儿童取坐位，婴幼儿可坐于家长腿上，脱去帽子，测量者位于儿童前方或右侧，左手拇指固定软尺零点于儿童右侧眉弓上缘处，右手持软尺紧贴头部皮肤（头发），经右侧耳上、枕骨粗隆及左侧眉弓上缘回至零点，读数，精确到 0.1cm（实训图 1-6）。

注意事项：测量前脱去帽子，测量时软尺绕开辫子，避免因帽子及辫子等使得测量不准确。

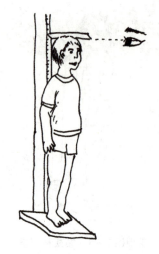

实训图 1－5　立位身高计测身高

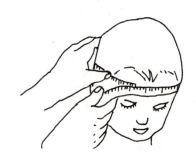

实训图 1－6　头围测量

四、儿童体格生长评价

1. 生长水平评价　利用年龄别体重、身高（长）、头围百分位数曲线图进行分级。测量数值可分三等级、五等级。三等级划分法以测量数值在 $\overline{X} \pm 2SD$ 以内为"中"，大于 $\overline{X} + 2SD$ 为"上"，小于 $\overline{X} - 2SD$ 为"下"；五等级划分法以测量数值在 $\overline{X} \pm 2SD$ 以上为"上"，$\overline{X} + 1SD$ 至 $\overline{X} + 2SD$ 为"中上"，$\overline{X} \pm 1SD$ 以内为"中"，$\overline{X} - 1SD$ 至 $\overline{X} - 2SD$ 为"中下"，小于 $\overline{X} - 2SD$ 为"下"（表 2－1）。

2. 生长速度评价　绘制体重、身高（长）、头围的生长曲线图，判断生长速度。

3. 体型匀称度评价　利用体重指数（BMI）评价体型匀称度，计算式为［体重（kg）/身高（m）^{2}］，将 BMI 实际测量计算值与参照人群值比较（附录 1－1），结果以等级表示。

五、实训报告

1. 实训目的　围绕本次实训儿童生长发育测量与评价，掌握儿童体重、身高（长）和头围的测量方法及注意事项，能根据测量结果进行体格生长评价，给出等级评价结果，并绘制生长曲线图评价生长速度。

2. 测量结果及评价

（1）个体体格生长水平与体型匀称度评价，记录体格测量结果与等级评价结果（实训表 1－1）。

实训表 1－1　体格测量结果与等级评价

测量指标	测量结果	等级评价结果
体重		
身高（长）		
头围		
BMI		

（2）个体体格生长速度评价，绘制生长曲线图。

实训项目二　儿童心理发育筛查与评价

一、实训目的

在学习儿童神经心理行为发育规律及常用评价方法的基础上，掌握丹佛发育筛查测验（DDST）对儿童神经心理行为发育进行筛查的方法和评价技能，能根据筛查评价结果进行综合分析，提出结论和建议，及早发现精神发育迟缓儿童。

二、实训内容

1. 儿童神经心理行为发育筛查实施　以 2 月龄 ~ 6 岁的儿童为调查对象，运用 DDST 进行儿童神经心理行为发育筛查和精神发育迟缓筛查，记录个人 - 社会、精细动作 - 适应性、语言和大动作四个能区的项目测试结果。

2. 儿童神经心理行为发育结果评价　根据各个能区项目结果，判断神经心理行为发育结果：异常、可疑、正常或无法解释。根据评价结果，做出进一步的处理，如复试、诊断性测试或登记转诊等。

三、实训方法

1. DDST　用于 2 月龄 ~ 6 岁儿童（最适年龄 ≤ 4.5 岁）神经心理行为发育筛查及高危儿的发育监测。国内修订的 DDST 共 104 项，分布于四个能区，即个人 - 社会、精细动作 - 适应性、语言和大动作。每个项目用一条横条代表，横条安排在一定的年龄范围之间。每一横条上有 4 个点，分别代表 25%、50%、75% 和 90% 的正常儿童通过该项目的百分比数。横条内有"R"者表示这个项目允许向家长询问而得到结果（当然尽可能通过检查得出结果）。横条内注有 1、2、3…是提示该项目测试时需参考注解。表的顶线与底线均有年龄标记。

2. 测试工具　①红色绒线团（直径约 10cm）一个；②黄豆若干粒（或类似葡萄干大小的糖丸）；③细柄拨浪鼓；④ 8 块正方形木块，每块边长 2.5cm（红色 5 块，蓝色、黄色和绿色各 1 块）；⑤无色透明玻璃瓶一个，瓶口直径为 1.5cm；⑥小铃一只；⑦小皮球 1 个（直径为 7 ~ 10cm）；⑧红铅笔 1 支；⑨白纸一张。

3. 测试前准备　家长需了解 DDST 试验是发育筛查，而不是测智商。儿童不一定全部、正确地完成测试内容。如果有些项目不能正确完成时，家长不必紧张，家长应如实地反映询问的项目内容。测试成功与否与儿童能否合作密切相关。测试时儿童体位舒适，双手能接触到检查工具。测查前必须准确计算出儿童的年龄。先确定儿童出生年、月、日，用测查日期减去儿童出生日期得出实际年龄。如为 1 岁以内早产儿，则需用测查日期减去其预产期，算出婴儿矫正年龄。满 1 周岁以后不再矫正。连接测试表顶线和底线上相同的年龄标记点，得到被测儿童的年龄线，并写明检查日期。

4. 测试程序　每个能区的测试自年龄线左侧开始，至少做 3 个项目，然后向右测试，且年龄线的所有项目都要检查。开始时可选其中易于完成的项目，使儿童有继续测试的信心。每个项目可重复 3 次。检查者对询问的项目不能暗示。测试过程中检查者要观察儿童的行为、注意力、自信心、有无神经质或异常活动、与家长的关系等。在每个横条的 0% 处记录项目的测试结果，通过以"P"（pass）表示，失败以"F"（failure）表示，儿童拒绝测试或不合作以"R"（refuse）表示，儿童无机会或无条件表演以"NO"表示。总评时"NO"不予考虑。如在年龄线左侧的项目未通过，用红笔标记"F"示该项发育延迟。年龄线上的项目未能通过时，仅仅用"F"表示，不能认为发育延迟，不用红笔标记。

5. 结果判断   测试结果有异常、可疑、正常及无法解释四种。

（1）异常   有两种情况：① 2 个或更多的能区有 2 项或更多的延迟（红色"F"）；② 1 个能区有 2 个或更多的延迟（红色"F"），加上另 1 个能区或多个能区有 1 项延迟（红色"F"），且该能区切年龄线的项目均为"F"。

（2）可疑   有两种情况：①一个能区有 2 项或更多的延迟（红色"F"）；②一个能区或更多能区有一项延迟（红色"F"），该能区切年龄线的项目均为"F"。

（3）无法解释   评为"NO"的项目太多，以致最后结果无法评定。

（4）正常   无上述情况。

如果第一次测试结果为异常、可疑或无法解释的儿童，2~3 周后应予以复试。如果测试结果仍然为异常、可疑或无法解释时，而且家长认为检查结果与儿童日常表现相一致，应作诊断性评估或转诊到上级医疗机构。

6. 量表的特点及使用中的注意事项   DDST 作为个体筛查测验，测查和评价方法简便、容易掌握，测试时间较短，适合于一般医务人员和保健工作，可作为发育评价和精神发育迟缓的筛查工具。DDST 为现场测试，一般需要 10~20 分钟，大部分项目由测试者通过现场观察儿童对测试项目的反应和完成情况进行评判，也有小部分项目由询问家长获得（筛查表中标有"R"）。使用时应注意以下几点。

（1）仔细阅读筛查和技术手册，严格按照标准进行测试、评价和解释。

（2）测验过程中检查者要观察儿童的行为、注意力、自信心、有无异常活动、与家长的关系以及与检查者配合情况等，并做出记录。

（3）询问家长的项目要详细问明儿童完成时的具体情境和过程，尽可能还原实际情况，同时要避免暗示性的语言。进行下一项测试时，应先收起上一项目的所有用具。

（4）使用量表规定的测试工具，不能随意更换或替代，测试工具损坏应及时照原样补充。

（5）DDST 筛查异常或可疑后，应即时复查或做进一步的检查。

（6）DDST 不是智力发展水平的测评，对小儿目前和将来适应环境能力和智力发展潜力无预测作用。DDST 不能替代诊断性评定。

四、量表条目释义

量表条目释义见技术手册，严格按照标准进行测试、评价和解释。

1. 个人－社交

（1）注意人脸：当小儿仰卧，检查者面对小儿的脸距离约 30cm 时，小儿能肯定地注视检查者。

（2）反应性微笑：小儿仰卧时，检查者或家长用声音、表情等引逗小儿笑，小儿以微笑来回应。逗笑时注意不要接触小儿。询问家长时可问：小儿在未接触身体的逗笑时是否微笑过。

（3）自发的微笑：小儿在没有任何刺激（身体接触、声音、表情等）时会自发地微笑。若当场未观察到，可询问家长：在不与小儿接触或说话时，小儿会自动地笑吗？

（4）自己吃饼干：小儿能自己拿着饼干吃，可询问或当场试验。

（5）拒绝把玩具拿走：小儿玩弄玩具时，检查者轻轻地试着把玩具拉开，小儿握住玩具不肯放手或有拒绝的表现。

（6）躲猫猫游戏：小儿眼看检查者时，检查者用测查纸遮住自己脸部，然后沿纸边露面两次说："猫－猫"。随后检查者从测查纸中央的小孔（提前用铅笔戳好）观察小儿，看他是否注视着脸再次露出的地方。此时不要移动纸，防止小儿注意到纸的移动上去。

（7）设法拿够不到的玩具：把一件小儿喜欢的玩具放在他刚好够不到的桌面上，小儿有企图够玩具的动作，如一臂或双臂或躯干表现伸张动作等。即使能够到，也算通过。

（8）见生人有反应（R）：小儿初见检查者时有害羞或拘谨的表现，如表现出犹豫或有点害羞等。如未能观察到，可询问家长小儿是否能分辨生人和熟人，但不能问小儿是否"怕见"陌生人。

（9）玩拍手或挥手再见（R）：和小儿玩拍手或挥手表示再见。检查者说"拍手"（或"再见"）并示范，看小儿是否有相似的动作等反应。不要接触小儿手或手臂，若未观察到，可询问家长小儿是否玩过拍手或再见。家长不可摇动小儿手或手臂。

（10）会表示需要（非以哭）（R）：小儿需要某东西时会用手指、拉人去或讲出一个字等来表示，但以哭表示不算。可询问家长小儿需要某东西时如何表示。

（11）与检查者玩球：检查者把球滚向小儿，让他把球滚回来或扔回来，小儿把球向着检查者滚回或扔回。把球送到检查者手里，不算通过。

（12）用杯子喝水（R）：小儿能拿着杯子喝水并洒出不多。

（13）模仿做家务（R）：小儿会模仿做家务，例如擦桌子或扫地等。

（14）在家里会帮助做简单的事（R）：小儿能帮助成人做些简单家务，如把玩具放回或按家长要求拿东西。

（15）会脱外衣、鞋、小裤（R）：小儿能脱掉外衣，鞋或短裤中的一种，不包括帽、袜。

（16）自喂狼藉少（R）：小儿用匙吃饭时很少撒出。可询问家长小儿用匙吃饭时撒多少。

（17）能玩需要交往的游戏和捉人游戏（R）：小儿能与其他小儿一起玩，如玩捉迷藏、捉人等。强调与其他小儿游戏时互相玩，打架不算。

（18）会洗手并擦干手（R）：小儿能自己洗净手并擦干。

（19）会穿短袜鞋或小裤（R）：小儿能自己穿上衣服、短裤、短袜或鞋中的一种即可。穿鞋不要求系带或左右脚穿正。

（20）能容易与母亲分开（R）：若小儿的头和眼同时从一侧转向另一侧，完成180°，为"跟随180°"。检查者如确定线团吸引了小儿注意力，但小儿确实未跟踪它，为未通过。

（21）两手握在一起（R）：小儿双手能在身体前中线处互相接触。家长抱着强迫的双手并拢，不算。

（22）抓住拨浪鼓：小儿能握住拨浪鼓细杆在家长离开、小儿和检查者留在室内，或检查者领小儿离开、家长不跟着的情况下，小儿不烦躁。可观察两种情况下小儿的反应，或根据家长报告。

（23）在协助下穿衣（R）：小儿能自己穿上和脱下衣服，懂得区别衣服的前后，能扣纽扣（不要求系鞋带或扣正纽扣）。家长可在旁边叮嘱他，但不能用行动帮助。

（24）会扣扣子（R）：小儿能扣上衣服的纽扣，不要求扣正。

（25）会自己穿衣（R）：小儿能自己独立穿衣，系鞋带、衣服背面的纽扣或拉链可以帮助。

2. 精细动作－适应性

（1）对称动作：小儿仰卧，双臂或双腿的活动几乎一样多。出生时就100%通过。

（2）跟至中线、跟过中线、跟随180°：小儿仰卧，使其脸转到一侧，把红线团离小儿脸约15cm处，摇动线团引起小儿注意，然后把线团慢慢移动，移动沿着弧形从一侧开始，达到小儿头部中线，最后移到他侧。必要时可停止移动，引起小儿注意后再继续移动，可重复3次，注意观察小儿的头部和眼的活动。

如小儿双眼或头部及双眼跟着线团抵达中点，为"跟至中线"；若小儿用眼或用头和眼跟随线团移动，跟过中线，为"跟过中线数秒钟"。检查时，让小儿仰卧或抱在家长怀中，把拨浪鼓细杆接触小儿手指背或指端使他抓住。

（3）两手握在一起（R）：小儿双手能在身体前中线处互相接触。家长抱着强迫使双手并拢，不算。

（4）抓住拨浪鼓：小儿能握住拨浪鼓细杆数秒钟。检查时，让小儿仰卧或抱在家长怀中，把拨浪鼓细杆接触小儿手指背或指端使他抓住。

（5）注意葡萄干（小丸）：把一粒葡萄干或相当大小的小丸放在小儿面前桌上，小儿盯着葡萄干看。检查时小儿坐位靠近桌边，检查者可用手指点着葡萄干，引起小儿注意，观察小儿是否看着葡萄干。若小儿不注视葡萄干，或注视检查者手指或手，不算通过。葡萄干或小丸与桌面颜色对比要分明。

（6）伸手够东西（R）：小儿坐在家长腿上，两肘放在桌面上。检查者将一玩具放在小儿够得到的地方，说或示意小儿取玩具。小儿有伸手向着玩具的动作，不一定要拿到。如未观察到，可询问家长小儿是否曾做过这种动作。

（7）坐着会找线团：检查者拿出红线团，引起小儿注意，当小儿注视线团时，放手让线团落下，小儿追视线团。注意小儿取坐位，检查者放落线团时手臂不要动。

（8）坐着拿两块积木（R）：将两块积木放在小儿面前的桌面上，说或示意小儿拾起积木。小儿会拾起两块积木，并每手握一块。注意不要把积木递给小儿。如未观察到，可询问家长小儿能否拾起像这样的两件东西。

（9）把弄小丸拿到手：小儿坐位，两手放桌面。检查者将一粒小丸直落在小儿面前够得到的地方，指点或摸着小丸，引起小儿注意，小儿能抓起小丸。手指黏起小丸不算。小丸与桌面颜色对比分明。

（10）将积木在手中传递（R）：小儿能将一块积木从一手递到另一手，不通过口、躯干或桌面等其他途径。为引出此行为，检查者可先给小儿一块积木，再将第二块积木呈现在他握第一块积木的手前；这时小儿常会把第一块积木递交另手，而用这只手接受第二块积木。传递物品不能是有把物品（拨浪鼓等）。如未观察，可询问家长小儿是否能把小物件从一手换到另一只手。

（11）将手中拿的积木对敲（R）：小儿两手各拿一块积木，能拿着积木对敲。检查者鼓励或空手示意小儿对敲积木，但不能拿着小儿的手或替小儿去敲。如未观察到，可询问家长小儿是否曾敲击过小积木或小物件（敲缸，锅等不算）。

（12）拇-它指抓握、拇-示指抓握：小儿能用拇指的任何部位及另一指把葡萄干拿起，为拇-它指抓握；用拇指端和示指端抓起葡萄干（腕部抬起），为拇-示指抓握。检查时，小儿坐位，两手放桌上；检查者将一葡萄干放在小儿面前够得到的地方，可指着葡萄干引起小儿注意，观察小儿如何拿起葡萄干。葡萄干或小丸与桌面颜色要对比鲜明。

（13）从瓶中倒出小丸（按示范）、从瓶中倒出小丸（自发地）：小儿未经示范，把瓶内小丸倒出，为"自发地从瓶中倒出小丸"。示范2~3次后，能把小丸倒出瓶外，为"按示范从瓶中倒出小丸"。检查时，将放有小丸的瓶子呈现在小儿面前，观察小儿是否会自发地把小丸从瓶中倒出（把小丸直接倒进口中，或用手指拨出，不算）。如小儿不倒，检查者可把一粒小丸放进瓶内，嘱小儿取出，但不要使用"倒出来"这个词，也不告诉小儿如何倒出小丸，这种情况认为是"自发地"。

（14）自发乱画（R）：小儿在纸上有目的地划出两种或更多划痕（偶然的记号和无目的地用铅笔在纸上乱画或乱点，不算）。把一张白纸和一支铅笔放在小儿面前，检查者可把铅笔放在小儿手中，但不要作示范。如当时未观察到，可问家长小儿是否能在没有成人帮助时自己乱画。

（15）用积木搭两层塔、搭四层塔、搭八层塔：小儿能把一块积木放在另一块上且移开手时积木不倒。把积木放在小儿面前桌面上，检查者在旁鼓励他搭高高（可示范或逐块给他），尽他能力越高越好。可测试3次。

（16）模仿画直线：在小儿面前放一白纸和铅笔，让他模仿检查者画线。检查者演示画竖线时，应从小儿的角度看，线条是自上而下画出的竖直线。小儿画出的线条应长度≥2.5cm，斜度≤30°（与竖/垂直线的夹角），线条不要求完全笔直。注意不能握着小儿手帮助他画。

（17）模仿搭桥：小儿能照示范搭出图样的形状。检查者将两块积木并列摆在小儿面前，中间留出小于积木边长的距离，将第三块积木放在前两块积木之上，并盖住下面两块的间隙，然后给小儿三块积木叮嘱他照样搭桥。在搭桥过程中可叮嘱小儿仔细看着，但不得指出桥孔。倘若下边的两块积木互相接触，便问小儿："你搭的桥跟我搭的一样吗？"如小儿仍然搭的不正确，检查者不得暗示小儿改正其错误。

（18）会挑较长线段三试三成：颠倒图样三次，小儿都能指出其中较长的线。把画的两条平行线指给小儿看，问他：哪根线长？（不能问"哪根大些"）在小儿指出他认为长的线后，把平行线倒转过来，再问他。反复三次，三次都挑出较长线的算通过。

（19）模仿画圆：小儿能模仿画出闭合的圆形。检查者给小儿示范画圆形，但不说出圆的名称，然后让小儿模仿画出。小儿画出的任何闭合的圆形都算通过，没有闭合或连续不断地画下去，不算通过。

（20）模仿画"十"形：检查者给小儿示范画"十"形，但不说出"十"形的名称，然后让小儿照着画出来。线条不必强求垂直。小儿画出二线在任何点上相互交叉，或画了3~4条线，其中有两条相互交叉，都算通过。

（21）模仿画方形：小儿模仿画出图样有4条直线和4个方角。检查者示范时要先画出一边，再画出相邻的各边，不要一笔连续地画成正方形。小儿的图样要求构成方角的线条应相互交叉，所画的角都近似直角，不得成圆或尖，近似正方形的长度不得超过宽度2倍。

（22）复制方形：小儿在未示范的情况下画出具有直线和4个方角图样。将方形图样给小儿看，叮嘱小儿照图画出。检查者不要讲出它的名称，或移动手指或铅笔表示如何画出。小儿的图样要四角由交叉直线形成，角形不应是圆的或尖的，方形长边不应超过宽的2倍。

（23）画人—画三处、画六处：给小儿纸和铅笔，让他画一个小朋友。小儿能画出3处或以上的身体部位，则"画三处"通过；如小儿能画出6处及以上，则"画六处"通过。画的过程中不要提示他加任何部分，看他好像画完时，问他画完了吗？若小儿回答：画完了，便对图画评定。耳、眼等成对的部分画出两个算一处，成对部分画一侧不算一处。如画出的部分有怪样，小儿可能认为属于身体正常部分时，应注明。

3. 语言

（1）对铃声反应：检查者拿着铃，在小儿一侧接近他耳后轻轻地摇铃，小儿有听到铃声眨眼、呼吸节律有改变、活动改变等反应。若小儿第一次好像没有听到，可再试一次。

（2）会发语音不是哭（R）：小儿有除哭声以外的喉音。可在测查期间观察，如当场没有听到，可询问家长小儿有无发过喉音。

（3）出声笑：小儿会笑出声。测查期间观察可逗引，但不能接触他。如未听到，可询问家长小儿笑时是否有声音。

（4）尖声叫（R）：在测查期间记下小儿曾否发出过一种或几种高兴的、高音的或尖的声音。

（5）叫名字有反应：小儿听到叫名字，向声音的方向转头。小儿坐位，测查者走到小儿背后接近小儿耳后20cm处，轻声耳语般的叫唤小儿名字数次，注意不要使自己呼出的气吹到小儿。可试3次。

（6）咿呀学语（R）：小儿能发出和他刚听到的声音相仿的声音。家长或检查者发出的声音，让小儿模仿，看一分钟内小儿能否发出和他刚听到的声音相仿的声音。

（7）说"da－da，ma－ma"无所指、有所指（R）：小儿会说出"da－da"," ma－ma"等音中的一个。如果说出时和爸爸妈妈没有联系，为无所指；如果能正确地称呼他母亲为"妈妈"或父亲为"爸爸"，为有所指。

（8）除会说"da－da，ma－ma"外还会3个词（R）：小儿能说出除了爸爸或妈妈外的3个特殊的词，每个词必须针对着相应的一件事物。可询问家长小儿对人、物品或动作等常用哪些字来称呼。发音不要求成人听懂。

（9）会把两个不同的词组合起来（R）：小儿能说由两个或更多词表达有意义的短语，如"玩球""喝水""要吃奶"或"放下来"等，单义词组如"拿拿""谢谢"不算。

（10）指出一个说出名称的身体部分（R）：小儿能指出至少一个自己的身体部位，如眼、鼻、足或身体其他部分。

（11）说出一张画的名字：小儿能说对所指图样上的至少一个物名。发音不一定要求准确，但学动物叫不算通过。

（12）能跟3个方向性指示中的2个：检查者给小儿3个方向性的指令，小儿至少能完成3个中的2个。检查者给小儿一积木，告诉小儿"把积木给妈妈"，看小儿能否完成。再依次发出"把积木放在桌面上"、"把积木放在地上"的指示。注意发出指令时检查者和家长都不要用眼看要放的地方（妈妈、桌面或地板），家长也不要走动。

（13）说出姓名（R）：小儿能说出自己的姓名或小名，别人听懂但不一定发音很准确。问小儿"你叫什么？"如小儿只说出他的名，再问他的姓或一块儿问他姓名。如未观察到，询问家长不给暗示的情况下小儿能否讲出自己的名或小名及姓。

（14）理解冷、累、饿：检查者询问小儿下列问句（每次一句），小儿能对3个问题中的2个回答合理。①你累了怎么办？（去睡觉、坐下、休息）；②你冷了怎么办？（穿衣、进屋、点起火炉）（如回答："咳嗽""吃药"或涉及感冒了，不通过，因为他不懂得所指是什么）；③你肚子饿了怎么办？（吃、吃晚饭、要东西吃）。

（15）理解介词4个对3个：小儿能完成4项中的3项。检查者让家长坐在椅子上不走动，给小儿一块积木，让小儿分别做：①把积木放在桌面上；②把积木放在桌子下面；③把积木放在妈妈椅子前面；④把积木放在妈妈椅子后面。每次做一件事，放错了不提示。

（16）认识4种颜色中的3种（R）：小儿认识4种颜色中的3种。在小儿面前桌上同时放红、蓝、绿及黄色积木各一块，说"你告诉我哪个是红积木啊？"小儿将积木给检查者，然后再叫出第二种颜色的积木。检查者不要把积木重放在桌面上。不要使小儿知道他们反应正确或错误，也不要求小儿说出颜色名称。若未能观察到，可询问家长。

（17）会说3种词中的2个反义词：检查者先确认小儿在认真听问话，然后询问下列问题，每次问一句，给小儿充分的时间应答。必要时每句可重复3次，看小儿能否恰当说出3个中的2个。①火是热的，冰呢？（冷，凉；如回答湿、水，不对）；②妈妈是女的，爸爸呢？（男人，如回答爸爸、男小孩、丈夫，不对）；③马是大的，鼠呢？（小的）。

（18）会对9个词中的6个下定义：问小儿9个词的意思，他能解释至少6个，说出用途、结构、成分或分类都算通过。这9个词为：球、河、香蕉、桌子、房屋、天花板、窗帘、篱笆（围墙）、人行道。必要时每个词可以重复3次，检查者说出每个词后应耐心等待小儿回答。提问前确认小儿在认真听问话，然后说：我现在说一个东西，你告诉我这是什么？（每次只问一个词：什么是球…什么是桌子…房子…人行道（或便道，答人行横道也对），什么是天花板（或房顶）…窗帘…香蕉…篱笆（围墙）…河（问时可提示：公园的河、外面的大河）。如问："什么是球"，他讲出"圆圈"，也算通过。但要进一步启发他："你讲讲皮球还有什么特点？"或"你再说球？球还有点别的什么？"使小儿体会到除了形状，还可以有其他意思。

（19）说出东西是什么做的：小儿能说出三种常见物品是什么做的。提问前确认小儿在认真听问话，然后提出下列问题，每次问一句，每句可重复3次。问题及答案如下：①勺是用什么做的？（勺是金属/或某种金属名称。塑料做的或木制的）；②鞋是用什么做的？（鞋是用皮，橡皮、布，塑料或木制的等符合实际情况的）；③门是用什么做的？（门是用木、金属、或玻璃做的）。

4. 大运动

（1）俯卧举头（R）：小儿俯卧一平面上（桌子或床上），能抬头片刻，下颌离开桌面，而不是向侧面转动。

（2）俯卧、头抬45°：小儿俯卧在一平面上，抬头时脸与桌面约成45°。

（3）俯卧抬头90°：小儿俯卧在一平面上，能抬头和胸部，脸和桌面约成90°。

（4）俯卧抬胸、手臂能支持：小儿俯卧在一平面上，能抬起头和胸部，用伸出的双手或前臂支撑住，使其脸面对前方。

（5）坐、头稳定：小儿保持坐位，举头正而稳，不摇动（如小儿竖头稳仅几秒钟便倾倒，为不通过）。坐的通过姿势。

（6）翻身（R）：小儿能从仰卧滚向俯卧或从俯卧滚向仰卧，翻转2次及以上。

（7）腿能支持一点重量：扶小儿站立在桌面上，慢慢地放松手的支持（不完全放开），小儿能用腿支持他的大部分体重片刻。

（8）拉坐、头不滞后：小儿仰卧，检查者握住他的双手或腕部，缓慢轻拉到坐位，拉坐过程中小儿头部始终未往后垂。

（9）不支持的坐：扶小儿坐于一平面上（桌面或床面），在肯定小儿不致倾倒的情况下，慢慢地放松两手，小儿能独坐5秒或更多时间。允许小儿把双手放在他的腿上或平面上以帮助自己撑住坐着。

（10）能自己坐下（R）：小儿能自己从站到坐。

（11）扶东西站（R）：小儿能扶着硬物站立5秒或以上。扶人或人手不算。

（12）拉物站起（R）：小儿能自己扶着硬物（围栏或桌、椅腿）站起来，不用大人帮忙。

（13）能站瞬息（R）：小儿站在地上，站稳后放开支持，能独立2秒及以上。

（14）独站（R）：小儿站在地上，站稳后放开支持，能独站10秒及以上。

（15）弯下膝再站起来（R）：小儿单独站在地上，在他前面地上放一小玩具，小儿能弯腰拾起玩具，不撑住地面再回到站立位。检查者或家长可告诉他拾起来。

（16）扶家具可走（R）：小儿能扶着家具或其他物体走。

（17）走得好（R）：小儿步行平稳、自如，不左右摇摆，很少摔跤。

（18）走、能向后退（R）：小儿能退走两步或更多。检查者可给小儿示范如何退走。

（19）会上台阶（R）：小儿能跨步走上扶梯，可扶墙或扶栏杆支持，但不能扶成人或爬行。

（20）踢球（R）：小儿独自站立，能把脚前15cm处的球向前踢出。脚晃动触到球或踏在球上或扶着物件踢球，均不算。检查者可先给小儿示范，也可询问家长小儿是否会踢同样大小的球。

（21）举手过肩扔球：小儿站在离检查者90cm处，向检查者扔球，扔球远度达到检查者臂长范围，高度在检查者膝与脸之间。检查者可先示范如何举手过肩抛球。检查时应嘱小儿向着检查者扔。如小儿不肯把球投向检查者，而是反复扔向他处，为不通过。

（22）独脚站一秒钟：小儿能用任何一只脚独立一秒及以上，试3次2次成功即可。检查者可先示范不扶东西独脚站。

（23）双足并跳：小儿能双足离地跳出些距离。他落地的双脚不能是他开始跳出的地方，也不得在跳前先跑步、边跑边跳或扶任何东西跳。可先示范。

（24）能骑三轮脚踏车（R）：小儿能骑三轮脚踏车在平地上向前行3m左右，滑下坡不算。有条件可试骑，一般可询问，无机会时写NO。

（25）跳远：小儿能并脚跳过约21cm的宽度。检查者把纸（纸宽约21cm）平放在地上，给小儿示范怎样跳过纸面，然后嘱小儿照样做。试3次中1次通过即可，交替单足跳过不算。

（26）三次中两次独足立5秒钟：小儿能用任一只脚独脚立5秒或以上，3试2成。检查者先示范，然后嘱小儿照样做，并用手表计时。

（27）三次中两次独足立10秒钟：小儿能用任一只脚独脚立10秒或以上，3试2成。检查者先示范，然后嘱小儿照样做，并用手表计时。

（28）独脚跳：小儿独脚跳，连续2次或以上。可示范。

（29）三次有两次抓住蹦跳的球：检查者和小儿面对面站立（相距90cm），把球向地拍，让它跳向小儿，叫小儿抓住蹦跳的球。小儿用单手或双手捉到球（可以手和胸抱住，但不能用臂抱球），试3次要2次成功。球触地点要在小儿与检查者之间的一半距离，球蹦起高度应到达小儿的颈部和腰部之间。

（30）三次有两次脚跟对脚尖向前走：小儿能足尖对足跟走直线4步或更多，要求足跟与另一足尖距离小于3cm，3试2成。先示范走8步，然后嘱小儿照样走。

（31）三次有两次脚跟对着脚尖退走：小儿能足尖对足跟倒走4步或更多，要求足尖与另一足的足跟相距不超过3cm，3试2成。检查者先示范，然后嘱小儿照样走。

五、实训报告

1. 实训目的　围绕本次实施需要掌握和熟悉的内容进行撰写。

2. DDST 筛查结果及评价　利用 DDST 发育筛查表对被测儿童个人－社会、精细动作－适应性、语言和大动作筛查并记录。利用筛查的记录进行结果判断，并做出进一步的处理建议。

（1）筛查记录（图3-4）

（2）结果与建议

①写出该小儿 DDST 筛查结果，并阐明判断依据。

②如筛查异常或可疑，请给出进一步处理建议。

实训项目三　婴幼儿喂养指导

一、实训目的

1. 掌握母乳喂养和配方奶粉喂养的方法。
2. 熟悉不同月龄辅食喂养。
3. 了解辅食制作方法。

二、实训内容及方法

（一）母乳喂养指导

1. 实训内容　以班级为单位，进行母乳喂养指导。

2. 方法及流程

（1）准备工作

①教师准备：复习有关母乳喂养和配方奶粉喂养的方法。教师先示教，学生每8～10人一组进行操作练习。

②学生准备：清洁双手，服装整洁，操作时动作轻柔。

③用具准备：仿真婴儿模型、量杯、量勺、奶瓶、开水壶、配方奶粉。

（2）母乳喂养方法　哺乳时母亲可选择不同的哺乳姿势，如摇篮式、交叉式、侧卧式、橄榄球式等。哺乳时两侧乳房轮流喂，吸尽一侧再吸吮另一侧，若一侧乳房奶量已能满足婴儿需要，应将另一侧乳房内的乳汁用吸奶器吸出。完成喂奶后，不要马上把婴儿平放，应将婴儿竖直抱起，头靠在妈妈肩上，轻拍背部，排出婴儿吃奶时吞入胃里的空气，以防止溢奶。

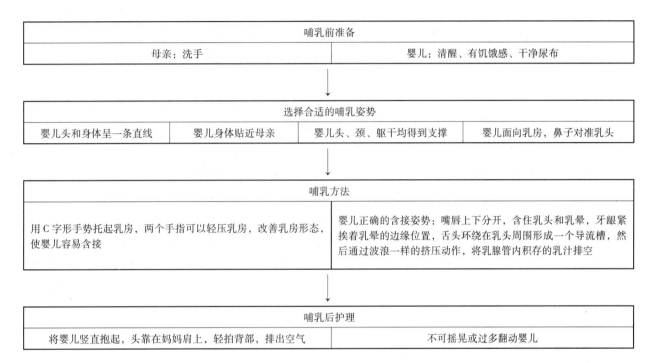

哺乳前准备	
母亲：洗手	婴儿：清醒、有饥饿感、干净尿布

选择合适的哺乳姿势			
婴儿头和身体呈一条直线	婴儿身体贴近母亲	婴儿头、颈、躯干均得到支撑	婴儿面向乳房，鼻子对准乳头

哺乳方法	
用 C 字形手势托起乳房，两个手指可以轻压乳房，改善乳房形态，使婴儿容易含接	婴儿正确的含接姿势：嘴唇上下分开，含住乳头和乳晕，牙龈紧挨着乳晕的边缘位置，舌头环绕在乳头周围形成一个导流槽，然后通过波浪一样的挤压动作，将乳腺管内积存的乳汁排空

哺乳后护理	
将婴儿竖直抱起，头靠在妈妈肩上，轻拍背部，排出空气	不可摇晃或过多翻动婴儿

（3）配方奶喂养方法　配方奶粉配制：①清洁双手；②估计婴儿一顿的进食量；③根据配方奶包装盒要求的水量与奶粉比例，先用量杯量取适量温开水（40℃~60℃）倒入奶瓶中，再用量勺取适量奶粉倒入奶瓶；④加入奶粉后最好用手捏住奶瓶，顺着一个方向轻轻晃动摇匀或双手轻搓混匀，晃动的过程中注意不要上下摇晃，不要使劲摇，防止产生大量的气泡，造成婴儿打嗝、胀气等情况。

配方奶粉喂养：婴儿喂奶粉的正确姿势可采用坐位或者侧卧位都可以。①坐位：可选择高度适宜的小凳子，以半坐的姿势，抱婴儿头侧腿垫高，奶瓶要稍微倾斜，奶嘴放在婴儿舌头上面，使婴儿含住奶嘴充分吸吮，喂奶过程中要注意观察，防止空气进入。②侧卧位：可以让婴儿侧躺下，头部稍微垫高，可以借助靠垫等，保证孩子稳当，然后把奶瓶慢慢放到婴儿嘴里，注意奶瓶也要稍微倾斜，中途可以稍微休息一下，让婴儿稍微缓和一下。无论哪一种喂养姿势，都需要提前将奶液滴于手臂内侧试温并选用合适大小的奶嘴，不要让婴儿吞咽太急，吃完以后，可以将婴儿竖抱伏在妈妈肩膀上，轻轻拍背脊，使咽下的空气排出，可以防止孩子出现吐奶、呛奶的情况。

（二）辅食制作指导

1. 实训内容　以班级为单位，进行辅食制作指导。

2. 方法及流程

（1）准备工作

①教师准备：复习有关辅食添加的原则及方法。教师先示教，学生每 8~10 人一组进行操作练习。

②学生准备：清洁双手，服装整洁，操作时动作轻柔。

③用具准备：量杯、量勺、辅食碗、辅食机、锅、菜板、刀具、开水壶、米粉、食材（鸡蛋、牛

肉、虾等）。

（2）辅食制备

①米粉制备：冲泡米粉时，要根据婴儿的食量，量取适量的米粉放入碗中，然后再加入适量的水或奶进行冲泡。例如，5g米粉需要90ml的奶或水，先将米粉放入碗中，再加入50℃左右的温水，然后不停搅拌，直到变成均匀黏稠的糊状，小勺保持45°缓缓滴下。

②肉泥等动物性食物制备

肉泥：选用瘦猪肉、牛肉等，洗净后剁碎，或用食品加工机粉碎成肉糜，加适量的水蒸熟或煮烂成泥状。加热前先用研钵或调羹将肉糜碾压一下，可以使肉泥更嫩滑。刚开始添加辅食时，可在蒸熟或煮烂的肉泥中加适量母乳、婴儿熟悉的婴儿配方奶或水，再用食品加工机粉碎，制作期间务必注意各种器具的清洁、消毒。

肝泥：将猪肝洗净、剖开，用刀在剖面上刮出肝泥；或将剔除筋膜后的猪肝、鸡肝、鸭肝等剁碎或粉碎成肝泥，蒸熟或煮熟即可。也可将猪肝、鸡肝、鸭肝等煮熟或蒸熟后碾碎成肝泥。刚开始添加辅食时，也可加入适量母乳、婴儿熟悉的婴儿配方奶或水，再粉碎。

鱼泥：将鱼洗净，蒸熟或煮熟，然后去皮、去骨，将留下的鱼肉用匙压成泥状即可。

虾泥：活虾去壳、去肠，剁碎或粉碎成虾泥后，蒸熟或煮熟即可。

③蛋类制备：鸡蛋及蛋类的添加可以从蛋黄开始。将整鸡蛋水开后继续煮10分钟，煮熟、煮透，使蛋黄呈粉状；去除蛋壳、蛋白，取蛋黄。第一次添加1/8个鸡蛋黄，加适量母乳、婴儿熟悉的婴儿配方奶或水，调成糊状，或可将蛋黄加入婴儿已经熟悉的米糊、肉泥中。第二天可增加到1/4个鸡蛋黄，第三天1/2个鸡蛋黄，第四天整个鸡蛋黄。随后，可从生鸡蛋中取出蛋黄，打散加少量水，蒸熟成蛋黄羹，并逐渐混入鸡蛋白至整个鸡蛋。

三、实训报告

1. 实训目的　围绕本次实训，学生掌握母乳喂养、配方奶粉喂养以及辅食制作的具体操作方法。

2. 结果及评价　通过本次实训，学生掌握了母乳喂养的不同姿势、配方奶粉的配制方法及人工喂养的具体方法、辅食添加的注意事项及制作方法。学生对婴幼儿喂养的理论知识理解更深刻，同时锻炼了学生的动手操作能力。

（柳芸芸）

实训项目四　儿童健康管理服务规范

一、实训目的

1. 掌握0～6岁各年龄段健康管理的内容。
2. 熟悉儿童健康管理服务流程。
3. 能够按照服务流程流程开展社区儿童健康管理工作。

二、实训方法

讲解、演练、讨论。

三、实训内容

（一）新生儿家庭访视

1. 新生儿出院后 1 周内，医务人员到新生儿家中进行访视，同时进行产后访视。了解新生儿出生时情况、预防接种情况，在开展新生儿疾病筛查的地区应了解新生儿疾病筛查情况等，新生儿疾病筛查。

2. 观察居家环境，重点询问和观察喂养、睡眠、大小便、黄疸、脐部、口腔发育等情况。

3. 为新生儿测量体温、记录出生时体重、身长，进行体格检查，同时建立《儿童健康手册》。根据新生儿的具体情况，对家长进行喂养、发育、防病、预防伤害和口腔等方面的保健指导。

4. 如果发现新生儿未接种卡介苗和第 1 针乙肝疫苗，提醒家长尽快补种。如果发现新生儿未接受新生儿疾病筛查，告知家长到具备筛查条件的医疗保健机构补筛。对于低出生体重、早产、双多胎或有出生缺陷等具有高危因素的新生儿根据实际情况增加家庭访视次数。

（二）新生儿满月健康管理

1. 新生儿出生后 28～30 天，在乡镇卫生院、社区卫生服务中心接种乙肝疫苗第二针，并进行随访。

2. 问询和观察新生儿的喂养、睡眠、大小便、黄疸等情况，对其进行体重、身长、头围测量及体格检查，并对家长进行喂养、发育、防病指导。

（三）婴幼儿健康管理

1. 满月后的随访服务均应在乡镇卫生院、社区卫生服务中心进行，偏远地区可在村卫生室、社区卫生服务中心进行，时间分别在 3、6、8、12、18、24、30、36 月龄时，共 8 次。有条件的地区，建议结合儿童预防接种时间增加随访次数。

2. 服务内容包括：①询问上次随访到本次随访之间的婴幼儿喂养、患病等情况，进行体格检查，并对生长发育和心理行为发育进行评估；②进行科学喂养（合理膳食）、生长发育、疾病预防、预防伤害、口腔保健等健康指导；③在婴幼儿 6～8、18、30 月龄时分别进行 1 次血常规（或血红蛋白）检测；④在 6、12、24、36 月龄时使用行为测听法分别进行 1 次听力筛查；⑤在每次进行预防接种前均要检查有无禁忌证，若无，体检结束后接受预防接种。

（四）学龄前儿童健康管理

为 4～6 岁儿童每年提供一次健康管理服务。散居儿童的健康管理服务应在乡镇卫生院、社区卫生服务中心进行，集居儿童可在托幼机构进行。每次服务内容包括询问上次随访到本次随访之间的膳食、患病等情况，进行体格检查和心理行为发育评估，血常规（或血红蛋白）检测和视力筛查，进行合理膳食、生长发育、疾病预防、预防伤害、口腔保健等健康指导。在每次进行预防接种前均要检查有无禁忌证，若无，体检结束后接受疫苗接种。

（五）健康问题处理

对健康管理中发现的有营养不良、贫血、单纯性肥胖等情况的儿童应当分析其原因，给出指导或转诊的建议。对心理行为发育偏异、口腔发育异常、龋齿、视力低常或听力异常儿童等情况，应及时转诊并追踪随访转诊后结果。

四、儿童健康管理服务流程

儿童健康管理服务流程见实训图 4-1。

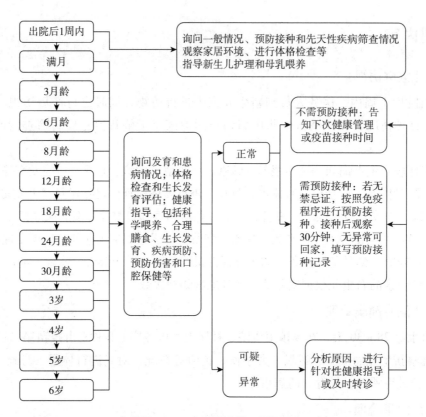

实训图 4-1 儿童健康管理服务流程

五、实训要求

1. 开展儿童健康管理的乡镇卫生院、村卫生室和社区卫生服务中心（站）应当具备所需的基本设备和条件。

2. 按照国家儿童保健有关规范的要求进行儿童健康管理，从事儿童健康管理工作的人员（含乡村医生）应取得相应的执业资格，并接受过儿童保健专业技术培训。

3. 乡镇卫生院、村卫生室和社区卫生服务中心（站）应通过妇幼卫生网络、预防接种系统以及日常医疗卫生服务等多种途径掌握辖区内的适龄儿童数，并加强与托幼机构的联系，取得配合，做好儿童的健康管理。

4. 加强宣传，向儿童监护人告知服务内容，使更多的儿童家长愿意接受服务。

5. 儿童健康管理服务在时间上应与预防接种时间相结合。鼓励在儿童每次接受免疫规划范围内的预防接种时，对其进行体重、身长（高）测量，并提供健康指导服务。

6. 每次服务后及时记录相关信息，纳入儿童健康档案。

（汪贤文）

附 录

中国 0～18 岁儿童青少年生长标准

（2005 年中国 9 市 0～7 岁儿童体格发育调查，2005 年中国学生体质与健康调查）

附表 1–1　0～18 岁儿童青少年身高/年龄百分位数值（cm）

年龄（岁）	男							女						
	3rd	10th	25th	50th	75th	90th	97th	3rd	10th	25th	50th	75th	90th	97th
0	47.09	48.13	49.19	50.38	51.58	52.68	53.76	46.55	47.55	48.57	49.72	50.88	51.94	53.00
1	71.48	73.08	74.71	76.55	78.41	80.10	81.80	70.01	71.56	73.16	74.97	76.81	78.49	80.17
2	82.05	84.09	86.19	88.55	90.94	93.13	95.31	80.91	82.88	84.92	87.23	89.58	91.74	93.90
3	89.71	91.93	94.21	96.78	99.39	101.77	104.15	88.64	90.81	93.05	95.59	98.17	100.53	102.91
4	96.73	99.06	101.44	104.13	106.85	109.34	111.82	95.82	98.09	100.42	103.05	105.73	108.18	110.63
5	103.29	105.80	108.38	111.28	114.23	116.91	119.59	102.34	104.80	107.34	110.20	113.10	115.75	118.40
6	109.10	111.81	114.58	117.70	120.86	123.75	126.63	108.10	110.76	113.50	116.57	119.69	122.54	125.38
7	114.62	117.56	120.58	123.97	127.41	130.54	133.76	113.31	116.21	119.19	122.53	125.92	129.00	132.08
8	119.90	123.08	126.34	130.00	133.71	137.08	140.45	118.50	121.64	124.86	128.46	132.10	135.41	138.71
9	124.56	127.96	131.45	135.36	139.32	142.92	146.51	123.31	126.71	130.19	134.09	138.01	141.58	145.12
10	128.65	132.28	135.99	140.15	144.36	148.17	151.98	128.35	132.07	135.86	140.10	144.36	148.22	152.05
11	132.91	136.84	140.85	145.34	149.87	153.98	158.06	134.21	138.15	142.16	146.63	151.11	155.16	159.16
12	138.10	142.49	146.96	151.95	156.97	161.51	166.02	140.24	144.11	148.03	152.39	156.75	160.67	164.54
13	144.97	149.60	154.31	159.54	164.79	169.52	174.20	144.96	148.57	152.23	156.29	160.34	163.99	167.58
14	152.34	156.66	161.03	165.88	170.73	175.09	179.39	147.93	151.34	154.79	158.62	162.44	165.87	169.25
15	157.49	161.43	165.40	169.81	174.20	178.15	182.04	149.48	152.79	156.13	159.83	163.53	166.85	170.12
16	159.88	163.62	167.41	171.60	175.78	179.54	183.23	149.84	153.12	156.44	160.12	163.78	167.08	170.32
17	160.87	164.53	168.24	172.35	176.44	180.12	183.74	150.13	153.39	156.69	160.34	163.99	167.26	170.48
18	161.26	164.90	168.58	172.65	176.71	180.36	183.94	150.44	153.68	156.96	160.59	164.21	167.45	170.66

附表 1–2　0～18 岁儿童青少年体重/年龄百分位数值（kg）

年龄（岁）	男							女						
	3rd	10th	25th	50th	75th	90th	97th	3rd	10th	25th	50th	75th	90th	97th
0	2.62	2.83	3.06	3.32	3.59	3.85	4.12	2.57	2.76	2.96	3.21	3.49	3.75	4.04
1	8.16	8.72	9.33	10.05	10.83	11.58	12.37	7.70	8.20	8.74	9.40	10.12	10.82	11.57
2	10.22	10.90	11.65	12.54	13.51	14.46	15.46	9.76	10.39	11.08	11.92	12.84	13.74	14.71
3	11.94	12.74	13.61	14.65	15.80	16.92	18.12	11.50	12.27	13.11	14.13	15.25	16.36	17.55
4	13.52	14.43	15.43	16.64	17.98	19.29	20.71	13.10	13.99	14.97	16.17	17.50	18.81	20.24
5	15.26	16.33	17.52	18.98	20.61	22.23	24.00	14.64	15.68	16.84	18.26	19.83	21.41	23.14
6	16.80	18.06	19.49	21.26	23.26	25.29	27.55	16.10	17.32	18.68	20.37	22.27	24.19	26.30

年龄 （岁）	男							女						
	3rd	10th	25th	50th	75th	90th	97th	3rd	10th	25th	50th	75th	90th	97th
7	18.48	20.04	21.81	24.06	26.66	29.35	32.41	17.58	19.01	20.62	22.64	24.94	27.28	29.89
8	20.32	22.24	24.46	27.33	30.71	34.31	38.49	19.20	20.89	22.81	25.25	28.05	30.95	34.23
9	22.04	24.31	26.98	30.46	34.61	39.08	44.35	20.93	22.93	25.23	28.19	31.63	35.26	39.41
10	23.89	26.55	29.66	33.74	38.61	43.85	50.01	22.98	25.36	28.15	31.76	36.05	40.63	45.97
11	26.21	29.33	32.97	37.69	43.27	49.20	56.07	25.74	28.53	31.81	36.10	41.24	46.78	53.33
12	29.09	32.77	37.03	42.49	48.86	55.50	63.04	29.33	32.42	36.04	40.77	46.42	52.49	59.64
13	32.82	37.04	41.90	48.08	55.21	62.57	70.83	33.09	36.29	40.00	44.79	50.45	56.46	63.45
14	37.36	41.80	46.90	53.37	60.83	68.53	77.20	36.38	39.55	43.19	47.83	53.23	58.88	65.36
15	41.43	45.77	50.75	57.08	64.40	72.00	80.60	38.73	41.83	45.36	49.82	54.96	60.28	66.30
16	44.28	48.47	53.26	59.35	66.40	73.73	82.05	39.96	43.01	46.47	50.81	55.79	60.91	66.69
17	46.04	50.11	54.77	60.68	67.51	74.62	82.70	40.44	43.47	46.90	51.20	56.11	61.15	66.82
18	47.01	51.02	55.60	61.40	68.11	75.08	83.00	40.71	43.73	47.14	51.41	56.28	61.28	66.89

附表 1-3 0~7 岁儿童体重指数（BMI）百分位数和标准差单位（SD）标准值

年龄 岁：月	男（kg/m²）						女（kg/m²）					
	百分位数			标准差单位（SD）			百分位数			标准差单位（SD）		
	3rd	50th	97th	−2SD	Median	2SD	3rd	50th	97th	−2SD	Median	2SD
0：00	11.17	13.07	15.30	11.06	13.07	15.45	11.09	13.00	15.43	10.98	13.00	15.61
0：03	14.80	17.48	20.50	14.64	17.48	20.71	14.29	16.69	19.69	14.16	16.69	19.90
0：06	15.28	17.96	21.23	15.12	17.96	21.47	14.96	17.41	20.49	14.82	17.41	20.71
0：09	15.11	17.62	20.77	14.97	17.62	21.00	14.85	17.19	20.15	14.72	17.19	20.36
1：00	14.84	17.19	20.17	14.71	17.19	20.38	14.52	16.74	19.55	14.39	16.74	19.76
1：03	14.53	16.78	19.63	14.41	16.78	19.83	14.18	16.32	19.03	14.06	16.32	19.22
1：06	14.30	16.47	19.25	14.18	16.47	19.45	13.95	16.03	18.69	13.83	16.03	18.88
1：09	14.14	16.26	18.98	14.03	16.26	19.18	13.79	15.84	18.47	13.68	15.84	18.66
2：00	14.00	16.07	18.72	13.88	16.07	18.92	13.65	15.67	18.27	13.54	15.67	18.46
2：06	13.75	15.73	18.29	13.64	15.73	18.48	13.43	15.40	17.96	13.32	15.40	18.15
3：00	13.74	15.66	18.22	13.63	15.66	18.41	13.45	15.42	18.03	13.35	15.42	18.22
3：06	13.55	15.45	18.02	13.44	15.45	18.21	13.31	15.27	17.90	13.20	15.27	18.10
4：00	13.40	15.32	17.93	13.30	15.32	18.13	13.17	15.15	17.84	13.06	15.15	18.05
4：06	13.28	15.23	17.93	13.18	15.23	18.14	13.04	15.06	17.84	12.93	15.06	18.05
5：00	13.21	15.22	18.06	13.10	15.22	18.28	12.92	14.99	17.88	12.81	14.99	18.10
5：06	13.16	15.27	18.30	13.05	15.27	18.54	12.84	14.96	17.96	12.72	14.96	18.20
6：00	13.12	15.35	18.61	13.00	15.35	18.87	12.77	14.96	18.09	12.66	14.96	18.34
6：06	13.09	15.45	18.97	12.97	15.45	19.26	12.72	14.97	18.25	12.60	14.97	18.51
7：00	13.10	15.59	19.40	12.97	15.59	19.72	12.68	15.02	18.45	12.56	15.02	18.73

参考文献

［1］ 石淑华．儿童保健学［M］．第3版．北京：人民卫生出版社，2019．

［2］ 毛萌，江帆．儿童保健学［M］．第4版．北京：人民卫生出版社，2020．

［3］ 藜海芪．实用儿童保健学［M］．第2版．北京：人民卫生出版社，2022．

［4］ 李廷玉．儿童保健学［M］．第4版．北京：人民卫生出版社，2020．

［5］ 王卫平．儿科学［M］．第9版．北京：人民卫生出版社，2018．

［6］ 王天有，申昆玲，沈颖．诸福棠实用儿科学［M］．第9版．北京：人民卫生出版社，2022．

［7］ 陶芳标．儿童少年卫生学［M］．第8版．北京：人民卫生出版社，2022．

［8］ 陈荣华．儿童保健学［M］．第5版．南京：江苏凤凰科学技术出版社，2017．

［9］ Chawanpaiboon S，Vogel JP，Moller AB，et al. Global，regional，and national estimates of levels of preterm birth in 2014：a systematic review and modelling analysis［J］．Lancet Glob Health，2019，7（1）：e37－e46．

［10］ Chen C，Zhang JW，Xia HW，et al. Preterm birth in China between 2015 and 2016［J］．Am J Public Health，2019，109（11）：1597－1604．

［11］ 钟世林，樊尚荣．早产的流行病学［J］．中华产科急救电子杂志，2018，7（4）：197－201．

［12］ 洪秀，盛晓园．早产发生率及高危因素及对围产结局的影响［J］．中国医院统计，2019，26（3）：218－221．

［13］ 中国营养学会．中国居民膳食指南［M］．第2023版．北京：人民卫生出版社，2023．

［14］ 吴颖．学龄期自闭症患儿社交适应性与心理推理能力的关系［J］．临床心身疾病杂志，2023，29（3），55－58．

［15］ 彭迎春．学龄儿童行为问题与伤害关系的流行病学研究［M］．合肥：安徽医科大学出版社，2002．

［16］ 中国妇幼保健协会双胎妊娠专业委员会．选择性胎儿宫内生长受限诊治及保健指南（2020），中国实用妇科与产科杂志［J］．2020，36（7），618－625．

［17］ 叶长翔．早产危险因素的前瞻性队列研究［J］．中国当代儿科杂志，2021，31（12），1242－1249．

［18］ 孙淑妮．新生儿基因筛查在遗传性疾病中的应用进展［J］．中国现代医生，2023，61（9），93－95．

［19］ 陈超，杜立中，封志纯．新生儿学［M］．北京：人民卫生出版社，2020．

［20］ 邵肖梅，叶鸿瑁，丘小汕．实用新生儿学［M］．第5版．北京：人民卫生出版社，2019．

［21］ 陈荣华，赵正言，刘湘云．儿童保健学［M］．第5版．南京：江苏凤凰科学技术出版社，2017．

［22］ 中华预防医学会儿童保健分会．新生儿保健专科建设专家共识［J］．中国妇幼健康研究，2023，34（02）：01－05．

［23］ 金叶，叶鹏鹏，邓晓，等．2017年中国6个省份28个县（区）儿童伤害流行特征分析［J］．中华流行病学杂志．2021，42（8）：1392－1400．

［24］ 田勇泉．耳鼻咽喉头颈外科学［M］．第9版．北京：人民卫生出版社，2018．

［25］ 赵堪兴．眼科学［M］．第9版．北京：人民卫生出版社，2018．

［26］ 张欣．儿童少年卫生学［M］．第2版．北京：科学出版社，2017．

［27］张志愿．口腔科学［M］．第 9 版．北京：科学出版社，2018.

［28］Dong Y，Hu P，Song Y，et al. National and subnational trends in mortality and causes of death in Chinese children and adolescents aged 5 – 19 years from 1953 to 2016［J］．J Adolesc Health. 2020，67（5S）：S3 – S13.

［29］GBD 2019 Diseases and Injuries Collaborators. Global burden of 369 diseases and injuries in 204 countries and territories，1990 ~ 2019：a systematic analysis for the Global Burden of Disease Study 2019［J］．Lancet. 2020，396（10258）：1204 – 1222.

［30］Jin Z，Han B，He J，et al. Unintentional injury and its associated factors among left – behind children：a cross – sectional study［J］.BMC Psychiatry. 2023，23（1）：478.

［31］Wan Y，Chen R，Ma S，et al. Associations of adverse childhood experiences and social support with self – injurious behaviour and suicidality in adolescents［J］.Br J Psychiatry. 2019，214（3）：146 – 152.

［32］West BA，Rudd RA，Sauber – Schatz EK，et al. Unintentional injury deaths in children and youth，2010 – 2019［J］.J Safety Res. 2021，78：322 – 330.

［33］Zhao M，Li L，Rao Z，et al. Suicide mortality by place，gender，and age group – China，2010 – 2021［J］.China CDC Weekly. 2023，5（25）：559 – 564.

［34］Lim KS，Wong CH，McIntyre RS，et al. Global lifetime and 12 – month prevalence of suicidal behavior，deliberate self – harm and non – suicidal self – injury in children and adolescents between 1989 and 2018：a meta – analysis［J］．Int J Environ Res Public Health. 2019，16（22）：4581.

［35］李兰娟，任红．传染病学［M］．第 9 版．北京：人民卫生出版社，2018.

［36］马冠生．儿童肥胖预防与控制指南［M］．北京：人民卫生出版社，2021.

［37］沈洪兵．流行病学［M］．第 9 版．北京：人民卫生出版社，2018.

［38］杜玉开．妇幼保健学［M］．北京：人民卫生出版社，2019.

［39］杨玉凤．儿童发育行为心理评定量表［M］．北京：人民卫生出版社，2016.